丛书主编◎夏文广

脑卒中认知障碍
中西医结合康复指导

主编◎郑婵娟　魏　全

NAOCUZHONG
RENZHI ZHANGAI
ZHONGXIYI
JIEHE KANGFU ZHIDAO

U0232765

长江出版传媒
Changjiang Publishing & Media

湖北科学技术出版社
HUBEI SCIENCE & TECHNOLOGY PRESS

图书在版编目(CIP)数据

脑卒中认知障碍中西医结合康复指导 / 郑婵娟，魏全主编. —武汉：湖北科学技术出版社，2021.7

（脑卒中中西医结合康复指导丛书 / 夏文广主编）

ISBN 978-7-5706-1325-0

Ⅰ.①脑… Ⅱ.①郑… ②魏… Ⅲ.①脑血管疾病－认知障碍－中西医结合－康复 Ⅳ.①R743.309

中国版本图书馆 CIP 数据核字（2021）第 049482 号

策划编辑：冯友仁

责任编辑：陈中慧　李　青　　　　　　　　　　　　　封面设计：喻　杨

出版发行：湖北科学技术出版社　　　　　　　　　电话：027－87679447

地　　址：武汉市雄楚大街 268 号　　　　　　　　邮编：430070
　　　　　（湖北出版文化城 B 座 13—14 层）

网　　址：http://www.hbstp.com.cn

印　　刷：武汉市首壹印务有限公司　　　　　　　邮编：430013

700×1000　　　　　　　1/16　　　　　　15.5 印张　　　　287 千字

2021 年 7 月第 1 版　　　　　　　　　　　2021 年 7 月第 1 次印刷

定价：58.00 元

本书如有印装质量问题 可找承印厂更换

脑卒中中西医结合康复指导丛书

丛书编委会

丛书主编 夏文广（湖北省中西医结合医院）

丛书编委（以姓氏笔画为序）

马　艳（武汉市中西医结合医院）

乐　琳（郑州大学第五附属医院）

华　强（湖北中医药大学附属新华医院）

李　哲（郑州大学第五附属医院）

李　婧（湖北中医药大学附属新华医院）

宋振华（中南大学湘雅医学院附属海口医院）

张文娟（武汉市中心医院）

张　伟（湖北中医药大学附属新华医院）

张阳普（湖北中医药大学附属新华医院）

张凌杰（湖北省中西医结合医院）

张　璇（湖北省中西医结合医院）

林夏妃（中南大学湘雅医学院附属海口医院）

郑婵娟（湖北省中西医结合医院）

龚　瑜（湖北省中西医结合医院）

韩　冻（湖北省中西医结合医院）

魏　全（四川大学华西医院）

《脑卒中认知障碍中西医结合康复指导》

编 委 会

主 编 郑婵娟（湖北省中西医结合医院）

魏 全（四川大学华西医院）

副主编 张 璇（湖北省中西医结合医院）

张凌杰（湖北省中西医结合医院）

编 委（以姓氏笔画为序）

王中明（湖北省中西医结合医院）

王志涛（贵州医科大学附属医院）

王婷婷（四川大学华西医院）

卢景康（四川大学华西医院）

朱路文（黑龙江中医药大学）

刘沂濰（四川大学华西医院）

李正良（湖北省中西医结合康复临床医学研究中心）

李庆兵（四川大学华西医院）

李庆琳（湖北中医药大学附属新华医院）

李利娟（四川大学华西医院 ）

李凌鑫（四川大学华西医院）

何 竟（四川大学华西医院）

陈 彦（贵州医科大学附属医院）

陈 莉（湖北省中西医结合医院）

陈 源（贵州医科大学附属医院）

周 静（湖北省中西医结合医院）

段 璨（湖北省中西医结合康复临床医学研究中心）

黄 程（四川大学华西医院）

崔晓阳（湖北省中西医结合康复临床医学研究中心）

序　言

　　脑卒中具有高发病率、高死亡率、高致残率、高复发率及高经济负担的特点。《中国卒中报告（2019）》指出我国整体脑卒中终生发病风险为 39.9％，位居全球首位。随着医疗技术水平的发展，危重症脑卒中患者的救治率显著提高，但仍有 70％～80％的患者遗留不同程度的功能障碍，给患者家庭及社会带来沉重的负担，且随着人口老龄化加速，这种趋势将不断加深。虽然现代康复治疗技术发展日新月异，但仍不能满足临床医疗的需求，脑卒中后各种功能障碍仍是神经康复研究的难点和热点。如何优化康复评估及治疗方案，针对脑卒中后运动、吞咽、言语及认知等功能障碍，给予早期、规范及全程的康复干预，提高患者的日常生活能力和生存质量，是我们医者孜孜不倦的追求。

　　中医学治疗脑卒中有几千年的历史，从《内经》到《伤寒论》，从唐宋以前的"外风"、金元明时期的"内风"争鸣，到清代以后的"内外风"并重，无数医家经过大量的临床实践和钻研，对脑卒中病因病机认识不断深入，治疗方法、方药也日渐丰富。因此，采用现代康复理念和新技术治疗脑卒中的同时，我们也应深入挖掘中医药历史宝库，不断传承和创新中医康复技术，加快中西医融合，建设有中国特色的中西医结合脑卒中康复体系，最大限度地减轻患者的功能障碍，有助于全民健康。

　　基于以上目的，湖北省中西医结合医院康复医学中心学术带头人夏文广教授积极组织编写了"脑卒中中西医结合康复指导丛书"，本套丛书共包括 4 个分册：《脑卒中运动障碍中西医结合康复指导》《脑卒中吞咽障碍中西医结合康复指导》《脑卒中言语障碍中西医结合康复指导》及《脑卒中认知障碍中西医结合康复指导》。参编者均为长期奋战在中西医结合康复医学领域一线的专家，他们将自己多年的临床实践经验一一呈现给大家，对脑卒中中西医结合康复治疗策略及脑卒中的全程康复管理进行了深入探讨，并详细阐述中西医结合康复研究的最新进展和未来发展的方向，内容深入浅出，既有理论深度，又有极强的可操作性，力求完美展示具有我国特色的脑卒中康复路径，并对脑卒中后不同功能障碍的康复进行规范和指导。

　　本系列丛书以不同的功能障碍为切入点，内容翔实、可靠，配有丰富的图片，有助于中西医结合康复技术在全国推广和应用，有助于推进和完善脑卒中三级康复医疗体系建立，响应国家"健康中国 2030"规划纲要，实现"人人享有健康，人人享有康复"。在浩如烟海的书籍中推荐这套丛书给康复医学科、神经内科、神经外科、针灸科、推拿科的医生、护士、治疗师及其他基层医务工作者学习、参考，虽然它在写作风格上不太一致，有些地方表述不尽完善，存在小的瑕疵，但总的说来，该系列丛书能够快速提升脑卒中中西医结合康复诊治能力和水平，拓宽康复视野。

中国工程院院士

天津中医药大学名誉校长

2021 年 3 月

前　言

　　脑卒中认知障碍（post stroke cognitive impairment，PSCI）是指由一系列脑血管疾病（包括缺血、出血等）导致脑组织损害，引起以记忆障碍、注意障碍、判断障碍、执行力障碍等认知域损害为特征的综合征，进一步可发展为血管性痴呆。PSCI 是血管性认知障碍（vascular cognitive impairment，VCI）的一个重要亚型，作为仅次于阿尔茨海默病（Alzheimer's disease，AD）的第二大痴呆原因，严重影响患者的生存质量及生存时间。随着人们对脑卒中认知障碍研究的不断深入，发现 PSCI 不同于 AD，它有其自身的特点和发展轨迹，可延缓或逆转 PSCI 发展为痴呆，因此，国际脑卒中组织提出脑卒中和痴呆整合的干预策略。近年来，美国心脏协会（AHA）联合美国脑卒中协会（ASA）发布了成人脑卒中康复指南，强调 PSCI 早期规范的评估和干预对患者功能障碍的整体恢复具有重要意义。我国也相继出台了《中国血管性轻度认知损害诊断指南》《脑卒中认知障碍管理专家共识》《中国脑卒中认知障碍防治研究专家共识》，对 PSCI 的研究现状、危险因素、筛查流程、认知评定及治疗等进行了推荐，并对潜在的防治靶点进行了梳理，但尚未见将康复评定及康复治疗纳入临床指导和规范。

　　中医学认为，认知障碍为"健忘""神病""呆病"等，属于神志病范畴，采用中医药的方法（中药、针刺、灸法及功法等）治疗 PSCI 历来已久，且疗效显著，副作用少，患者易于接受。因此，深入挖掘中医药典籍宝藏，将中医传统治疗与现代医学融合，中西医并举，共同制定优化的脑卒中认知障碍的中西医结合防治及康复策略，具有重要的作用和意义，并有助于临床医师对 PSCI 患者的预防、诊断、综合治疗进行一体化管理，造福人民和社会。

　　本书共包括九章，从认知障碍的概述到脑卒中认知障碍的专家共识，涵盖了 PSCI 的流行病学、临床表现、诊断、分型、病理生理机制，可塑性研究，康复评定及康复治疗，中医理论，中医药，针灸等，内容丰富、翔实，为相关临床医师进行 PSCI 的综合管理提供了有力的指导。尽管我们希望本书能够从宏观和微观的角度完美呈现 PSCI 的各个方面，但因 PSCI 的病理生理机制，敏感的生物学标志物，康复治疗及神经影像学和神经分子生物学对其作用机制等方面仍存在较多未知的领域，需要我们进一步地研究和探索，因此 PSCI 的中西医结合康复策略仍需要我们与时俱进，不断修订和完善。

由于本书每一章节的作者不同，其写作风格和水平也存在不一致，同时因学识有限，时间仓促，可能存在错误或有待商榷之处，恳请各位前辈及同道批评指正。最后，诚挚地感谢编写组在撰写过程中付出的辛勤努力和汗水；深切地感谢张伯礼院士在论著编写过程中给予的支持和帮助；真挚地感谢湖北科学技术出版社的支持与鼓励！

编者

2021 年 1 月

目　　录

第一章　认知障碍的概述 ·················· 1

　　第一节　认知的概念和神经学基础 ············ 1

　　第二节　认知障碍的定义及分类 ············· 7

　　第三节　认知障碍的常见影响因素及风险预测 ······ 13

　　第四节　认知障碍的未来研究方向 ··········· 16

第二章　脑卒中认知障碍 ················· 18

　　第一节　脑卒中认知障碍的概述 ············ 18

　　第二节　脑卒中认知障碍的流行病学及危险因素 ····· 19

　　第三节　脑卒中认知障碍的临床表现及临床分型 ····· 21

　　第四节　脑卒中认知障碍的筛查、诊断及程度分级 ··· 23

　　第五节　脑卒中部位与认知障碍 ············ 28

　　第六节　脑卒中认知障碍的恢复过程、预后及影响因素 ···· 34

第三章　脑卒中认知障碍康复的神经病理学基础 ······ 40

　　第一节　脑卒中认知障碍的病理生理及发病机制 ····· 40

　　第二节　脑卒中认知障碍的大脑可塑性研究 ······· 43

　　第三节　脑卒中认知障碍的康复训练机制 ······· 49

第四章　脑卒中认知障碍的康复评定 ··········· 53

　　第一节　认知功能评定概述 ·············· 53

　　第二节　脑卒中认知障碍常用的评定方法 ······· 55

　　第三节　脑卒中认知障碍康复评定注意事项 ······· 86

第五章　脑卒中认知障碍的康复治疗 ··········· 88

　　第一节　脑卒中认知障碍概述 ············· 88

　　第二节　脑卒中认知障碍的康复 ············ 91

　　第三节　脑卒中认知障碍的康复流程 ·········· 93

　　第四节　脑卒中认知障碍的康复训练方法 ········ 95

第五节　脑卒中认知障碍相关康复治疗技术 ⋯⋯⋯⋯⋯⋯ 106

第六节　脑卒中认知障碍康复的整体管理策略 ⋯⋯⋯⋯⋯ 110

第六章　脑卒中认知障碍的中医康复 ⋯⋯⋯⋯⋯⋯⋯⋯⋯⋯ 113

第一节　脑卒中认知障碍的中医理论 ⋯⋯⋯⋯⋯⋯⋯⋯⋯ 113

第二节　脑卒中认知障碍的中药治疗 ⋯⋯⋯⋯⋯⋯⋯⋯⋯ 116

第三节　脑卒中认知障碍的针刺治疗 ⋯⋯⋯⋯⋯⋯⋯⋯⋯ 123

第四节　脑卒中认知障碍的功法治疗 ⋯⋯⋯⋯⋯⋯⋯⋯⋯ 129

第七章　脑卒中认知障碍治疗进展 ⋯⋯⋯⋯⋯⋯⋯⋯⋯⋯⋯ 139

第一节　康复治疗技术研究进展 ⋯⋯⋯⋯⋯⋯⋯⋯⋯⋯⋯ 139

第二节　药物治疗研究进展 ⋯⋯⋯⋯⋯⋯⋯⋯⋯⋯⋯⋯⋯ 150

第八章　脑卒中认知障碍的防治措施 ⋯⋯⋯⋯⋯⋯⋯⋯⋯⋯ 155

第一节　高血压与脑卒中认知障碍 ⋯⋯⋯⋯⋯⋯⋯⋯⋯⋯ 155

第二节　糖尿病与脑卒中认知障碍 ⋯⋯⋯⋯⋯⋯⋯⋯⋯⋯ 158

第三节　高血脂与脑卒中认知障碍 ⋯⋯⋯⋯⋯⋯⋯⋯⋯⋯ 163

第四节　脑卒中认知障碍的其他可干预因素 ⋯⋯⋯⋯⋯⋯ 168

附录 ⋯⋯⋯⋯⋯⋯⋯⋯⋯⋯⋯⋯⋯⋯⋯⋯⋯⋯⋯⋯⋯⋯⋯⋯⋯ 174

附录一　卒中后认知障碍管理专家共识 ⋯⋯⋯⋯⋯⋯⋯⋯ 174

附录二　中国卒中后认识障碍防治研究专家共识 ⋯⋯⋯⋯ 187

附录三　2019 加拿大脑卒中最佳实践建议——脑卒中情绪、认知与
　　　　疲劳（节选脑卒中认知障碍部分） ⋯⋯⋯⋯⋯⋯ 198

附录四　血管性认知障碍（2019 年更新） ⋯⋯⋯⋯⋯⋯⋯ 200

附录五　脑卒中认知障碍康复的相关循证研究 ⋯⋯⋯⋯⋯ 206

参考文献 ⋯⋯⋯⋯⋯⋯⋯⋯⋯⋯⋯⋯⋯⋯⋯⋯⋯⋯⋯⋯⋯⋯⋯ 209

第一章　认知障碍的概述

第一节　认知的概念和神经学基础

一、认知的定义

认知（cognition）是指人接受外界信息、获得知识和应用知识的过程，包括对感觉输入信息的获取、编码、操作、提取和使用，这一过程需要知觉、注意、记忆、思维、语言、执行、计算、理解、判断等的共同参与。

二、认知的神经学基础

认知过程是高级脑功能活动，由脑皮质和皮质下结构（皮质下白质、边缘系统、间脑神经核团、脑干核团及小脑等）共同参与，不同的认知活动激活相应的脑区和皮质下结构。认知神经科学是认知心理学与神经科学的结合，旨在阐明认知活动的脑机制，即人类大脑如何调用各层次上的组件，包括分子、细胞、脑组织区和全脑去实现各种认知活动。了解认知神经科学的主要内容和目标取向，对理解人类脑-认知-行为之间的关系至关重要。

（一）认知的神经基础

人脑是由上千亿个神经元组成的复杂系统。它为人类提供了知觉、运动、注意、学习、记忆、思维、语言、情感、意识等最重要的高级脑功能和认知行为。认识脑从而认识人类自身已成为 21 世纪最具挑战性和最活跃的科学前沿，是各国科学家需承担的重要科学使命，是全球性的研究热点。

神经元（neuron）即神经细胞，是构成神经系统结构和功能的基本单位。神经元的大小、形状和它们所具有的功能各不相同，但在构造上基本由细胞体、树突和轴突三部分构成。细胞体是神经细胞的主体。树突是从细胞体周围发出的分支，多而短，呈树枝状，树突由此而得名，其功能是接收传入的信号。轴突是从细胞体发出的一根较长的分支，它的周围包以由髓磷脂组成的髓鞘，具有绝缘作用，以防止神经冲动向周围扩散。轴突末端有许多分支状的球形小突起，称为终球。终球的功能是将神经冲动传至另一个神经元。神经元具有两种基本功能，即兴奋性和传导性。神经元受到刺激就产生兴奋，这种兴奋性表现为神经冲动。神经冲动沿着神经元的轴突迅速传至相邻的另一个神经元，以完成其神经传导功能。

神经胶质细胞，简称胶质细胞，是神经组织中除神经元以外的另一大类细胞，也有突起，但无树突和轴突之分。在中枢神经系统（CNS）中的神经胶质细胞主要有星形胶质细胞、少突胶质细胞（与前者合称为大胶质细胞）和小胶质细胞等。其中星形胶质细胞以其长突起在脑和脊髓内交织成网，构成支持神经元的支架；也可作为中枢的抗原呈递细胞，将外来抗原呈递给 T 淋巴细胞。星形胶质细胞的血管周足终止于毛细血管壁上，是构成血-脑屏障的重要组成部分，其余突起贴附于神经元的胞体与树突上，可对神经元起到运输营养物质和排除代谢产物的作用。此外，星形胶质细胞还能产生神经营养性因子，来维持神经元的生长、发育和生存，并保持其功能的完整性。当神经元变性时，小胶质细胞能够转变为巨噬细胞，清除变性的神经组织碎片；再由星形胶质细胞的增生来填充缺损，从而起到修复和再生的作用。少突胶质细胞可构成神经纤维的髓鞘，防止神经冲动传导时的电流扩散，起一定的绝缘作用。胶质细胞还可摄取和分泌神经递质，有助于维持合适的神经递质浓度。

神经元之间没有原生质相连，它们之间的联系只靠彼此接触，即通过一个神经元的轴突末梢与其他神经元发生接触，并进行兴奋或抑制的传递，这些接触部位称为突触。可分为兴奋性突触（excitatory synapse）和抑制性突触（inhibitory synapse）。突触的信息传递使突触后膜去极化，产生兴奋性的突触后电位的称为兴奋性突触；突触的信息传递使突触后膜超极化，产生抑制性的突触后电位的称为抑制性突触。根据结构可分为化学性突触和结构性突触。化学性突触即由突触前膜、突触间隙和突触后膜三部分构成，在突触小体内含有较多的线粒体和大量的小泡，此小泡称为突触小泡，小泡内含有兴奋性递质或抑制性递质，线粒体内含有合成递质的酶。突触后膜上有特殊的受体，能与专一的递质发生特异性结合。电突触的结构基础是缝隙连接，可促进不同神经元产生同步性放电；电传递的速度快，几乎不存在潜伏期。电突触可存在于树突与树突、胞体与胞体、轴突与胞体、轴突与树突之间。神经元的突触可塑性包括功能可塑性与结构可塑性，与学习和记忆密切相关。

（二）脑功能分区与认知功能的关系

大脑皮质功能定位，对大脑半球病变定位诊断具有重要意义。

额叶的额前区主要与思维、判断、智能、情绪和记忆及肌肉协调运动有关，大脑前额叶除了承担短暂记忆和信息加工的基本功能外，更与纠错、信息整合、目标规划、预期、执行、学习、逻辑推理等有关，对人高级的、有目的性的行为有重要作用。额叶损害特征：明显的动机减少和自主性减少，表现为淡漠、懒惰、对日常生活没有兴趣；如果眶额区损害，出现人格改变，类似抑郁障碍和精神障碍。

大脑顶叶有感觉中枢和其他许多重要区域。顶叶受到损害，可出现大脑皮质感觉异常或感觉障碍、运用不能（失用症）、失读症、病灶对侧同向性下象限盲、空间定位障碍及身体萎缩等。体像认知区多在右侧顶叶，当顶叶有急性病变时，对自体结构可发生认识障碍，即为体像障碍，如偏瘫无知症、偏瘫失认症、产生失肢感或多肢感。运用是大脑皮质感觉性认识区和运动区协同活动的结果，经高级分析综合后，通过运动投射而实现有目的性的运动。运用区损伤时出现失用症，表现患者肢体仍能运动，但不能完成有目的性的工作，丧失使用工具的能力。顶叶病变还可引起一种失用型失语症，患者表现对词汇运用有困难，与失用症患者丧失了完成有目的动作的能力一样，丧失了在语言中运用词汇的能力。

颞叶主要与听觉及语言、记忆等有关。颞前区及外侧区受损可出现记忆障碍，以近记忆为主，左侧颞叶病变记忆障碍多与语义记忆有关，右侧病变多涉及情景记忆，该区受刺激可有视、听的错觉和幻觉。

枕叶功能主要与视觉有关。视觉认识区或纹旁区，内含半个视野，是形成视觉印象的部位，优势半球或两半球该区域受损，可出现失认症。视物再现区或纹周区，功能是回想及再现，且与味觉、听觉、嗅觉相关联。该区受损丧失定向力，对熟悉的环境、物体失去判断力。

边缘系统参与人类的多种生物功能，包括感觉、内脏活动的调节、情绪调控、行为、学习及记忆等多种心理活动。最主要的功能是情绪，包括情绪的感觉和表达、情景记忆、情绪的识别。古皮质（特别是海马）是维持正常记忆的重要结构，海马不同区域学习记忆是不同的。大区域损伤则影响重新学习的能力；海马腹侧损伤则分辨学习记忆出现障碍；CA1区与分辨学习相关，CA3区与长时记忆功能有关；海马和颞叶联合皮质在短时记忆转为长时记忆方面起关键作用。伏隔核被认为是各种信息整合中枢，是边缘系统重要核团之一，有研究认为伏隔核与学习、记忆关系密切。

有实验证实，小脑参与广泛的认知功能，包括情绪、运动学习、语言加工、感知觉、记忆等。研究提示，对毫秒范围内的时间感知可能与小脑有关。有研究发现，小脑损伤患者对瞬时时间的感知受损明显，对秒以上长时间感知无损伤，提示小脑参与毫秒时间感知的认知加工。同时小脑参与情绪的调节，主要通过与边缘系统的联系及下背侧丘脑-小脑-下背侧丘脑环路和小脑-丘脑-

小脑环路实现。有动物实验发现，小脑中部受刺激后动物会出现强烈的情绪改变，这些部位毁损，动物缺少恐惧反应，变得淡漠。也有研究发现，小脑损伤后对幸福的回忆刺激呈现较弱的愉快体验，小脑发育不全的患者多伴有执行功能障碍、孤僻症及强迫观念，小脑蚓部损伤患者表现为社交障碍和孤独症。

基底节也承担词汇、经历、视觉记忆功能，如词汇测试、经历、定向、视觉再认、图片回忆、视觉再生、联想学习、连线作业等，如果基底节区损伤，以上功能显著降低。基底节左侧以承担词汇、经历、视觉记忆方面功能为主，右侧以承担词汇、数字、视觉再生记忆认知为主，同时尾状核在工作记忆及注意执行功能中非常重要，左侧基底节损伤对执行功能的影响大于右侧。

丘脑是复杂的感觉整合器官，与认知功能相关的主要部位为丘脑前部、丘脑内侧和丘脑外侧前部。丘脑前部属新丘脑，它与乳头体和扣带回有联系，通过乳头丘脑束和丘脑杏仁核投射纤维参与记忆，损伤后以淡漠和抑郁等精神活动减退为主，如意志缺乏、行为退缩、反应迟钝、不修边幅、冲动行为、近事记忆障碍。丘脑内侧也属于新丘脑，与额前皮质、额叶眶皮质、颞叶新皮质均有连接环路，这些连接参与情绪及其伴随的内脏反应，损伤后表现为情绪紊乱、意识障碍和视觉症状。

（三）认知神经心理学

认知神经心理学是近年来兴起的一门交叉学科，属于心理学、认知科学、神经科学的交叉领域。认知神经心理学是认知心理学的一个分支，它是以有特定认知过程受损或未能正常获得某些认知能力的患者为研究对象，来推知人类正常的认知结构和加工方式的学科，是揭示认知过程及其脑机制的核心研究手段之一。认知心理学研究包括注意、知觉、学习、记忆、语言、情绪、概念形成和思维在内的错综复杂的现象，是将人类的心理和计算机进行类比，以信息加工的方式进行研究。

1. 注意和意识 注意（attention）是指人的心理活动或意识对外界一定信息或事物的有选择地指向和集中的过程，也是大脑对相关的感觉刺激加工的资源进行适当分配的过程。注意具有选择、维持、调节等功能。我们周围的环境随时提供着大量的刺激，但这些信息对我们来说具有不同的意义。有的信息是重要的、有益的，但也有的信息与我们所从事的任务无关，甚至是一些有害的干扰信息，注意的第一个功能就是从大量的信息中选择重要的信息给出反应，同时排除掉有害的信息干扰，这就是选择功能。注意能够使人的心理活动或意识在一段时间内保持比较紧张的状态，这就是注意的维持功能。人只有在持续的紧张状态下，才能够对被选择的信息进行深入加工与处理。注意的维持功能还体现在时间的延续上，对于复杂活动的顺利进行有重要意义。注意的调节功能不仅表现在稳定而持续的活动中，而且也表现在活动的变化中。当人们要从一种活动转到另一活动时，注意体现了重要的调剂作用。注意的调节功能，才能实现活动的转变，也才能适应瞬息万变的环境。注意和意识有交叉，但并不完全等同。在几乎没有意识的情况下，也可以产生注意，即无意注意；在没有注意到的情况下，也会有意识产生，即有意注意。两者虽有区别，但在实际生活中很难截然分开，并且可以相互转化。

2. 感知　感性认识在发展中有感觉、知觉、表象三种基本形式。感觉是客观事物的个别属性、特性在人脑中的反映。感觉的接收信息形式包括触觉、视觉、听觉、嗅觉、味觉等。感觉的特性包括感觉的适应性、感觉的对比和感觉的补偿。知觉是人对客观事物各部分或属性的整体反映，是对事物的整体认识或综合属性的判别。知觉并不只是这些物理、化学信号的被动接收，也会受学习、记忆、注意力等的影响。知觉分为两大类：简单知觉（视知觉、听知觉、触知觉、嗅知觉、味知觉）和综合知觉（空间知觉、运动知觉、时间知觉）。在知觉的基础上，产生表象。表象是客观对象不在主体面前呈现时，在观念中所保持的客观对象的形象和客体形象在观念中复现的过程，表象具有直观性和概括性。按表象的概括性分，可以有个别表象和一般表象（或概括表象）。按表象的功能分，可以有以回忆为主的记忆表象和以创新为主的想象表象。

3. 学习　学习是个体在一定情景下通过反复练习或经验而产生的行为或行为潜能的比较持久的变化，这是个体与环境之间相互作用的结果。学习有三个特点：①行为或行为潜能的改变。学习的发生以行为和行为潜能的变化为标志，是个体获得新的行为经验的过程。一般来说，学习的结果能通过可观察到的行为变化体现出来，使个体可以完成一些以前无法完成的事情。②引起的行为变化比较持久。只有发生较持久的改变才是学习，无论是外显的行为变化还是行为潜能的变化。③是基于练习或经验的过程学习。只有通过个体在实际活动中的经验才能产生。经验既可以指个体通过活动直接作用于客观现实的过程，也可以指在这一过程中所得到的结果，如生活中习得的习惯、学会的知识、掌握的技能和形成的观念等。

4. 记忆　记忆是在头脑中积累、保存和提取个体经验的心理过程。运用信息加工的术语，就是人脑对外界输入的信息进行编码、存储和提取的过程。人们感知过的事物、思考过的问题、体验过的情感和从事过的活动，都会在人们头脑中留下不同程度的印象，这个就是记的过程。在一定的条件下，根据需要，这些储存头脑中的印象又可以被唤起，参与当前的活动，得到再次应

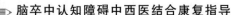

用，这就是忆的过程。从向脑内存储到再次提取出来应用，这个完整的过程总称为记忆。

记忆包括 3 个基本过程：信息进入记忆系统——编码，信息在记忆中储存——保持，信息从记忆中提取出来——提取。编码是记忆的第一个基本过程，它把来自感官的信息变成记忆系统能够接收和使用的形式。记忆联结着人的心理活动的过去和现在，是人们学习、工作和生活的基本功能。记忆是一种积极、能动性的活动，人能主动地将信息编码，转化成大脑可以接受的形式。同时，人对外界信息的接受是有选择的，对自己有意义的事物都会有意识地进行记忆。另外，记忆还依赖于人们已有的知识结构及神经系统的功能水平，只有当输入的信息通过神经系统的加工并汇入到脑中已有的知识结构时，新的信息才能在头脑中巩固下来。根据记忆操作的时间长短，人类记忆有三种类型：感觉记忆、短时记忆和长时记忆。

5. 语言　语言是一种社会功能，是促进社会交往的重要媒介。人们在日常生活、学习和工作中，在认识事物、思考问题时，都离不开语言。语言还能激发人的动机，调节人的情绪，控制人的行为等。如果没有语言，人就失去了思维能力，也意味着社会属性的丧失。语言与言语的区别：语言是社会现象，而言语是人的心理现象，语言随着人类社会的产生和发展而逐步成熟；言语则是人们运用语言材料和规则进行思想和感情交流的心理过程；语言是交际活动的工具，言语是交际活动的过程。从心理学的角度来看，语言需要的记忆方式主要有三种：音韵、拼字和语义，即大脑中存在语言的音、形、义的加工。语言感觉传入可通过听、视和触觉（盲文），其传出途径可为发音、书写和绘图。采用不同的刺激方式可能会激活不同的功能区，如视觉、听觉和触觉功能区等；受试者的不同的反应方式又可激活一些脑区，如运动区、小脑等；这些区域的激活有时会干扰语言功能区的准确定位。

6. 概念　在感性认识阶段，人们对观察到的现象和事件所做的判断，多是凭直觉的。研究者必然地要把面对的事物同已知的事物加以比较，利用不同事物之间的联系做出判断。被判断的事物同已知事物之间，往往不具有逻辑上的必然联系。随着实践的继续，人们在实践中引起的感觉和印象经过多次反复，发生了一个质的飞跃，于是人的认识便由感性认识飞跃到理性认识。理性认识是指属于概念、判断和推理阶段的认识，是人们在实践基础上对客观事物的本质、全体、内部联系的反映。人们在实践中对客观事物的感性认识大量积累的基础上，抓住事物的本质属性，即抽出事物的本质、全体和内部联系，用一定的物质外壳——词语把它标志起来，这就产生了概念。由此可见，概念、判断和推理是理性认识的三种基本形式。

7. 思维　思维是人脑借助语言、表象或动作实现的，对客观事物概括的和间接的认识，是认识的高级形式。思维揭示的是事物的本质特征和内部联系，并主要表现在概念形成和问题解决的活动中。思维与感觉、知觉虽然都是人脑对客观事物的反映，但思维不同于感觉、知觉和记忆。记忆是对输入的刺激编码、存储和加工的过程；而思维则是对输入的刺激进行更深层次的加工，并揭示事物之间的关系，形成概念，利用概念进行判断、推理，解决人们面临的各种问题。同时，思维又离不开感觉、知觉、记忆所提供的信息。只有在感知觉收集的大量感性材料的基础上，在记忆的作用下，做出种种假设，并检验这些假设，才能进一步揭示感觉、知觉和记忆所不能揭示的事物的内在联系和规律。思维最显著的特性是概括性，思维之所以能揭示事物的本质和内在规律性的关系，主要来自抽象和概括的过程。

第二节　认知障碍的定义及分类

（一）认知障碍定义

认知障碍（cognitive impairments）泛指各种原因导致学习、思考、推理、判断等认知过程的损伤，同时伴有失语、失用、失认或失行等改变的病理过程，包括各种程度的认知损害直至痴呆。

（二）认知障碍分型

认知障碍的表现形式可分为轻度认知障碍、痴呆和其他类型认知障碍等。

1. 轻度认知障碍　轻度认知障碍（mild cognitive impairment，MCI）指患者具有主观或客观的记忆或认知损害，但其日常生活能力并未受到明显影响，尚未达到痴呆的标准，是介于正常衰老和痴呆之间的一种临床状态。MCI诊断标准最早于1999年由Petersen提出，包括两种亚型，即遗忘型MCI（amnestic MCI，aMCI）和非遗忘型CI（nonamnestic MCI，naMCI），该标准曾得到了广泛认可和应用。遗忘型MCI以记忆损害为特征，非遗忘型MCI则以其他认知功能损害为主要表现，但该标准在遗忘型MCI的诊断上存在一定的局限性。2003年国际工作组对MCI诊断标准进行了修订，是目前应用最广的MCI诊断标准。该标准将MCI分为4个亚型，即单认知域遗忘型MCI、多认知域遗忘型MCI、单认知域非遗忘型MCI和多认知域非遗忘型MCI。同时该标准还对MCI病因进行了更全面的阐述，如阿尔茨海默病、脑小血管病、路易体病等缓慢起病的痴呆类型在临床症状达到痴呆前，轻度的病理变化均可引起 MCI，而脑外伤、脑炎、营养缺乏等可导致持久的 MCI。虽然美国国立衰老研究所（NIA）2011 年标准和阿尔茨海默病协会（ADA）2011 年标准、2013 年《精神疾病诊断与统计手册》第五版（DSM-5）分别就阿尔茨海默病所致的 MCI 及 MCI 的诊断标准进行了更新，但其基本内容均与 2003 年 MCI 诊断标准一致。2018 年《中国痴呆与认知障碍诊治指南》对 MCI 的诊断标准如下：①患者或知情者报告，或有经验的临床医师发现认知的损害；②存在一个或多个认知功能域损害的客观证据（来自认知测验）；③复杂的工具性日常能力可以有轻微损害，但保持独立的日常生活能力；④尚未达到痴呆的诊断标准。

2. 痴呆　痴呆（dementia）是一种以获得性认知功能损害为核心，并导致患者日常生活、社会交往和工作能力明显减退的综合征。临床上引起痴呆的疾病种类繁多，其分类方法主要有以下几种。

（1）按是否为变性病分类：分为变性病和非变性病痴呆，前者主要包括阿尔茨海默病、路易体痴呆（dementia with Lewy body，DLB）、帕金森病痴呆（Parkinson disease with dementia，PDD）和额颞叶变性（frontotemporal lobar degeneration，FTLD）等。后者包括血管性痴呆（vasculardementia，VD）、正常压力性脑积水，以及其他疾病如颅脑损伤、感染、免疫、肿瘤、中毒和代谢性疾病等引起的痴呆。

（2）按病变部位分类：可分为皮质性痴呆、皮质下痴呆、皮质和皮质下混合性痴呆，以及其他痴呆。皮质性痴呆包括 AD 和 FTLD；皮质下痴呆类型较多，包括 VD、锥体外系病变脑积水、脑白质病变等；皮质和皮质下混合性痴呆包括多发梗死性痴呆、感染性痴呆、中毒和代谢性脑病，也见于 DLB；其他痴呆包括脑外伤后和硬膜下血肿痴呆等。

（3）按发病及进展速度分类：近年来病情发展较快的"快速进展性痴呆"（rapidly progressive dementias，RPD）备受关注。RPD 通常指在数天、数周（急性）或数月（亚急性）发展为痴呆的情况，可能的病因归结为"VITA-MINS"，依次序分别代表血管性（vascular）、感染性（infectious）、中毒和代谢性（toxic-metabolic）、自身免疫性（autoimmune）、转移癌/肿瘤（metatases/neoplasm）、医源性/先天性代谢缺陷（iatrogenic/inborn error of metabolism）、神经变性（neurodegenerative）及系统性/癫痫（systemic/seizures）引起的痴呆。另外，人类免疫缺陷病毒（human immunodeficiency virus，HIV）和克-雅病（Creutzfeldt-Jakob disease，CJD）也可引起发病较快的痴呆。例如，甲状腺切除术病史提示甲减，胃切除术病史提示维生素 B 缺乏，颅脑外伤病史、HIV 感染高危因素、酗酒及吸烟习惯均会提高痴呆风险。药物常会损害认知功能，能引起认知损害副作用的药物有 β 受体阻滞剂、抗抑郁药、抗精神病药、抗癫痫药、H2 受体阻滞剂及多巴胺受体阻滞剂。

2011 年美国国立衰老研究所和阿尔茨海默病协会推出的 AD 诊断标准，即 NIA-AA 诊断标准，提出了 AD 的"痴呆前阶段"的概念，包括临床无症状期和轻度认知障碍期（MCI）。将 AD 的无症状期、MCI 期和痴呆期三个阶段视为同一疾病连续的病理生理过程。目前将病理和临床表现上兼具 AD 和 VD 的痴呆诊断为混合性痴呆或 AD 伴发脑血管病。在"痴呆前阶段"的概念和混合性痴呆概念的基础上，有学者提出"混合性认知损害（mixed cognitive impairment）"的新概念，包含由 AD 病理改变和脑血管性损伤共同导致的从无症状到 MCI，再到痴呆的临床综合征。对其临床诊断要点有如下建议：①符合 NIA-AA 对 AD 的诊断标准。②具有高血压、糖尿病、高脂血症等血管危险因素，可有脑血管病的临床表现。③可有慢性认知功能损害的证候。④影像学（CT、MRI、SPECT 和 PET 等）显示同时存在 AD 和血管性损害的病理特征。⑤脑脊液 tau 蛋白增高和 Aβ42 减低。⑥排除 AD 和 VD 以外可引起认知功能损害的其他病因。

3. 其他类型认知障碍

（1）脑外伤相关认知损害：脑外伤是认知损害的重要原因。除了广泛脑挫裂伤、弥漫性轴索损伤、慢性硬膜下血肿、继发性脑积水等引起认知损害外，慢性创伤性脑病（chronic traumatic encephalopathy，CTE）也是引起认知障碍的重要原因。2014 年 Montenigro 等将 CTE 的概念扩大为创伤性脑病综合征（traumatic encephalopathy syndrome，TES），并分为 4 个亚型：行为/情绪变异型、认知变异型、混合变异型和 TES 痴呆。

（2）特发性正常颅压脑积水（idiopathic normal pressure hydrocephalus，iNPH）：是不明原因脑脊液循环障碍引起的脑积水，是可治性痴呆，其典型表现为步态障碍、认知障碍和尿失禁三联征，影像学上可见非梗阻性脑室扩大，而脑脊液压力正常。诊断主要依据典型的临床表现和特征性 CT/MRI 改变。

（3）人类免疫缺陷病毒相关认知障碍：1991 年美国神经病学分会获得性免疫缺陷综合征（acquired immunodeficiency syndrome，AIDS）工作组将人类免疫缺陷病毒相关认知障碍分为与 HIV 相关的痴呆、轻度认知和运动功能障碍，并提出了相应的诊断标准。2006 年美国加州大学 San Diego 分校 HIV 神经行为研究中心制定了 HIV 相关神经认知障碍的研究标准，将 HIV 相关认知障碍分为三型：无症状性神经认知损害、轻度神经认知损害和 HIV 相关的痴呆。2007 年美国神经病学分会 AIDS 工作组重新修订 HIV 相关神经认知障碍的诊断标准。

（4）Huntington 病：Huntington 病是一种常染色体显性遗传性疾病，由4 号染色体 Huntington 基因 CAG 三核苷酸异常重复引起，其临床特征为进行性加重的舞蹈样不自主运动，精神异常和痴呆三联征。Huntington 病引起的痴呆以信息处理速度减慢、启动迟缓、注意缺陷为主要表现，而早期记忆减退不一定明显。

（5）克-雅病：CJD 是由朊病毒引起的人类中枢神经系统的感染性、可传播性退行性疾病。CJD 在我国现阶段多为临床诊断，确诊需病理。临床上散发性 CJD（sCJD）可根据国家疾控中心推荐的诊断标准进行临床诊断：具有进行性痴呆，临床病程短于 2 年；常规检查未提示其他诊断；具备肌阵挛、视觉或小脑障碍、锥体/锥体外系功能障碍；无运动型缄默症 4 种临床表现中的至少 2 种；典型的周期性尖慢复合波脑电图改变、脑脊液检查 14-3-3 蛋白阳性、MRI-DWI 像或 FLAIR 像上存在两个以上皮质异常高信号"缎带征"（或）尾状核/壳核异常高信号 3 种辅助检查至少一种阳性。

（三）认知障碍的病理生理机制

在人类揭示神经系统疾病过程中，神经病理学与其他学科分支共同发挥举足轻重的作用，在认识痴呆相关疾病的临床诊断与治疗及科学研究方面，更是做出了重要贡献，发挥了其他学科难以替代的作用。首先，神经病理学使人类认识多种神经变性病性痴呆；其次神经病理学是明确诊断多种导致痴呆疾病的工具。

1. 神经递质及其受体异常　　与认知相关的神经递质包括乙酰胆碱（Ach）、5-羟色胺（5-HT，也称血清素）、去甲肾上腺素（NE）、多巴胺（DA）及氨基酸递质［如谷氨酸（Glu）、甘氨酸（Gly）、γ-氨基丁酸（GABA）］等。

已有的研究表明，脑中 nAChRs 参与许多复杂的功能，如学习、注意、觉醒等认知功能，并参与多种脑功能，与多种神经退行性疾病（AD、PD 和精神分裂症）密切相关。基底核发出的胆碱能纤维投射至大脑的额叶、顶叶、颞叶和视皮质区域，而此通路与学习、记忆功能密切相关，AD 患者早期便出现基底核区胆碱能神经元减少的现象，导致皮质胆碱能转移群的活性降低。乙酰胆碱含量减少，这可能是解释 AD 患者记忆衰退的机制之一。

NE 是一种神经递质，同时也是一种激素，主要由交感节后神经元与脑内的肾上腺素能神经末梢合成、分泌，是最早发现的单胺类神经递质。几乎参与了所有脑功能的调节，如注意力调节、意识、睡眠觉醒周期、学习和记忆、警觉、焦虑和疼痛、情绪、神经内分泌等。NE 纤维投射到前额叶皮质（PFC），影响认知的控制能力，其机制主要与受到刺激后所引发的各种认知任务有关，包括注意力、学习和警觉性。5-HT 释放能够促进 Ca^{2+} 内流，提高运动神经元突触后膜电位，促进学习、记忆功能。已有研究表明 DA、NE 是参与调控中枢神经认知学习功能之关键递质。

纹状体的谷氨酸神经纤维可以抑制丘脑向大脑皮质发出感觉冲动，当谷氨酸能神经低下时，发出的这种冲动则增多，大脑皮质单胺活性增强，引起相应的认知功能异常。由于谷氨酸是脑内最重要的兴奋性神经递质，故当谷氨酸含量异常增高时，可引起"兴奋性毒性"损伤。N-甲基-D-天冬氨酸受体作为离子型谷氨酸受体的一种，在中枢神经系统中广泛参与学习、记忆、突触可塑性、神经发育、缺血性脑损伤、神经退行性病变、癫痫等许多重要的生理病理过程。

2. 与认知相关突触蛋白　神经生长相关蛋白（growth-associated protein，GAP-43），GAP-43 作为突触前膜磷蛋白，因其参与轴突再生及突触重构过程且存储于轴突生长锥内，故成为神经元存活与发育标志物之一。有研究发现有氧训练、姜黄素可提高皮质区 GAP-43 表达水平。此外，丁苯酞与依达拉奉分别具有提高大鼠海马、前额皮质 GAP-43 表达，进一步研究后提示 GAP-43 在神经发育、轴突再生和突触可塑性方面发挥作用，从而达到改善大鼠认知、学习与记忆功能，改善预后。

突触素（synaptophysin，Syn），Syn 是存于突触末梢囊泡中糖蛋白，参与突触囊泡的形成、循环及谷氨酸等神经递质释放。前述研究发现苯丙胺、丙戊酸钠（VPA）具有致大鼠海马 CA3 区突触素表达降低之药物效应，后续伴随学习记忆能力下降，表明 Syn 参与认知功能调控。深入研究发现，Syn 在突触末梢囊泡活化、导入、定向运输与释放等活动中发挥重要作用。此外，Syn 促进突触囊泡膜与质膜融合形成六角形缝管样的连接孔，在 Ca^{2+} 作用下启发，释放递质后迅速关闭，故 Syn 参与膜融合之再循环。研究表明，Syn 作为突触发生、分化重要标志物之一，其含量之高低间接显现神经系统发育、成熟过程中突触数量、密度及传递效能变化过程。

神经颗粒素（neurogranin，Ng），Ng 是含 78 个氨基酸的脑特异性蛋白质，亦称 RC3、p-17。Ng 作为蛋白激酶 C（PKC）的天然作用底物和钙调蛋白（calmodulin，CaM）的结合蛋白，在学习行为、认知记忆、神经系统发育、睡眠剥夺、衰老等方面具有重要作用。Ng 主要分布在皮质、基底核和海马区域，尤以在海马 CA1 区、CA3 区和齿状回表达水平最高。有研究表明，Ng 的基因表达和蛋白质合成与神经元的突触形成、分化同步，其蛋白水平的高低可影响树突棘的密度或功能，而神经元树突棘正是学习记忆功能重要的结构基础，提示 Ng 可能参与认知功能中的信号转导和突触可塑性的改变。

3. 神经肽异常 神经肽 Y（neuropeptide Y，NPY）是体内信息传递的一类生物活性多肽，主要分布于神经组织。神经肽与神经递质共存于同一神经元，二者互相协调、彼此拮抗，从而保证信息处理的高效率和准确性。每个神经肽的体内分布具有各自的特征。在细胞内，神经肽可单独存储于囊泡内，也可与经典神经递质共存于同一囊泡内。AD 患者临床上都伴有学习记忆能力下降的症状。而病理检查发现患者海马、皮质、杏仁核中 NPY 免疫反应阳性神经元明显减少，同时伴有 NPY 结合水平显著下降，提示 NPY 在学习记忆中可能起到重要作用。还有研究发现，脑内神经肽水平变化及其利用率的高低是影响智能水平高低的重要因素之一。

4. 神经营养缺乏 神经营养因子（neurotrophic factor，NTF）是机体神经细胞或神经胶质细胞分泌的一种通过信号转导级联反应影响神经组织发育、分化和存活的蛋白质，包括神经生长因子（nerve growth factor，NGF）、睫状神经营养因子（ciliary neurotrophic factor，CNTF）、脑源性神经营养因子（brain derived neurotrophic factor，BDNF）、胶质细胞源性神经营养因子（glial cell derived neurotrophic factor，GDNF）等。NTF 不仅在胚胎发育时发挥重要作用，还在成年神经系统中具有抑制神经元凋亡、调节神经递质传递和突触可塑性等多方面的功能。NTF 能促进神经元的发育、存活，突触生长及调节神经再生，还具有快速调节离子通道活性的作用。BDNF 广泛分布于中枢和周围神经系统，尤其在海马大脑皮质中含量最高，研究表明，BDNF 可以影响神经元的分化、突触连接和修复过程，还可以调节活动依赖性、突触可塑性，增强海马区的长时程增强效应（long-term potentiation，LTP），因而与学习记忆等认知过程密切相关，有研究发现，脑出血患者血清 BDNF 水平与认知障碍密切相关，针刺后可上调脑内 BDNF 表达，促进 BDNF 的神经细胞营养作用，进而改善大鼠学习记忆能力。深入研究表明 BDNF 通过与靶细胞膜上 TrkB 受体结合，合成 TrkB 同源二聚体，使受体酪氨酸激酶活化，诱导受体发生细胞内区域酪氨酸残基之自身磷酸化，进而激活下游磷脂酶 Cr（LCr）/磷脂酰肌醇-3-激酶（PI3K）通路、丝裂原激活蛋白激酶/细胞外信号调节激酶（MAPK/ERKs）通路，参与神经元存活生长、分化及维持突触可塑性等过程。已经证实脑源性神经营养因子 BDNF 在 AD 发生、发展过程中发挥重要的作用，AD 患者海马内嗅皮质区域 BDNF 蛋白水平降低；PD 患者黑质纹状体通路中 NGF、BDNF、GDNF 的含量下降；VD 患者外周血中 BDNF 水平明显低于正常人群。

5. 与认知有关的小分子 RNA 与认知有关的小分子 RNA（microRNAs，miRNAs）是一类具有调控功能的单链非编码小分子 RNA，长度约为 22 个核苷酸，具有生物间高度保守性和基因簇集性特点。miRNAs 通过调控施万细胞增殖、分化能力及神经营养因子分泌影响损伤后神经之再生修复。人类脑中 miRNAs 含量与种类远高于其他灵长类动物，尤以认知相关前额皮质最为显著。研究发现 miRNAs 能调节 CaMKII 表达水平以增强突触可塑性，达到改善学习和记忆功能之效应。此外，高龄、应激、放射照射、炎症反应、缺血再灌注损伤等伤害性刺激使 miRNAs 表达异常，致神经元突触可塑性下降伴认知障碍性疾病发生，亦证实 miRNAs 异常表达与认知损害密切相关。

（四）认知障碍的研究方法

由于脑具有不同的结构层次，不同的结构有其对应的脑功能研究方法，可大致归纳如下。

（1）在脑整体活动层次上，主要是行为实验研究，如动物行为（各种非条件反射和条件反射行为）测量、人类心理和行为过程分析（包括对脑损伤患者所做的神经心理测查）。

（2）在不同脑区活动层次上，主要有脑损伤法、电刺激法、神经影像等研究。

（3）在神经细胞和亚细胞层次上，主要有单细胞电活动记录技术，它指的是用尖端为 $1\sim4\ \mu m$ 的微电极插入神经细胞内以记录单个神经元的脉冲放电，多用于动物的学习记忆、睡眠等机制的研究。

（4）在分子活动层次上，可通过神经化学损伤，选用一些特殊的化学物质毁损不同的神经末梢，观察其对行为的影响，或通过测量脑组织内化学物质的变化，观察行为活动（如动物进行学习）对脑的影响。

第三节　认知障碍的常见影响因素及风险预测

在我国，认知障碍的防控处于被动局面，往往在痴呆发生之后才进行诊治，而未从源头采取措施，比如控制痴呆发病的危险因素，这可能是中国痴呆患病率持续多年居高不下的一个重要原因。若能发现痴呆的危险因素并对危险因素进行控制，将大幅降低痴呆的患病率和发病率。因此，有必要发现认知障碍的相关危险因素和保护因素，制定一级和二级预防战略。

（一）认知障碍的危险因素

认知障碍常见的危险因素：①人口学上的因素，如年龄、性别、教育等；②基因因素，如载脂蛋白 E（ApoE）基因等；③基础疾病，如高血压、高胆固醇、体重指数（BMI）、糖尿病、炎症等；④精神危险因素，如抑郁、晚期生活焦虑、创伤后应激障碍、危害回避、目的感较小等；⑤颅脑损伤（外伤性脑损伤）；⑥生活方式和环境危险因素，如在环境和职业中的暴露、吸烟、酗酒等。

认知障碍常见的保护性因素：①教育和认知活动，如高等教育，熟悉两种以上的语言或者认知方面的活动都有助于保护我们的认知功能；②经常参与娱乐社交活动；③经常做运动；④药物因素，通过合理适当的药物治疗可以有效地改善认知障碍的疾病，如非甾体抗炎药（NSAIDs）。

现将几种常见影响因素列举如下。

1. 遗传性因素　AD 可分为家族性和散发性，家族性 AD 为单基因遗传病，目前作用明确的与 AD 发生相关的基因主要与淀粉样前体蛋白基因、早老素-1 基因、早老素-2 基因和载脂蛋白 E 基因突变有关。同时 PD 患者认知障碍也与基因有关系。研究发现，A-synuclem 突变体引起神经元退行性变性的主要原因与该蛋白质在脑内含量的异常增高和寡聚体的形成有关。

2. 环境与生活方式　地中海饮食（Med 饮食）模式可能对预防认知障碍和老年痴呆症有重要作用。超重会导致患认知障碍的风险较体重正常人群增加 2 倍，而肥胖会使患该病的风险增加 4 倍。另外，长期饮酒可导致患者出现酒精依赖，引起前额叶代谢产物浓度改变，饮酒导致的认知功能损害可能与乙醇对前额叶代谢产物浓度的影响有关。

3. 神经系统疾病　脑灌注不足与认知能力加速下降和痴呆风险增加有明确关联。其机制主要有缺氧时细胞膜内外离子分布的变化导致神经元死亡；神经递质的毒性作用；氧化损伤；神经细胞凋亡及其调节机制；免疫炎性反应。有学者将研究扩展至外周动脉，结果显示动脉硬化是痴呆的危险因素。在脑外伤患者中，认知障碍的最大特点是认知能力突然下降，这种认知能力的突然下降主要是因为外部损伤导致脑部认知功能区域某些部位受损。部分一氧化碳中毒的患者可发生迟发型脑病，中、轻度认知障碍的发生率可达 67%，表现为记忆力障碍、遗忘症、精神异常、痴呆等。衰老是人类生命的必然过程，认知功能随着年龄增高而下降。年老者脑部血液供应减少，这与认知障碍关系密切。

血脑屏障（blood-brain barrier，BBB）结构和功能的破坏是 VCI 病理变化的核心过程之一，BBB 的完整性对维持中枢神经系统内环境的稳态至关重要，BBB 能阻止血管源性高分子物质从脑血管进入脑实质。因此，各种导致

BBB 通透性增加的因素可能是 VCI 患者认知功能受损的原因之一。在正常衰老过程中，BBB 的通透性增加，其与 VCI 的发病和进展的关系也十分密切。有研究显示，VCI 和 AD 患者的 BBB 通透性较同年龄组人群均显著增加，而且与 AD 患者相比，VCI 患者这一现象更为明显。

4. 精神心理异常 精神心理因素可导致认知能力下降。例如，焦虑抑郁的患者日常生活能力和认知功能降低，无社会工作、不参加社会活动、与亲人和朋友交流少等情况也会影响其认知功能。经常感到心情郁闷者、丧偶或离异者、易受负性生活事件影响者、处境困难者的认知功能均不如正常人群。衰弱是由各种因素引起的与年龄相关的储备和功能的下降，与跌倒、抑郁、残疾和死亡率等不良结局相关。诸多研究发现衰弱和认知障碍在老年人中的共存现象非常普遍，认知衰弱这一概念的提出加强了认知障碍与生理衰弱的临床关联。生理衰弱和认知障碍的相互作用导致身体和认知功能下降、生活质量变差。因此，对认知衰弱的筛查、早期识别与干预可以减少不良健康结局，改善患者的生活质量，从而实现健康老龄化。

5. 慢性全身性疾病 常见的慢性全身性疾病，如原发性高血压、糖尿病、高同型半胱氨酸血症、慢性阻塞性肺疾病等，可通过减少大脑血液供应等机制继发性降低大脑功能而引起认知障碍。急性高血糖可通过改变脑血流量和神经元渗透压降低信息处理速度、损害工作记忆；慢性高血糖则可通过改变脑微结构导致脑小血管病和认知损害。新近研究认为，血浆总胆固醇（total choles-terol，Tc）在中年时期升高增加痴呆风险，在晚年则反之。体内叶酸、维生素 B_{12} 不足可以引起血液中半胱氨酸水平增高，高同型半胱氨酸血症与认知功能损害、AD 样的病理变化、脑白质病变及海马萎缩有关。

6. 慢性炎症和肠道微生态 颅内感染导致脑实质及脑功能改变，甚至导致痴呆，如各种脑炎、神经梅毒、库鲁病等。中枢神经系统的朊蛋白（prion protein，PrP）感染是导致认知障碍的常见原因之一。超敏 C 反应蛋白（hi-sensitive C-reactive protein，Hs-CR）是炎症急性时相由肝细胞产生的一种非糖基化聚合蛋白，其血浆浓度升高已被证实增加 AD 和 VD 发病风险。近年来，较多研究表明单纯疱疹病毒、幽门螺旋杆菌等慢性感染或潜伏性感染是认知障碍的危险因素。但也有研究显示单一病原体感染与认知障碍并不相关或相关性较弱，推测认知障碍更可能是多种病原体感染及其他因素共同作用的结果，并将感染负荷（infectious burden，IB）的概念应用到感染与认知的相关研究中。虽然感染负荷的确切定义目前尚未有定论，但通常而言，感染负荷指个体感染病原体的种类、数量及感染程度。近年来，大量研究结果揭示了肠道微生态在衰老、认知障碍和 AD 的发生和进展中发挥重要作用。其导致痴呆和 AD 的脑破坏机制可能包括以下 3 个方面：始于肠道的微生物组织生态失调、局部和全身炎症的发展以及肠-脑轴的失调等。

（二）认知障碍风险预测模型

认知障碍作为一种慢性疾病，目前尚无可治愈的方法，所以早期识别并干预非常重要。预测模型作为一种预测疾病发病情况的工具，广泛应用于风险预测，认知障碍风险预测模型通过对风险因素进行相关性分析后构建统计模型，用于识别高危人群并预测痴呆的发病情况。

认知障碍风险预测模型的现状随着对认知障碍的深入研究，建立了越来越多的风险预测模型，有报道显示目前有 50 余种认知障碍风险预测模型，可分为神经心理测试、健康风险指数及多因素模型三类。其在评分的计算、研究方法的选择、随访时间及预测性能上都存在差异。目前模型存在数量多而实用性欠佳的现状，多数模型未进行外部验证且难以推广到所有人群。

根据认知障碍风险预测模型的预测作用，可将风险预测模型分为五类：①预测轻度认知障碍（mild cognitive impairment，MCI）的风险预测模型；②预测 AD 的风险预测模型；③预测 MCI 向 AD 转换的风险预测模型；④预测特定疾病发生痴呆的风险预测模型；⑤其他未分类的痴呆风险预测模型。

第四节　认知障碍的未来研究方向

随着世界人口老龄化进程的加快，患认知障碍的人数显著增加，由此带来的社会问题、经济问题、家庭问题，以及公共卫生问题将会越来越严重。虽然目前对认知障碍的研究有了一定的高度，但随着深入的认识，接踵而至的是更多的挑战和未知的问题，未来可从以下几个方面做更深层次的研究。

1. 基础与临床的结合　痴呆的诊断需要神经病学、神经心理学、神经影像学、神经病理学、神经电生理学、分子生物学等多学科检测结果综合分析。加之病因的复杂和诸多病理机制的盲点，在不断积累和拓展临床研究基础上，迫切需要临床与基础研究紧密结合。

2. 在研究层次上是多层次的跨学科整合

（1）新的跨学科整合：越来越认识到各分支学科相互间进行对话和交流的必要性；利用不同学科的方法收集到的不同类型的数据，推进实验层面上的整合。

（2）实现由计算思想与模拟所带来的理论上的整合：用计算手段研究复杂和多样化的认知过程是必要的，还需要通过模拟让研究者们看到他们理论思路的成就及其局限。这种跨学科、多层次的整合是认知科学发展的另一趋势。

3. 在研究方法上注重采用无损伤性实验技术 由于无创脑成像技术（如ERP、EMG、PET和fMRI）的出现，使研究者可以直接观察到大脑活动的区域及特点。采用脑成像技术研究脑的认知结构和功能，成为现代高科技的一个竞争热点，其汇集了信息科学、物理科学，以及其他工程科学的众多高科技成果，已成为脑科学与认知科学发展的一大趋势。不过脑成像技术还有待进一步完善，虽然脑认知成像技术可以让我们把认知过程的脑功能形成直观的图像，但还受到时间、空间分辨率的限制。

4. 认知障碍的治疗需要多靶点研究 我国目前治疗认知障碍的药物包括经过食品和药物监督管理局批准的药物和中药。痴呆的一线药物包括胆碱酯酶抑制剂和N-甲基-D-天冬氨酸（NMDA）受体拮抗剂。目前认为AD是由多种原因共同导致的结果，未来的研究方向是对其潜在的病因进行多靶点干预，包括对β-淀粉样蛋白、磷酸化tau蛋白、载脂蛋白Ee4，还有对抗氧化应激、抑制炎性反应、保护血管因素、保护线粒体功能、调节神经递质水平、调节肠道微生物、调节突触可塑性及保护血脑屏障功能等多种潜在治疗靶点的研究。

5. 特异性生物标志物的研究 生物标记物是通过其自身水平变化，在疾病早期阶段预测发病风险，或在疾病过程中反映疾病进展程度的物质。目前研究发现的大多数标记物在临床实践中缺乏特异性，虽然某些脑脊液生物标记物仍展示着良好的研究前景：如脑脊液人血白蛋白比值、MMPs、NF-L及Tau/P-Tau/Aβ42等，它们可直接反映血脑屏障破坏、细胞基质及轴突损害和神经细胞退行性变的程度，并可对认知障碍的靶向治疗研究提供新方向。但目前对于生物标记物的研究大多是小样本研究，未来还有待大样本及前瞻性的研究以进一步明确生物标记物在不同种认知障碍类型中的作用。

6. 脑组织病理学研究 2020年新冠病毒疫情肆虐，成为全球公共卫生的重大考验与挑战。在认识与遏制疫情的过程中，研究者重新意识到尸体解剖的重要性。尸体解剖组织病理学检查对探讨疾病发病机制、制定和调整治疗方案至关重要，是疾病研究的基石。在人体组织器官中以脑结构最为复杂，由千亿个神经元构成，迄今对其功能和相关疾病的发生机制仍不完全了解，而缺乏可供研究的人脑组织则是阻碍脑研究的重要原因之一。

第二章　脑卒中认知障碍

第一节　脑卒中认知障碍的概述

脑卒中认知障碍（PSCI）是指在脑卒中这一临床事件后6个月内出现达到认知障碍诊断标准的一系列综合征，既包括因脑卒中事件，如多发性梗死、关键部位梗死、皮质下缺血性梗死和脑出血等脑卒中事件引起的认知障碍，又包括脑退行性病变如阿尔兹海默病在脑卒中6个月内进展引起的认知障碍。它包括了脑卒中认知障碍非痴呆（post-stroke cognitive impairment no dementia，PSCIND）至脑卒中痴呆（post-stroke dementia，PSD）的不同程度的认知障碍。PSCI的总体发病率较高，不仅增加患者病死率、加重患者功能残疾，而且严重影响脑卒中患者的日常生活能力和社会功能，加重患者家庭及照料者的负担，因此加强对脑卒中人群认知障碍的早期识别和管理极为重要。

PSCI是血管性认知障碍的一种亚型。VCI的概念由Hachinski教授在1993年首次提出，是指由血管危险因素（血管病变如动脉粥样硬化、脑淀粉样血管病、免疫等血管炎病变，既往脑卒中事件，脑卒中危险因素如高血压、糖尿病、高脂血症等）导致和（或）血管因素相关的认知功能损害，包括从轻度认知功能损害到痴呆的整个过程。VCI涵盖所有与血管因素相关的认知损害，可单独发生或与AD合并存在。但该概念过于宽泛，几乎包括了所有与脑血管病（cerebral vascular disease，CVD）相关的病因和认知障碍的类型。PSCI将脑卒中事件后6个月内发生的各种类型认知障碍明确地区分出来。VCI诊断标准中要求有明确的CVD证据，但不一定要求有脑卒中病史；而PSCI则特指脑卒中事件后6个月内出现的认知障碍，后者的病因可以是血管性、退变性或两者兼而有之的混合型。与VCI相比，它强调要重视脑卒中人群中常见的认知障碍，并对其进行早期识别和管理，因此临床的操作性和识别度更高，方便医生实际诊断及管理。

第二节 脑卒中认知障碍的流行病学及
危险因素

国外研究显示，大约 1/6 的成人在其一生中会发生脑卒中事件。脑卒中不仅易导致患者发生认知障碍，同时易加速患者认知障碍并最终进展为痴呆。有研究提示，脑卒中使患者发生痴呆的概率增加 4～12 倍。在英国和瑞士等欧洲国家，依据简易精神状态检查表（mini-mental state examination，MMSE）标准评估，脑卒中 3 个月发生认知障碍的比例为 24％～39％；若依据综合神经心理测试评估，同类人群中 PSCI 的发病率则高达 96％。一项韩国的大规模、多中心的队列研究纳入 620 例缺血性脑卒中患者，采用 MMSE 评估，结果显示脑卒中 3 个月患者 PSCI 的患病率高达 69.8％。一项包括 73 项脑卒中痴呆研究的汇总分析共纳入 7511 例患者（年龄 59～80 岁），将其划分为以医院为基础的研究（5 097 例）和以社区为基础的研究（2 414 例），结果显示，与以社区为基础的研究相比，住院患者中脑卒中痴呆的发病率更高（14.4％ vs 9.1％）。该研究表明，10％的患者在脑卒中前存在痴呆，10％的患者在首次脑卒中后发生痴呆，且超过 1/3 的患者为脑卒中再发后出现痴呆。2014 年贾建平教授团队主持的轻度认知障碍诊断与干预研究，报告了北京、上海、广州、长春、贵阳等地区城乡轻度认知障碍（mild cognitive impairment，MCI）患病率和病因分型。目前我国 65 岁以上老年人群中 MCI 患病率为 20.8％，其中，血管因素相关 MCI 最多，占所有 MCI 的 42.0％。另外，我国最新发表的一篇以社区人群为基础的研究共纳入 599 例脑卒中患者，依据蒙特利尔认知评估量表（montreal cognitive assessment，MoCA）、MMSE、缺血指数量表（hachinski inchemic score，HIS）等评分量表对患者的认知功能进行评估，结果显示，PSCI 的总体发病率高达 80.97％，其中 PSCIND 患者占 48.91％，PSD 患者占 32.05％。总之，PSCI 研究报道的发生率因患者所处区域、人种、诊断标准等不同而存在较大差异，也与评估距脑卒中的时间、脑卒中次数、评估方法相关。PSCI 的危险因素如下。

年龄和教育水平是 PSCI 的相关影响因素。高龄不仅是脑卒中发生的危险因素，亦是导致发生认知障碍的危险因素之一。有研究显示，65 岁以上患者脑卒中认知障碍的发生率显著增加。Elbaz 等对 4 010 例 65～85 岁老年人进行研究，结果提示教育水平越高，其认知功能储备越好。脑卒中类型、病变部位、病灶特点及脑卒中次数等亦是 PSCI 的相关因素。有研究显示，脑梗死患者与脑出血患者相比，其发生认知障碍的概率更高，但结果差异却无显著性

（$P>0.05$）；而病变部位在左半球，病灶为多部位、大面积及再发、复发、多发患者，其PSCI的发生率则显著更高（$P<0.01$）。此外，近期一项研究提示，脑卒中反复发作或存在脑部损伤时将增加认知障碍的发生风险。

除上述相关因素外，还有其他因素亦与PSCI显著相关。缺血性脑卒中急性高血压反应、H型高血压患者和血清同型半胱氨酸水平与认知障碍的发生率和严重程度呈正相关。高血压是脑卒中最重要的危险因素之一，也是血管性认知障碍和阿尔茨海默病的主要危险因素。长期的血压升高可导致血管内皮损伤、微血管病变与脑动脉硬化、脑血流量减少与代谢功能下降、脑内低灌注与脑白质损害及脑血管病等病理生理改变，进而损害患者认知功能。缺血性脑卒中早期血压的升高或降低与患者3个月时PSCI风险升高相关，收缩压/舒张压维持在正常水平可能有助于减少PSCI的发生。H型高血压是指合并血清同型半胱氨酸（Hcy）$>10\mu mol/L$的原发性高血压，血清Hcy水平与患者认知功能水平呈负相关。有研究发现，血清Hcy水平是ACI后认知障碍的独立影响因素。血清Hcy水平升高可损伤血管内皮细胞，致使小血管病变、血管生成受损，加速动脉粥样硬化。

无论是脑卒中前已经存在的高血糖水平还是脑卒中的应激性高血糖，均与缺血性PSCI的发生有相关性。另外，即使是轻微的肾功能减退也能使脑卒中2年几乎所有认知领域认知评分下降的风险增加一倍，血清胱抑素及尿酸在缺血性脑卒中早期PSCI患者中水平较高，对PSCI有一定诊断价值。

维生素D是维持肌肉-骨骼健康所必需的神经甾体激素。测量25（OH）-D是估计整个维生素D状态的最佳方法。维生素D缺乏与肥胖、高血压、糖尿病、心血管疾病、脑卒中和痴呆等多种疾病相关。维生素D通过维生素D受体和维生素D激活酶羟化酶对大脑产生多种影响。这些酶广泛存在于与认知相关的重要区域的神经元和胶质细胞中。维生素D缺乏在脑卒中非常常见，无论是急性缺血性脑卒中还是康复期的维生素D缺乏均与PSCI相关。

低三碘甲状腺原氨酸综合征（低T3综合征）是急性脑血管疾病的一种常见并发症，与脑卒中患者预后差、病死率高有关。研究表明，脑卒中急性期的低T3水平增加脑卒中1个月发生认知功能减退的风险。长期接触糖皮质激素与认知能力受损有关，尤其是在海马依赖的任务上。脑缺血后血浆皮质醇的升高与神经状况、认知、功能反应和情绪状态呈负相关。脑卒中前几个月出现皮质醇浓度较高的患者表现出较大的梗死面积。且脑卒中6、12、24个月的认知功能下降更为严重。与缺血性脑卒中应激引起的睡眠时相唾液皮质醇浓度增高反映了脑卒中急性期皮质醇水平，与缺血性脑卒中2年后的认知功能下降有关。

在这些脑卒中认知障碍危险因素中，不可干预因素包括年龄、性别、种族、遗传因素、教育水平等；可干预因素包括高血压、2 型糖尿病、心肌梗死、充血性心力衰竭、心房颤动、脑卒中病史、肥胖、代谢综合征，生活方式如吸烟、饮酒、饮食结构、体力活动等。

第三节 脑卒中认知障碍的临床表现及临床分型

一、临床表现

脑卒中认知障碍主要集中表现为早期注意力、执行功能、延迟回忆的损伤，以及运动执行和信息加工的迟缓，而记忆的损伤与阿尔茨海默病患者相比较轻。根据病灶部位以及严重程度不同，可以表现为轻度的认知障碍，也可表现为痴呆，可以出现某一认知领域功能障碍，亦可以出现多个认知领域障碍。有研究显示，在 55～85 岁的人群中，首次脑卒中出现认知障碍常累及 1 个（62%）或 2 个（32%）认知领域，主要包括视觉空间能力（37%）、短时程记忆（31%）、执行功能（25%）、长时程记忆（23%）等。认知和情感领域主要与内侧前额叶皮质的更大病变有关，当额颞叶区域发生病变时易出现认知功能及情感障碍。基底节与前额叶解剖结构接近，其损伤会导致与额叶损伤类似的认知障碍及情感障碍特点。

脑卒中认知障碍的特点：①PSCI 主要累及脑卒中病灶区域相关的认知功能，一般不引起全面性的认知障碍，甚至可以没有记忆力的下降；②PSCI 可累及皮质和皮质下的认知障碍；③PSCI 患者因脑卒中导致的运动、语言和视觉功能障碍，可显著影响认知功能的评估；④PSCI 可以是暂时性的状态。

脑卒中认知障碍主要有以下临床表现。

（1）记忆力下降：这是常见的主诉。记忆力障碍对个人重返工作岗位和独立生活能力逐渐产生影响。

（2）定向力障碍：认知障碍患者对时间、地点和任务缺乏定向力，他们不知道每天的时间，他们在哪里，他们的名字和个人的详细情况，不记得家庭成员。

（3）执行功能障碍：这是 PSCI 患者较特征的表现。许多脑卒中患者难以选择并执行与活动相关的目标，不能组织解决问题的办法。

（4）注意力障碍：当认知障碍患者进行一项活动时，不能持续注意。注意力代表了基本的思维水平，这个过程的破坏对其他认知领域有负面影响。

（5）感知觉障碍：常见的表现是失认症和失用症。左侧顶叶梗死会引起失语、失用或失认。右侧顶叶梗死会引起偏侧忽视（病觉缺失、躯体失认）、意识模糊、激越、视觉空间障碍和结构性失用。

（6）精神行为异常：大多数患者在情绪、感知、行为和性格方面发生变化，这些症状称为精神行为症状（BPS），与认知功能降低有关，对患者预后有负面影响，不仅影响患者自身，而且增加照料者负担。抑郁和淡漠是 PSCI 患者常见精神行为症状，发生率为 28%～40%，其他常见症状包括人格改变、精神运动迟缓、情感失控、行为异常（如无抑制或反常行为）。内侧额叶损伤出现执行功能障碍、意志缺乏或情感淡漠。双侧内侧额叶梗死可能导致运动不能性缄默。

二、临床分型

《中国脑卒中认知障碍管理专家共识（2017）》根据梗死部位，以及影像学特征将其分为以下几种类型。

（1）多发梗死型：该类型是 PSCI 最主要的类型，表现为皮质和皮质下多发大小不一的梗死灶，主要是由大-中等管径的动脉粥样硬化导致的血栓-栓塞或心源性栓塞造成，以突然起病、波动或阶梯样病程、局灶神经功能缺失（运动、感觉、视觉缺损和皮质高级功能损害）为主，认知障碍常表现为斑片状（某一功能明显受累而另一功能相对保留）。其中，累及不同的区域会出现不同的认知损害特征，例如，累及大脑中动脉以失语为主，累及大脑前动脉以无动性缄默和淡漠为主，累及后循环区则以遗忘、失算和失认为主。影像学检查常发现大片区域的脑血流低灌注，特别是双侧大脑中动脉流域，累及到丘脑、额叶、颞叶周围，甚至外侧裂也有受累。当存在侧支循环或动脉恢复通畅，则患者认知功能会逐步恢复。但长时间严重缺血将导致认知功能的不可逆转损伤。

（2）关键部位梗死型：以重要功能脑区的单发或多发梗死为特点，大小血管均可受累，临床常见的关键部位有丘脑、额叶-扣带回皮质、基底前脑、内侧颞叶和海马、尾状核和角回的梗死，临床表现与损伤的功能区有关。①丘脑梗死：与认知相关的丘脑责任血管为旁中央动脉，该动脉梗死会引起意识水平、记忆学习能力下降、虚构、时间定向力减退、人格和社会行为异常及遗忘症。②额叶-扣带回梗死：主要表现为情感反应迟钝、目标定向行为受损、易激惹、反社会、意志丧失等。③基底前脑：主要表现有精神障碍（如淡漠、激越、攻击性等）、基底节性失语、情绪辨别障碍、记忆和注意障碍、视空间能力障碍等。④内侧颞叶和海马：责任血管为大脑后动脉，记忆障碍是其特征表现，其他还有皮质盲、视物变形、视觉失认等，还可出现谵妄、躁动。⑤优势角回区域梗死：Gerstmann 综合征，即手指失认、左右不分、计算障碍、书写困难等。

（3）脑小动脉闭塞型（脑小血管病）：脑卒中以急性腔隙综合征为表现，有穿支动脉供血区域近期梗死神经影像证据，常伴有多发的陈旧性梗死灶和不同程度白质病变。影像学上主要表现为新发小的皮质下梗死、脑白质高信号、腔隙性脑梗死、脑微出血、血管周围间隙及脑萎缩。认知损害主要与受损部位及数量相关，主要影响记忆、语言、执行功能及信息处理速度，特别是临床表现为轻偏瘫的不典型腔隙综合征患者，其主要表现为执行功能受损。若是单纯皮质或皮质下梗死，则多数影响到记忆力，而如果是两个部位同时梗死，则会出现执行功能和信息处理速度的降低。行为的改变一般由前额叶损伤引起，包括淡漠和无动性缄默。

（4）脑出血：认知障碍与脑实质出血的部位和血肿大小相关，也与发病年龄有关；此外，脑小血管病变导致的多发微出血灶也可能与认知障碍相关。

（5）混合型：以上几种血管病变的混合。此外，如果患者伴有 AD 等退行病变，也可合并相应的影像学表现。

按照病因学分类，PSCI 分为脑卒中认知障碍非痴呆、脑卒中痴呆、混杂有 PSCI 的 AD。

按照脑卒中事件后认知障碍出现的时间分为早发型 PSCI（early-onset PSCI）和迟发型 PSCI（delayed-onset PSCI）。早发型 PSCI 指脑卒中事件后 3～6 个月内出现的痴呆；而在该时间窗内未发生痴呆的脑卒中患者在随后的时间里发生痴呆的风险较未发生脑卒中事件的对照人群高 1.6～10.3 倍，这些在脑卒中事件 6 个月后发生的痴呆被定义为迟发型 PSCI。

第四节　脑卒中认知障碍的筛查、诊断及程度分级

PSCI 已成为当前国际脑卒中研究和干预的热点，2016 年 5 月，美国心脏学会（American heart association，AHA）联合美国卒中学会（American stroke association，ASA）发布的首部《成人卒中康复指南》中明确强调记忆与认知评估在脑卒中康复中的重要性，且 I 类推荐（A 级证据）脑卒中患者应进行认知功能训练。因此在临床工作中要加强对 PSCI 的重视，对脑卒中患者早期筛查评估，规范诊治用药和及时转诊管理，提高患者的生活质量和生存时间。

一、脑卒中认知障碍（PSCI）的筛查

筛查原则鉴于对脑卒中认知障碍的重视，中国卒中学会发布的《卒中后认知障碍管理专家共识》中，推荐对 PSCI 的高危人群进行标准化的筛查和评估（图 2-1）。脑卒中发生后每 3 个月进行认知评估随访，但在对一个患者进行多次评定随访时，需防止短时间间隔的评定，以避免练习效应和测试疲劳。脑卒中事件后，在病史和体检过程中关注相应的认知及相关主诉，及时识别 PSCI 高危人群——即那些在采集病史（患者或家属报告）或临床检查过程中（有经验的医生）发现存在显著的认知、感知或日常生活能力下降的脑卒中患者（Ⅰ级推荐，B 级证据）。但是目前，尚不推荐任何一个评估测验作为通用的工具，而应根据患者人群、康复阶段、个体或家庭的实际需求，以及相应的医疗资源做个体化的选择。

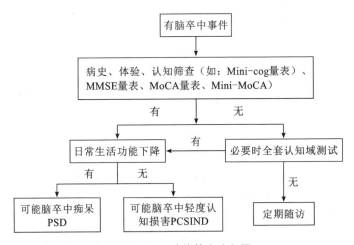

图 2-1 认知功能筛查流程图

注：Mini-Cog 为简易认知评估量表；MMSE 为简易精神状态检查表；MoCA 为蒙特利尔认知评估量表；Mini-MoCA 为简易蒙特利尔认知评估量表

二、PSCI 诊断

PSCI 是 VCI 的一种亚型，特指脑卒中事件后 6 个月内出现的认知障碍，其病因可以是血管性、退变性或两者的混合型。PSCI 要求有明确的前期血管性事件，强调了脑卒中与认知损害的时间关系。

2017 年 6 月中国《卒中后认知障碍管理专家共识》提出了 PSCI 的具体诊断标准，包括了从 PSCI 非痴呆至脑卒中痴呆的不同程度的认知障碍。在这之

前，PSCI 是血管性认知障碍的重要组成部分，其诊断标准包含于 2014 年 7 月国际血管行为和认知障碍学会（International Society of Vascular Behavioural and Cognitive Disorders，VASCOG）发布的《血管性认知障碍的诊断标准共识》里。

1. PSCI 新的具体诊断标准 PSD 的诊断标准：①建立在基于基线的认知功能减退；②≥1 个认知域受损；③严重程度影响到日常生活能力。痴呆诊断必须依据认知测验，至少评估 4 项认知域——执行功能/注意力、记忆、语言能力、视空间能力。日常生活能力受损应独立于继发血管事件的运动/感觉功能缺损。

PSCIND 的诊断标准：①必须依据基于基线的认知功能减退的假设；②至少 1 个认知域受损；③工具性日常生活能力可正常或轻度受损。以上两种类型的诊断标准都要满足相对应的 3 点要求，且至少评 4 项认知域即执行功能/注意力、记忆、语言能力、视空间能力；以及日常生活能力受损应独立于继发血管事件的运动（感觉）功能缺损。

对脑卒中严重而未能完成认知测试的患者，可以从脑卒中危险因素、脑卒中临床类型、脑卒中影像以及生物标志物等其他方面进行辅助判别。

2. 诊断步骤

（1）病史询问：包括认知功能损害领域、发病形式、受教育程度、既往史、并发症、家族史及知情者的旁证。

（2）体格检查：包括一般体格检查和神经系统检查。

（3）神经心理学检查：侧重认知功能，尤其是执行功能，也应了解注意力、记忆力、言语功能和视觉空间结构能力等。

（4）功能评价：包括综合性和工具性日常生活活动能力。

（5）精神行为评价：包括抑郁、淡漠、人格改变及其他精神行为异常。

（6）辅助检查：明确部分病因、危险因素和并发症情况，影像学检查的目的主要在于辅助诊断、鉴别诊断和治疗决策。

3. 神经心理量表推荐 目前 PSCI 诊断必须依从认知评估，评估内容必须包括执行功能/注意力、记忆、语言能力、视空间能力。PSCI 评估包括脑卒中认知、情绪及行为评估。有效的认知功能评估是 PSCI 早期识别及诊断最主要的方法。认知功能评估内容主要包括病史、查体、认知量表、神经心理量表、日常生活活动能力评估，必要时行全套认知域测试。除认知评估外，还应进行情绪行为评估，最常用的有神经精神症状问卷汉密尔顿焦虑抑郁量表。

1）常用认知评估量表

（1）记忆障碍自评量表（AD8）：识别早期痴呆，常发给知情者自评。

以≥2 为认知损害的界限分值。

（2）简易认知评估量表（Mini-Cog）：满分 5 分，≤3 分认为有认知功能受损。Mini-Cog 法的优点包括对预测痴呆状态具有高敏感性、测试时间比 MMSE 短、容易实施，以及诊断价值不受受试者教育程度和语言的影响。一项回顾性研究分析了 1 119 例年龄较大成人的随机样本数据，将 Mini-Cog 法与 MMSE（临界值为 25 分）进行比较；结果显示，Mini-Cog 法对痴呆的敏感性（76％vs 79％）和特异性（89％vs 88％）与 MMSE 相近。检查包括画钟测验（clock drawing task，CDT）和无提示情况下回忆 3 个无关联的单词。在 CDT 测试中，如果能够画出全部数字、顺序正确、指针显示时间正确且能让人看明白，则结果为正常。

（3）简易智力状态检查量表：是国内外应用最广的认知筛查量表。大约需要 7 min 来完成，检测许多认知功能，包括定向、回忆、注意力、计算、语言运用和结构性运用能力。总分 30 分，识别痴呆的划界分为文盲组≤17 分、小学组≤20 分、中学或以上组≤24 分。

（4）蒙特利尔认知评估量表：是一种简明筛查试验，MoCA 对识别轻度认知障碍（MCI）及痴呆的敏感性和特异性较高，约需 10 min 完成，与 MMSE 相比，MoCA 检测 MCI 更为敏感，并且其中包括的项目测试了更多认知领域，如记忆、语言、注意力、视觉空间技能和执行功能。主要纳入 MCI 或痴呆转诊患者的验证。有研究显示，MoCA 阈值分数设为 26 分（得分≤25 分则视为异常）时的检测敏感性较高（≥94％）总分 30 分，划界分在 22～26 分。

（5）国际上最常用的是 NINDS-CSN 关于 VCI 标准化神经心理测验的建议（1 h 版）。

2）日常生活能力评估

日常生活能力量表（activity of daily living，ADL）共有 14 项，包括两部分内容：一是躯体生活自理量表，共 6 项，包括如厕、进食、穿衣、梳洗、行走和洗澡；二是工具性日常生活能力量表，共 8 项，包括打电话、购物、备餐、做家务、洗衣、使用交通工具、服药和自理经济。每项 4 分，满分 56 分，低于 16 分为完全正常，高于 16 分为有不同程度的功能下降。

PSCI 患者常伴有肢体活动障碍，日常活动能力减退的领域和程度直接决定患者需要的照料措施和数量，应根据认知功能对 ADL 进行评定，能够帮助制定合适的护理目标和策略，而且能帮助医师判断患者是否需要专人照料或者入住专业护理机构。

3）精神行为评估

（1）神经精神症状问卷（neuropsychiatric inventory，NPI）是评估患者行为障碍的知情者问卷。对痴呆患者常见的10种异常行为的严重程度和频率进行评估。NPI包括10个项目，每个项目的得分按发生频率×严重度计算。结合NPI量表，根据要素分析，可将这些症状大致分为4个症状群：①情感症状，包括抑郁、焦虑、易怒等；②精神病性症状，包括淡漠、幻觉、妄想等；③脱抑制症状，包括欣快、脱抑制等；④活动过度症状，包括易激惹、激越、行为异常、攻击性等。

对所有PSCI的患者都要进行精神行为症状的评估。要分别向患者本人及照料者问询相关的精神行为症状。需注意询问生活细节的变化非常重要，激惹、无目的重复行为、冲动是照料者最多面对的问题，问诊的同时要注意对照料者的正面诱导、指导。问诊中避免家属对患者的精神行为羞于启齿，避免遗漏。

（2）汉密顿抑郁量表（HAMD）是临床上评定抑郁状态时应用最为普遍的量表。HAMD的17项划界分别为重度24分、中度17分和轻度7分。

4）评估注意事项

（1）评估人员：需接受该量表专业培训。

（2）评估病情：认知评估需考虑脑卒中导致的感觉、运动、视听和语言等功能障碍以及谵妄、淡漠等神经精神症状对认知和日常生活能力的影响，要鉴别出认知成分对功能障碍的影响。

（3）评估时机：建议对发生急性脑卒中事件的患者在住院期间尽早评估，脑卒中认知功能改变是一个动态过程，且与AD不同，部分PSCI患者的认知障碍是可逆的，因此在探讨PSCI的发生及演变或防治方面需对其进行动态监测。一般建议脑卒中发生后每3个月进行认知评估随访。

三、程度分级

国际血管认知损害分类共识（VICCC）将VCI分为轻度VCI与重度VCI或VD。

1）轻度VCI

（1）神经心理学评估证明存在至少1个认知域的损害，不影响或轻度影响ADL/IADL，不造成独立性的丧失（独立于血管的运动/感觉后遗症）。

（2）神经影像学和/或临床表现证明脑血管病为导致认知损害的主要原因。

神经影像学证据（满足其中任意一条即可）：≥1个大血管梗死；≥1个关键位置梗死；脑干外多发腔隙性梗死（＞2）或关键位置1～2个腔隙伴广泛的

白质病变；广泛融合的白质病变；关键位置颅内出血或≥2个颅内出血。

临床证据：认知损害与脑血管事件具有时间相关性；或无脑血管事件发生但信息处理速度、复杂注意/额叶执行功能显著受损，同时存在的症状为步态异常，尿频、尿急等排尿异常（无法被泌尿系统疾病所解释），人格和情绪变化。

（3）排除其他原因所致的认知损害。

2）重度VCI

（1）神经心理学评估证明存在至少1个认知域的损害，严重影响ADL/IADL并导致独立性的丧失。

（2）神经影像学和/或临床表现证明脑血管病为导致认知损害的主要原因。

神经影像学证据（满足其中任意一条即可）：≥2个大血管梗死；≥1个关键位置梗死；脑干外多发腔隙性梗死（>2）或关键位置1～2个腔隙伴广泛的白质病变；广泛融合的白质病变；关键位置颅内出血或≥2个颅内出血。

临床证据：认知损害与脑血管事件具有时间相关性；或无脑血管事件发生但信息处理速度、复杂注意/额叶执行功能显著受损，同时存在步态异常，尿频、尿急等排尿异常（无法被泌尿系统疾病所解释），人格和情绪变化。

（3）排除其他原因所致的认知损害。

第五节　脑卒中部位与认知障碍

既往研究认为，认知障碍的发生及严重程度与脑卒中发生的次数、病灶的特点及脑血管病危险因素等有关。病灶的特点主要表现在部位、病灶大小、病灶数目和病灶周边组织的低灌注。Zekry等的一项临床病理学研究表明，发生于关键部位的梗死即使面积很小也可发生认知障碍。现在公认的关键部位有记忆环路、皮质联合区和前额叶。目前，已有大多数学者认识到认知障碍在很大程度上与病变部位密切相关。不同部位脑卒中患者认知障碍的发生率及认知损害的特点不同，可见不同认知领域的损伤。

本节主要介绍脑卒中患者认知损害与脑卒中部位的关系。临床工作者可以早期通过脑卒中部位来预测认知障碍的发生及其严重程度，在进行总体认知功能评估的同时，有必要根据不同部位认知功能损害的特点，针对性地对相关认知域进行详细评估，这将有助于早期识别。

一、脑卒中部位的分类方法

目前仍以影像学结果作为主要的分类依据。Miller 等提出，依据影像学医师的 CT 诊断结果将病灶分为正常、小的表浅病灶、大的表浅病灶和深部梗死灶。该方法没有应用损伤的解剖部位，即额叶、颞叶、顶叶、枕叶作为分类依据，因为他们认为依据解剖部位分类对于康复预后无益。而 Chaudhuri 等在此种分类方法的基础上，增加了两种类别，即大的浅表和深部混合病灶、双侧病灶，其中双侧病灶中包含了双侧各有 1 个或 1 个以上的病灶。

Beloosesky 等提出依据脑卒中 24 h 和 2 周的头部 CT 结果，将病灶分类：①大脑前动脉和大脑中动脉区域的皮质梗死；②深部区域的皮质下层的梗死灶；③大脑后动脉和椎基底动脉供血区域的病灶；④正常头部 CT；⑤颅内血肿。皮质梗死灶中，长与宽的平均值<50 mm 为小病灶，>50 mm 为大病灶；深部梗死灶中直径<15 mm 为腔隙性梗死；直径>15 mm 为大的深部梗死灶。

Saeki 等提出依据脑卒中 4d 或 4d 以上头部 CT 的结果，将损害部位分为：①侧别，包括左侧和右侧；②神经解剖部位，包括额叶、颞叶、枕叶、顶叶、壳核（包括内囊）、丘脑、脑干和小脑。该分类方法详细地划分了大脑内的解剖部位，而未考虑病灶的大小。他们认为尽管病灶大小可以影响功能预后，但病灶大小在整个病程中是变化的，并且病灶大小的重要性可能依赖于病灶部位，因此要首先考虑病灶的部位。

尽管多个研究的病变部位划分略有不同，但均依据影像学的结果。

二、发病部位与认知障碍

不同病变部位认知障碍的发生率有显著性差异，且可能存在蒙特利尔认知评估量表（MoCA）总分无明显下降，而局部认知域功能已受损的情况。

吴景芬等研究纳入脑卒中患者 100 例，其中脑梗死 63 例，脑出血 37 例。采用中文版蒙特利尔认知评估量表（MoCA）对患者进行测试。不同病灶部位与 MoCA 评分结果相关分析经 Logistic 回归分析发现，额叶脑卒中与认知障碍的发生密切相关，顶叶、颞叶、枕叶、丘脑、基底节脑卒中与认知障碍的发生相关，而小脑、脑桥脑卒中与认知障碍的发生无关。吕林利等研究与上述结果一致。还有研究表明，额叶、丘脑及颞叶梗死患者较之其他部位病变患者的认知障碍发生率高，分别达到 94.1%、90% 和 88.9%。此外有部分学者研究结果不甚一致，推测其主要原因与测评方法不同有关。

大脑皮质负责较高级神经活动，各脑叶与学习功能及认知情感反应有关，由于大脑半球皮质梗死特别是额叶、颞叶、顶叶等脑叶病变及基底节损伤更易破坏与学习、记忆相关的神经递质皮质下环路，尤其阻断了大脑皮质的乙酰胆碱及其他单胺类递质如去甲肾上腺素（NE）和五羟色胺（5-HT）的传递，所以脑叶损害更容易导致认知障碍。

（一）额叶与认知障碍

额叶占人类大脑的 1/3，是大脑高级发育部分，在认知系统中占有重要地位。大量功能影像学研究发现，常见认知任务如知觉、工作记忆、情景记忆、反应选择、执行控制等功能均有额叶相应区域激活。多数大脑结构比如颞叶、纹状体、顶叶和枕叶等均和额叶有纤维联系，发生脑梗死后病灶中断上述联络纤维，因此额叶部位损伤会导致认知功能损害最严重。

徐翔等研究发现，额叶梗死与基底节、脑干病变相比，具有明显的记忆力缺陷。工作记忆是一个信息临时储存、处理的系统，是许多高级认知功能所必需的成分，由前额叶介导。

黄海芬等的研究表明，额叶脑卒中患者在视空间与执行功能和注意认知域分值显著低于其他各组。吴景芬等还发现额叶脑卒中造成的定向力损害尤其明显，减分率高。

既往研究认为，额叶与执行功能关系密切。执行功能主要是额叶皮质的功能，其中枢在前额叶外侧皮质。额叶损害尤其是左背侧额叶（dorsolateral frontal cortex，DLFC）损害患者，其组织能力明显受损，处理和解决问题能力下降，难以组织和执行计划。对脑卒中患者的研究显示，执行功能与一个广泛联系的网络相关，涉及颞叶、顶叶、枕叶、扣带回、运动前区、丘脑和基底节等，所以与额叶有广泛纤维联系的大部分脑区的损伤都可能呈现执行功能损害。

另一个重要的认知功能——视空间与结构功能，脑卒中的多重研究也证实了其具有相关脑结构的系统性和非固定性，双侧半球的额叶、顶叶、枕叶、颞叶，以及基底节、丘脑、小脑共同参与其中。

还有研究发现有额叶功能损害者并非病变部位位于额叶，可以在皮质下灰质、皮质下白质、颞叶、小脑、脑干等处。额叶综合征也可以是脑卒中的唯一或最突出的表现。

（二）颞叶与认知障碍

既往研究认为海马、内嗅皮质区域的损害只与阿尔兹海默病（AD）相关，但目前研究认为其也与脑卒中认知功能的损害相关。多重研究发现颞叶受损特别是海马部位受损更易出现明显的记忆力（延迟回忆）、定向力、抽象能力和计算力的损害。

陈伟等通过研究老年患者脑梗死部位与记忆障碍的相关性，发现病变部位在颞叶者，记忆障碍发生率高。海马参与海马-穹隆-乳头体-丘脑前核-扣带回记忆环路，双侧海马或优势半球海马病变时可出现明显记忆障碍，尤其是近记忆障碍，可导致患者丧失接受新技巧和新事物的能力。

也有研究发现颞叶脑卒中患者在命名域分值低于其他各组，可能因为阻断了海马-内侧颞叶-皮质下功能通路，或是血管性疾病导致海马和内侧颞叶萎缩所致，其命名障碍在尸检中证实是由于病灶阻断了感觉语言区和海马区之间的联络纤维。此外，吕林利等结果显示，除额叶外，颞叶部位梗死可导致视空间与执行功能的损害。吴景芬等研究表明颞叶脑卒中主要影响语言功能。

Wen 等对缺血性脑卒中所致认知功能下降的小鼠模型进行研究发现，具有抑制海马神经元损伤的新型神经递质 NaHS 的水平是有所下降的。尽管这一发现是基于动物模型的研究，但表明了海马在脑卒中认知障碍发病中的重要作用，也为其防治提供了一个新的视角。

（三）顶叶与认知障碍

尤春景等采用中文版神经行为认知测试（neurobehavioral cognitive status examination，NCSE）量表对 30 例脑损伤患者进行认知功能评定，将各认知领域与脑损害部位进行 Pearson 相关分析，结果显示认知障碍与脑损害部位有关，除额叶外，顶叶损害也较为明显，与命名、判断力有关。吴景芬等的研究结果表明，顶叶脑卒中主要损害命名、抽象思维、注意与计算。而另一方面，吕林利等研究结果显示，顶叶部位梗死与定向、执行功能损害有关，在命名方面没有显示出有意义的改变。Paulesu 等采用 PET 技术发现，顶叶区域，尤其是左侧 40 区（缘上回）主要负责对言语事实的存贮，而额叶 Broca 区则主要通过语音重复来保存信息。

（四）枕叶与认知障碍

枕叶为视觉皮质中枢，主要负责视觉信息处理。枕叶受损可出现视空间和结构功能障碍、执行功能损害，可能与损伤了其内发出的两条视觉传导通路有关。

（五）基底节与认知障碍

基底节由尾状核、黑质、豆状核（壳核和苍白球）及丘脑底核等结构组成，和丘脑共同参与到皮质-纹状体-苍白球-黑质-丘脑-皮质环路系统。该系统与前额叶相关，因此基底节和丘脑部位的梗死可导致额叶前部和皮质下环路的中断，从而出现类似额叶损伤的特点。多项研究表明，基底节病变会引起广泛的认知障碍，包括言语障碍、情绪障碍、记忆障碍和注意障碍、视空间与执行功能损害等各种类型，发生比例高，尤其在优势半球。但也有研究显示基底节脑卒中与认知受损关系不大，这可能主要与基底节处是大量运动神经传导束纤维经过的地方有关，也可能与受试者梗死灶的具体位置如内囊前肢、膝部、尾状核不同及研究样本量小有关。

（六）丘脑与认知障碍

丘脑是大脑非常重要的信息传递中继站，在前额叶和内颞叶之间起到重要的联系作用。既往研究显示丘脑与间脑之间联系甚密，额叶-纹状体-苍白球-丘脑-皮质回路参与了执行功能、注意和情感的调节，丘脑前核、乳头丘脑束及Papez-Ston环路对记忆有着重要作用。覃莲等研究表明丘脑部位病变与脑梗死后认知障碍呈独立相关性。丘脑梗死可遗留长期的记忆、智能及语言功能障碍。背侧丘脑受损可影响大脑的执行功能障碍和信息处理速度。丘脑旁内侧核梗死可造成定向力障碍。吴景芬等的研究结果表明丘脑卒中可损害言语功能。吕林利等研究结果显示丘脑梗死患者 MoCA 总分及注意力、言语、视空间及执行功能域各分项测评分数较对照组有下降，差异有统计学意义，可导致认知功能损害、黄海芬等在研究中还发现了丘脑卒中组患者在定向域分值显著低于顶叶、枕叶、基底节、小脑、脑干等其他各组。

（七）脑白质与认知障碍

脑白质缺乏神经元细胞体树突和突触，主要由神经纤维轴突与胶质细胞构成，是信息传递的重要通路。其中与记忆、情绪、行为等认知功能活动有关的纤维联系分别通过脑室周围形成内侧边缘环路、基底外侧边缘环路和防御环路传导。徐丽丽等研究证实，缺血性脑卒中患者病变部位位于脑白质时，极易继发轻度认知障碍。代志远等研究纳入 66 例初次发作的缺血性脑卒中患者，选择目前常用的筛查认知障碍的量表 MMSE、MoCA、ACE-R 进行评估，通过单因素 Logistic 及多因素 Logistic 回归分析，发现伴有脑白质病变是初次发作的缺血性脑卒中患者继发认知障碍的危险因素。

（八）脑干

尽管文献资料还有所限制，但数个个案报道及小样本病例研究测定了脑干脑卒中的认知功能，也证实了孤立脑干脑卒中认知障碍的高发性。对于孤立脑干脑卒中的认知障碍，被报道最多的为执行功能障碍和注意障碍，命名功能缺损也常被提及，记忆障碍很少被报道。而且有研究表明，脑干脑卒中的患者，在躯体功能显著恢复的同时，并不一定伴随着认知功能的改进。

对于脑干脑卒中患者出现特定的认知功能缺损，目前普遍的解释是其造成了额叶-皮质下环路的破坏或中断，导致注意力和执行功能受损。此外，多巴胺是前额叶皮质功能的一种重要神经递质，前额叶皮质的多巴胺能神经损害可导致持续性的认知行为功能障碍。而前额叶皮质多巴胺神经纤维主要受中脑边缘皮质系统投射，胞体主要位于中脑腹侧被盖区，小部分位于黑质致密区，前额叶多巴胺神经纤维的变化与中脑多巴胺神经元的变化趋势基本一致。有学者认为脑干脑卒中由于病灶直接破坏了多巴胺能神经元，或破坏了其传导路径，从而导致前额叶皮质功能受损的特定认知障碍。目前对于脑干脑卒中导致特定认知障碍的机制仍在推测阶段，应用功能影像学技术及分子生物学技术等对其机制进一步的探讨研究也是当前亟待解决的问题。

（九）小脑与认知障碍

既往研究表明小脑也参与认知、语言等非运动功能，可出现重复语言、言语困难（包括声韵障碍、语法缺失和轻微的遗忘性失语）等症状。小脑与大脑皮质之间存在往返纤维联系，共同完成认知和语言功能，如小脑齿状核投射到额叶前部 8 区、Broca 区，参与认知、语言功能。中科院心理所翁旭初等研究发现小脑参与复杂运动的准备和语言意义辨别等高级认知功能。吴景芬、吕林利等对脑卒中患者的研究结果显示，小脑部位梗死在 MoCA 测验中未显示有意义的变化，认为认知障碍与小脑无关。

三、发病侧别与认知障碍

2004 年，张新萍等发现左、右两侧半球病变均可引起不同程度、不同类型的认知损害。语言缺陷与左侧病变有关，操作缺陷与右侧病变有关；双侧病灶较单侧病灶血管性认知障碍发生率高。廖小平等应用韦氏成人智力量表（Wechsler adult intelligence scale，WAIS-RC）对 60 例急性脑梗死患者进行认知功能测查，结果表明急性脑梗死患者左侧大脑半球损伤更可能导致认知障碍。这可能与"优势半球"学说或"大脑功能偏侧化"理论有关。对大多数人来说左侧大脑半球是优势半球，与高级认知等活动密切相关，因而优势半球受损较非优势半球受损更易导致认知障碍。

王凯等研究发现，脑梗死患者左半球病变定向（地点、时间）、知觉（空间知觉、运用）、大部分视运动组织功能（复绘二维模型、绘钟、有色积木）、思维运作（范畴测验、几何推理）评分均低于右半球病变，仅少部分视运动组织功能（钉板拼图）评分高于右半球病变；脑出血患者左半球病变定向（地点）、知觉（物品视认、辨别不完整物体、空间知觉、运用）、少部分视运动组织（绘钟）功能、思维运作（无组织形状分类）评分均低于右半球病变，仅部分视运动组织（无色积木、有色积木）功能评分高于右半球病变，提示左侧脑梗死或脑出血后认知功能损害更为严重。刘斐雯等使用中文版的注意力表现测试软件（test of attentional performance，TAP）进行注意力测试的研究，研究发现脑卒中患者发病侧别与注意力障碍有关，表现为除分散性专注力维度外，其他维度的反应时间和反应正确个数均为病灶位于右侧脑卒中患者的测试结果优于病灶位于左侧者。陈蓓蕾等研究中表明左侧大脑半球的神经中枢在空间执行能力、注意功能、语言功能等方面起到了重要调控作用，并参与了相关记忆的活动等高级功能，其发生梗死后此活动受阻，导致患者认知障碍发生风险增高，值得临床重视。

徐丽丽等研究表明，除上述位于脑白质的病变外，左半球额叶、左半球枕叶的缺血性病变也易继发 MCI，对于该类患者，临床医生应加以警惕及干预。代志远等研究也发现位于左半球额叶、左半球枕叶的缺血性病变是初次发作的缺血性脑卒中患者继发认知障碍的危险因素。韩玉亮等针对不同梗死部位与脑卒中认知障碍的关系进行分析，发现左额叶、左丘脑的视觉空间结构评分更低，且左额叶中的语言评分下降较为显著，注意功能均尤以左额叶下降较为明显。温慧丽等也认为：病灶位于左侧半球的患者在语言能力、图像自由回忆、执行功能方面的成绩均显著低于病灶位于右侧半球及双侧者。尤以左侧丘脑、额叶病灶致认知障碍的发生率较高。

综上所述，临床医生可以在脑卒中早期通过病变部位来预测认知障碍的程度、特点，对于上述类型的脑卒中患者，应加以警惕，及时进行 MMSE、MoCA 等量表筛查，从而做到尽早发现、尽早干预，参照制定早期的认知康复计划，早期进行认知疗法，利用中枢神经系统的可塑性，进行认知功能的重建，有效延缓该患者的病情进展，从而提高其生活质量，减轻患者家庭的经济、精神负担。

第六节　脑卒中认知障碍的恢复过程、预后及影响因素

脑卒中患者中大部分合并有认知障碍，且认知障碍的严重程度常直接影响患者的预后及生活质量。如何采取最有效的措施尽可能地帮助患者康复，改善其生活质量，仍是广大医务工作者面临的主要难题。本节通过对影响脑卒中认知障碍恢复过程、预后及主要影响因素进行分析，旨在为临床发挥积极因素，避免消极因素的影响提供参考。

一、脑卒中认知障碍的恢复过程

脑卒中急性期的认知水平与人口统计学、梗死前认知水平、梗死特点、血管因素等诸多因素有关。新发脑梗死几月后认知功能可部分恢复,在恢复期由于脑水肿的消退和血管的新生及代偿,血管神经单元完整性会有一定程度的恢复,认知功能在缺血恢复期可能会有一定程度的好转。其主要机制可能是受损的神经细胞在外界刺激下能自行修复,神经通路逐渐重新建立。另一方面,其他的正常神经组织可以发挥代偿性作用,患者认知功能最终得到改善。部分患者3个月后仍遗留明显认知受损,甚至进一步加重,约10%新发血管性痴呆。

有研究对脑梗死后认知障碍患者进行了随访,发现发病1年后较发病3周、6个月时认知功能改善不明显,这可能与患者在病程后期未能进行正规的康复医疗,或未能坚持训练及脑卒中复发有关。认知障碍经自然恢复过程缓慢,效果很小,神经功能的恢复是一个反复学习和训练过程,由此可见康复干预重要性,康复训练对脑卒中患者认知功能的恢复有明确的作用。

以下简要探讨急性脑卒中患者早期认知障碍中几项重要认知域的恢复时程及预后。

(一)定向力

定向力是评价急性脑卒中认知功能损害的重要测试和预后指标。Pedersen. PM等测试653例脑卒中无失语及意识障碍的患者,测定23%有定向障碍,其中完全、中度、轻度分别为7%、6%和10%。80%的患者脑卒中2周、95%患者6周后定向力评分最好,脑卒中定向力可完全恢复,但是6周后继续恢复的可能性较小。有研究观察50例急性脑卒中患者,采用洛文斯顿作业治疗用认知成套测验法(Loewenstein occupational therapy cognitive assessment,LOTCA)对患者进行评定,分别在发病后半个月内、1个月、2个月、3个月共4次详细记录其积分,统计分析3月内认知功能积分的差异性。其中有定向力障碍30例,占60%,发病1月内定向力明显改善,2~3个月内仍有部分恢复,但统计学无显著差异性。发病后3个月时仍有15%患者遗留有定向力障碍。

(二)知觉障碍

上述研究50例患者中有知觉障碍30例,观察其4次评分结果显示,发病后2个月内知觉能力明显改善,2个月后病情恢复较慢,2~3个月评分无改善,3个月时仍有8例患者存在明显知觉障碍,表明知觉障碍恢复较慢。

(三)视运动组织障碍

上述研究50例急性脑卒中患者36例存在视空间整合障碍,4次评分结果表明，视运动组织能力在 1 个月内恢复较快，2~3 个月恢复慢，但可部分恢复，3 个月时仍有 1/3 的患者有视空间整合障碍。即视空间整合障碍在早期恢复较快，半球大面积病变可致严重知觉障碍且很难恢复。

（四）思维运作

上述研究 50 例患者中 36 例存在思维运作能力障碍，4 次评分结果示半个月与 2 个月积分有显著差异性，2 个月后评分达稳定。表明思维运作障碍在 2 个月内恢复较快，半球大面积病变可致严重知觉障碍且很难恢复。

以上可见脑卒中认知功能恢复在发病后 2 个月内恢复较快，2 个月后继续恢复的可能性小，知觉障碍与思维运作能力较定向力和视运动组织能力恢复慢。半球大面积病变可导致严重认知功能障碍，而且很难恢复。

二、脑卒中认知障碍的预后及影响因素

脑卒中造成的认知障碍会影响患者的生活能力恢复及预后，此外，认知障碍的存在会增加患者疾病复发以及死亡风险，降低患者的生活质量。

有研究纳入了 314 例脑梗死患者，采用 MMSE 测评认知障碍，在入院时、出院时测评 NIHSS 和 BI 评分。结果表明，首发脑梗死、再发脑梗死有无认知障碍患者在入院时神经功能缺损程度相同，但日常生活能力有差异，合并认知障碍者日常生活能力低下，考虑是由于神经功能缺损和认知障碍共同造成；出院时有认知障碍者神经功能缺损程度与日常生活能力不同，与无认知障碍脑梗死患者相比，脑卒中认知障碍患者预后不良。

有研究总结了影响脑卒中患者康复治疗远期预后的因素，发现人口学因素（如年龄、性别、种族、职业），病变特点（如脑卒中病史及发病次数、病变部位和侧别、病变性质），生物化学因素（如血糖、外周血白细胞、C-反应蛋白），内科并发症（心血管疾病、高血压、发热、便秘），治疗方案（康复治疗的时机、方式和强度、药物治疗、心理康复），社会支持等会影响脑卒中整体功能康复的预后。

有研究表明，急性脑卒中患者早期认知功能影响因素较广泛，主要表现为年龄、脑卒中病灶大小、血压、血脂、颈动脉狭窄等因素。Kokmen 等认为，脑卒中病史是患者发生痴呆的独立危险因素。还有研究进一步发现脑萎缩 EV-ANS 指数和脑梗死面积是脑卒中 3 周时认知障碍的独立影响因素。受教育程度、年龄、年龄相关性脑白质改变（age-related white matter changes，AR-WMC）及首次 NIHSS 评分是脑卒中 3~6 个月时认知障碍的独立影响因素。还有研究对缺血性脑卒中患者采用多因素 logistic 回归分析模型研究，发现年

龄、糖尿病史、糖化血红蛋白、社区认知功能康复与其认知功能预后显著相关。糖化血红蛋白与早期认知障碍显著相关，将血糖控制在合理的范围能减少认知障碍的发生。社区康复是脑卒中认知障碍的保护因素。

因此，脑卒中导致认知障碍的恢复关键是脑损伤的程度、部位和康复训练。事实上，所有脑卒中患者在损伤发生的瞬间，损伤的严重程度已基本决定了其功能预后。

（一）脑卒中部位

有研究纳入了 428 名缺血性脑卒中患者，在脑卒中发生 24～72h 内对其进行 MRI 检测，3 个月时，应用 mRS 评估患者功能预后，应用蒙特利尔认知评估量表（MoCA）评估认知预后。研究者应用多变量回归模型研究脑卒中区域、年龄、基线 NHISS 分数及脑卒中体积对 mRS 和 MoCA 的影响。结果显示，在单变量分析中，脑卒中位置、年龄、基线 NHISS 分数及脑卒中体积可预测不良的 mRS 分数及 MoCA 评分。在多变量分析中，与年龄、基线 NHISS 分数及脑卒中体积相比，脑卒中位置是 MoCA 评分较强的独立预测因子，显著改善预测能力，说明脑卒中位置是脑卒中 3 个月后认知预后（MoCA）的独立预测因子。

目前，多数文献仍以解剖部位加以分类来预测功能预后。Beloosesky 等对56 例患者进行研究，对于皮质梗死，病灶大小与功能预后直接相关，这是由于梗死灶越大代偿能力越小，而且大的梗死灶有运动损害和认知障碍。对于深部梗死，病灶大小与功能预后的关系则很难确定，这是由于深部传导束集中在一个小的区域，因此即使腔隙性梗死也能造成严重的损害，但是深部梗死通常不发生失语、单侧空间忽略，因此，功能预后好于皮质损害。但是，Miyai 等则认为皮质损害的患者多数 CT 影像破坏最小，预后最好，皮质与基底节区混合灶或更大范围损害的患者，较局限于基底节区的，有更高的 FIM 评分。而Chen 等则依据影像学结果，将损害部位分为 5 个基本部位，同时依据 CT 或MRI 的结果确定不同损害部位的大小。依据不同损害部位大小的界限值，将病灶定为"好"或"坏"。最后得出的结论为功能预后与 BLPS（损害部位和大小的合并）直接相关。

关于损伤部位与康复预后的关系，由于分类方法不同，得出的结论也不一致，不同部位的康复预后差异较大基本为大家所公认。但具体某个部位与康复预后的关系仍未有确切的结论，甚至几个研究的结论相悖。因此，需要进一步统一脑卒中损害部位的分类方法，明确脑卒中损害部位与功能预后的关系，这样才能为功能预后的预测提供一种有效且可依赖的方法。

（二）康复训练

目前临床研究证实，人脑损伤早期具有一定可塑性。部分脑细胞因脑梗死受损后在外界条件的刺激下还存在再生可能性，其机制在于大脑皮质功能重组、神经细胞再生、启用次要通路、突触发芽。

对脑卒中认知障碍患者实施规范的康复训练，特别是要从患者实际出发，行针对性认知训练，从定向力、记忆力、言语、推理能力、注意力、综合分析及计算力等方面实施一对一训练，不断刺激和强化患者听觉、视觉、嗅觉等功能，让其在短时间内接收更多信息，提升信息采集能力，在反复训练下，可有效促进脑卒中患者病灶边缘皮质区神经细胞和突触结构的恢复，重建脑细胞的代偿功能，促进神经修复，激发患者大脑皮质神经的活性，可诱导与认知功能相关的额叶、颞叶、枕叶等脑部区域重塑、修复，减少脑组织神经细胞的凋亡，对于神经细胞有较明显的保护作用；同时康复训练还可以促进脑缺血周围功能重组，有效促进大脑非损伤区域的环路重建，使得毛细血管扩张，诱导新生血管的形成，显著改善其脑循环，促进脑细胞的代谢，从而改善患者认知功能，提升患者理解力，促进患者认识康复训练的重要性，积极配合训练过程，进一步保证患者康复训练过程的顺利、有效实施，保证训练效果，提高运动功能及日常生活能力，提升生命质量，从而改善患者预后。

此外，有研究提出康复训练的时机非常重要，早期介入认知功能训练能够提高患者的认知功能和日常生活活动能力。一些患者在脑梗死后对认知障碍并未加以重视，待病情处于康复期时才开始展开认知功能训练，虽说可对神经元产生一定程度的修复作用，但其效果远不及早期干预。认知障碍若未及时展开多元化康复训练可能进展为血管性痴呆，因此必须强调早期干预，提升分析能力及记忆能力。

（三）药物治疗

通常用于治疗阿尔茨海默病的药物，如胆碱酯酶抑制剂多奈哌齐（通过增强胆碱能神经功能，从而发挥功效）、加兰他敏和利凡斯的明，以及非竞争性N-甲基-D-天冬氨酸受体拮抗剂美金刚，均对患者脑卒中认知障碍的大脑神经恢复具有一定的益处。

（四）患者因素

认知障碍患者实施康复训练时，受认知状况影响常导致患者对康复训练过程认知不足，重视度不高，训练依从性低下，配合不佳，且患者认知障碍时理解力不足，也影响康复训练规范性，进一步影响康复训练效果。

（五）社会支持

有学者对脑卒中认知障碍的患者预后进行研究，通过 Pearson 相关性分析显示，社会支持与 NIHSS 评分及 HAD 量表评分呈负相关，与 Barthel 指数及 SS-QOL 量表评分呈正相关，进而肯定了脑卒中认知障碍患者社会支持与患者预后的密切关系。这可能与通过改善患者治疗态度及提升外界感知等方式来达到改善患者治疗干预的效果有关，患者在此过程中的情感体验与尊重感受均得到更好的满足。因此，有助于其疾病状态的改善与不良情绪的控制。应重视对本类患者进行社会支持的调控与干预。

第三章 脑卒中认知障碍康复的神经病理学基础

第一节 脑卒中认知障碍的病理生理及发病机制

一、脑卒中认知障碍病理机制

1. 发生机制 脑卒中导致认知障碍的发生机制比较复杂，尚不完全清楚，可能与多种机制有关。目前主要有以下学说。

(1) 血管机制：脑血管异常作为认知损害的病理基础，其正常的血管结构和功能对大脑健康运转起到关键性作用。大量能量驱使脑组织神经元离子泵高效运转，得以维持和恢复由突触活动消散的离子梯度，因而，其需要持续和良好的大脑能量供应。突触较少的大脑白质，其能量使用和血液供应低于灰质。脑组织与脑血管系统具有紧密的结构、功能关系，它们共同形成神经血管单元的功能域。脑血管的主要结构特征是形成血脑屏障（blood-brain barrier, BBB），其由紧密连接、黏附连接，以及其他细胞成分组成，如基底膜、周细胞和星形胶质细胞末端。作为血液和脑组织的屏障，可有效屏蔽有害分子由循环系统进入脑组织神经结构。血液与脑组织间特定分子的运输还需要脑血管积极发挥作用。因此，脑血管结构和功能的完整性是神经元功能和存活的先决条件。当脑血管系统的结构或功能出现异常，氧气、营养物质供应减少，将导致大脑中有害物质过度积聚和沉积。

大脑深部白质区域是由大脑中动脉和大脑前动脉的长穿通小动脉软膜皮质网络发出的小穿通动脉供应，因此更容易受到血流减少的影响。此外，基底节区和脑干由直接来自 Willis 环及其近端分支的穿通小动脉供应，使这些血管更容易受到脑卒中局部缺血所施加的机械应力的影响。出血性和缺血性脑血管病均可引起认知障碍。大血管病变损伤广泛可直接影响大脑的功能，可表现为认知障碍。

在缺血性脑卒中超早期，局部病灶直接引起认知障碍，梗死灶周围组织表现为低灌注，导致脑组织代谢下降，神经兴奋性降低，进而加重认知障碍的程度。目前，溶栓治疗等先进技术的临床应用，核心病灶周围灌注血流改善，认知功能逐渐恢复，该理论论证脑组织缺血能够导致认知障碍。

（2）神经网络的损伤：损伤的协同作用及神经网络的研究认为，与认知功能相联系的大脑特定结构，如前额皮质和纹状体环路、白质、海马与内侧颞叶和灰质，在整个神经网络中某一环路连接受损，如果其他环路启动，则病损的临床症状较轻；如果原来已经存在潜在的缺血性损害，特别是白质部位的损害，常不引起明显的神经功能减退；但当其他部位也发生损害，则出现明显的临床症状。这是因为损害不仅破坏其正常的环路，而且还破坏原来建立的环路。根据神经网络学说，当多部位有病灶时，最先出现的认知障碍是神经网络依赖程度最明显的功能。

2. 缺血性脑卒中责任动脉与认知障碍 既往关于脑卒中认知障碍的研究更多地侧重于病灶部位与认知障碍的相关性联系，而针对脑卒中责任动脉则关注较少。有学者对缺血性脑卒中患者在发病后 3 个月进行认知功能测试，发现左侧大脑半球皮质病灶及左侧大脑前、后动脉供血区的病灶更易造成认知功能损害。另有专家研究表明，颈内动脉系统供血区缺血病灶与认知障碍关系密切，特别是那些发生于大脑中动脉供血区的梗死患者更易患认知障碍。大脑中动脉主要负责大脑半球背外侧面的额叶、颞叶、顶叶及部分基底核等重要认知结构的血液供应，此动脉阻塞更易损伤神经递质大脑皮质下环路。现有的责任动脉相关性研究也只是停留于颅内大脑前、中、后动脉这一级动脉水平，旨在预测认知障碍发生的可能性，而相对于这一级动脉水平梗死是否能造成特征性认知功能损害，则尚无报道。额叶、丘脑、顶叶、颞叶、基底核等这些重要的认知结构有着不同来源的血液供应。例如丘脑就同时接受来自颈内动脉系统和椎-基底动脉系统的中央分支血液供应，由于梗死灶累及丘脑的部位不同，患者也就有可能表现出不同特点的认知障碍。

二、脑卒中认知障碍生理机制

1. 能量耗竭和酸中毒 在缺血、缺氧状态下，细胞的能量代谢转为无氧酵解。无氧酵解生成 ATP 的效率低，使细胞出现能量耗竭。无氧酵解引起脑组织缺血性乳酸酸中毒，细胞 Na^+-K^+ 泵功能损伤，K^+ 大量外溢，同时 Na^+、Cl^- 及 Ca^{2+} 大量流入细胞内引起细胞损伤；缺血区乳酸堆积还可引起神经胶质和内皮细胞的水肿和坏死，加重缺血性损害。

2. 细胞内 Ca^{2+} 超载 脑缺血时，神经细胞膜去极化，引起大量神经递质释放，兴奋性递质（如谷氨酸）的释放激活 N-甲基-D-天冬氨酸受体（N-methyl-D-aspartic acid，NMDA），使钙通道开放，Ca^{2+} 内流增加；如激活非NMDA 受体，使 Ca^{2+} 从内质网释放至细胞质内；膜去极化本身也启动了电压依赖性钙通道，加重 Ca^{2+} 内流。神经细胞 Ca^{2+} 超载可通过下述机制导致细胞死亡：①Ca^{2+}超载时，大量Ca^{2+}沉积于线粒体，干扰氧化磷酸化，使能量产生障碍。②激活细胞内Ca^{2+}依赖性酶类，其中Ca^{2+}依赖的中性蛋白水解酶过度激活可使神经细胞骨架破坏。③激活磷脂酶A和磷脂酶C，使膜磷脂降解，产生大量游离脂肪酸，特别是花生四烯酸，后者在代谢过程中产生血栓素、白三烯，一方面通过生成大量自由基加重细胞损害；另一方面可激活血小板，促进微血栓形成，在缺血区增加梗死范围，加重脑损害。④脑缺血时，脑血管平滑肌，内皮细胞均有明显Ca^{2+}超载，前者可致血管收缩、痉挛，血管阻力增加，延迟再灌注，使缺血半暗带内侧支循环不能形成，从而脑梗死灶扩大；后者可致内皮细胞收缩，内皮间隙扩大，血脑屏障通透性增高，产生血管源性脑水肿。

3. 自由基损伤　在急性脑缺血时，自由基产生和清除的平衡状态受到破坏而引起脑损伤。其机制：①缺血脑细胞能量衰竭，谷氨酸、天门冬氨酸（Asp）增多，此时电压依赖性钙通道和NMDA受体操纵的钙通道开放，钙离子大量内流，使黄嘌呤脱氢酶转化为黄嘌呤氧化酶，后者催化次黄嘌呤氧化为黄嘌呤并同时产生氧自由基；钙离子大量内流还可激活磷脂酶A，造成血管内皮细胞和脑细胞的膜磷脂降解，花生四烯酸产生增加，后者代谢产生自由基。②缺血区脑细胞线粒体内钙离子增多，三羧酸循环发生障碍，不能为电子传递链的细胞色素氧化酶提供足够的电子将O_2还原成H_2O，从而生成氧自由基，并漏出线粒体。③急性脑缺血时，NO增多，NO能与氧自由基相互作用形成过氧亚硝基阴离子，后者又分解成羟自由基（OH^-）和二氧化氮自由基（NO_2^-）。④梗死灶内游离血红蛋白和铁离子与存在于细胞内的H_2O_2发生反应，产生OH^-和氧自由基。儿茶酚胺等物质亦可发生氧化反应生成氧自由基。⑤缺血灶由于趋化因子增加，在血管内皮表面吸附大量中性粒细胞和血小板，前者通过细胞色素系统和黄嘌呤氧化酶系统产生氧自由基和H_2O_2，后者通过血小板活化因子引起细胞内Ca^{2+}浓度升高，促进自由基生成。神经血管单位对于脑血流量的自动调节有着重要作用，该单位是由星型胶质细胞、少突胶质细胞、血管内皮细胞、血管周围间隙细胞及神经元组成的相互关联的系统。神经血管单位中的细胞相互依存，其中一种细胞发生破坏会对其他细胞产生不利的影响，许多因素可引起神经血管单位的破坏，最重要、最常见的损害是大脑缺血、缺氧性损伤，如脑梗死，脑梗死后会引发大脑的炎症反应，在炎症反应中，对大脑危害最大的是氧自由基的损害，这些氧自由基介导炎症反应，引起大量白细胞聚集，进而引起抗炎因子与炎性因子的失平衡。多发性脑梗死损伤范围较广，从而引起大脑组织的广泛缺氧，由缺氧导致的氧自由基的损害、炎症反应及其导致的血脑屏障的破坏是对于大脑的二次打击。

4. 兴奋性毒性 中枢神经系统中大部分神经递质是氨基酸类，包括谷氨酸、天冬氨酸、γ-氨基丁酸（gamma-amino-butyric acid，GABA）和甘氨酸。其中，谷氨酸和天冬氨酸对神经元有极强的兴奋作用，故称为兴奋性氨基酸（excitatory amino acid，EAA），GABA 和甘氨酸对神经元行使抑制作用，故称为抑制性氨基酸（inhibitory amino acid，IAA）。"兴奋性毒性（excitatory toxicity）"指脑缺血缺氧造成的能量代谢障碍直接抑制细胞质膜上 Na^+-K^+-ATP 酶活性，使胞外 K^+ 浓度显著增高，神经元去极化，EAA 在突触间隙大量释放，因而过度激活 EAA 受体，使突触后神经元过度兴奋并最终死亡的病理过程。EAA 通过下述两种机制引起"兴奋性毒性"：一种是 α-氨基-3-羧基-5-甲基异唑-4-丙酸（AMPA）受体和红藻氨酸（KA）受体过度兴奋引起神经细胞急性渗透性肿胀，可在数小时内发生，以 Na^+ 内流，以及 Cl^- 和 H_2O 被动内流为特征；另一种是非 N-甲基-门冬氨酸（NMDA）受体过度兴奋所介导的神经细胞迟发性损伤，可在数小时至数日发生，以持续的 Ca^{2+} 内流为特征。

5. 炎症细胞因子损害 炎症反应在脑缺血急性期和恢复期均起着重要作用。在脑缺血损害发生后，产生多种多效性细胞因子。在致炎细胞因子占主导地位时，加重脑缺血损害，在抗炎因子占主导时，对脑缺血产生保护作用。如白细胞介素-1β（IL-1β）和肿瘤坏死因子-α（TNF-α）加重脑缺血损害，转化生长因子 β1（TGFβ1）对脑缺血有保护作用。此外，在缺血损伤的神经元释放的细胞因子激发下，缺血区吞噬细胞明显增加，吞噬细胞既能释放细胞因子刺激修复过程，又可释放神经毒素杀伤存活神经元。

第二节 脑卒中认知障碍的大脑可塑性研究

一、大脑可塑性概述

认知是脑的高级功能，认知功能由多个认知域组成，包括记忆、计算、时空定向、结构能力、执行能力、语言理解和表达及应用等方面。不同认知行为是由脑内不同的神经环路负责，需要各脑区内的局部神经环路与脑区间长程神经环路的协同工作，而大脑皮质是大脑认知系统的核心。学习与记忆是许多认知功能的必要基础，这由神经细胞之间突触联结的强度与结构的可塑性介导。神经调质可以在多个尺度上调节神经网络的活动与可塑性，从而调控认知行为。因各种原因，如创伤、感染、中毒、血管病变、神经变性等导致中枢神经系统的损伤，可出现各种程度的认知障碍，从轻度认知功能损害到痴呆。

大脑可塑性是指大脑在外界环境和经验等因素的影响下会发生神经结构和

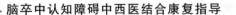

功能的重塑。大脑可塑性主要体现在结构可塑性和功能可塑性两个方面。从结构上讲，大脑可塑性是指学习训练和环境刺激等因素造成大脑神经元和突触发生形态学变化，宏观表现为大脑皮质厚度、灰质体积、白质纤维连接的强度和方向等发生变化。从功能上讲，脑的可塑性是指脑区间发生的功能分离或者功能整合。在神经系统发育初期，神经元按照基因组蓝图，经过细胞迁移、轴突生长和突触形成，构建出基本的网络框架。此后，外界环境刺激引起的或网络内部自发产生的神经活动触发各种分子信号机制，导致突触效能的变化乃至新突触联结的形成和旧突触联结的消退等可塑性事件，从而改变网络的结构，而网络结构的改变反过来又影响神经活动及其可塑性。这一动态的自组织过程使各种精细的功能性神经环路得以发展、优化、维持，也是学习、记忆、情绪等脑高级功能的物质基础。中枢神经系统表现的高度异质性可能是由于细胞内程序与环境信号间连锁的高度整合网络所造成。人类大脑发育并不是一成不变，可受神经信号传导进行神经系统的结构调整和重组能力的影响。环境可通过改变神经元与神经胶质细胞间相互依存的动态关系而发生作用。人类大脑皮质中，2岁前突触产生数目多于成年，随着年龄增加及在外界环境刺激作用下，突触数量逐渐减少，这可能与发育过程中一些长期得不到刺激的无功能神经细胞逐渐凋亡有关。神经系统这种网络结构的可塑性就如"树枝修剪"一般，随着环境的刺激及自身学习不断进行动态改变。

脑卒中神经系统丧失一部分神经元细胞及与此相关的神经环路，并影响相应的功能，相邻结构及远隔部位的神经细胞及神经环路因与缺失部分的连结障碍，也表现有功能缺失或减退，如认知障碍、运动障碍、言语障碍、吞咽障碍等。在内侧颞叶、前额叶、间脑、杏仁核、小脑、纹状体边缘区等认知相关的脑区发生脑卒中，则认知障碍尤为明显。脑卒中发生后即触发内源性神经修复，在神经结构及功能上填补由损伤造成的功能缺失，并可以从不同层面进行观察和检测，小到分子、突触和神经元细胞层面，大到半球内和半球间的神经系统网络层面。脑卒中发生后神经系统可塑性改变从发病早期开始出现，在与外界环境持续交互过程中不断动态变化。脑卒中发生数小时至数天内，机体通过侧支循环建立，减少缺血半暗带损伤和调节相关脑源性蛋白的表达，进而限制神经损伤的进一步加重，随着神经细胞水肿和组织水肿的减轻，部分神经功能有一定程度的恢复。神经系统在组织学上是高度分化的组织，损伤后自身修复的内在潜力有限，其中一些修复机制也未完全研究清楚，因伦理学的限制，现有的研究证据也大多基于动物实验、体外实验、行为学及影像学的探索，人类大脑具有极其复杂的功能与特性，特别在认知领域有别于动物，因此动物实验的结论并不能完全对应至人类个体。

二、神经干细胞与可塑性

神经干细胞在大脑可塑性方面扮演着重要角色。神经干细胞是指能够分化成神经元、星形胶质细胞和少突胶质细胞，并具有自我更新和增殖能力的细胞群。在哺乳动物胚胎期的纹状体、海马、脑皮质、视网膜、脊髓、嗅球和侧脑室的脑室区、室下区均发现有神经干细胞的存在。在成人，神经干细胞主要存在于嗅球、侧脑室外侧壁的脑室下区和海马齿状回的颗粒下层。在胚胎期神经发育过程或疾病状态下神经干细胞存在有序的定向迁移过程。胚胎期，神经上皮细胞不断向大脑皮质迁移并分化为神经元以形成大脑的基本网络结构；成年后，侧脑室外侧壁的脑室下区和海马齿状回也会产生大量的神经元并不断地迁移至目的区域。神经干细胞的增殖、迁移和分化与它们的微环境密切相关，包括周围的神经细胞、基质细胞和细胞外基质。控制发育过程和决定细胞命运的分子机制是复杂的，涉及多种信号通路、转录因子和相互作用。神经干细胞的定向迁移在大脑的生长发育中具有至关重要的作用，对于脑卒中神经系统内源性修复有重要的意义。中枢神经系统发生病理改变后，神经干细胞会特异性地的向损伤部位迁移并可替代缺失的细胞，与其他的神经元建立通路，从而使受损脑组织修复。内源性神经干细胞修复损伤神经组织虽然潜力巨大，但在实际研究中发现损伤区域新分化神经元的存活率很低，并且损伤区域的神经元只有很少量被新生的神经元所取代。内源或外源性的神经干细胞对神经损伤区域的修复可能是因其自身分泌一些神经营养因子、神经生长因子和神经调质改变损伤区域的微环境引发了受损神经元的自身修复。

三、突触与可塑性

突触可塑性是目前研究大脑可塑性比较清晰的机制。突触可塑性是指在生长发育、学习记忆和病理状态下，神经元做出适应性和功能性改变的能力，包括神经元突触结构以及突触传递效能两方面。突触可塑性包括长时程增强（LTP）、长时程抑制（LTD）两种主要形式，到目前已经发现还有去长时程增强（DP）、短时程增强（STP）、短时程抑制（STD）和双波易化（PPF）等多种形式。但目前研究最为深入也最为重要的是 LTP 和 LTD，被认为是脑的学习记忆和记忆消除的基本机制。LTP 可易化突触传递，放大突触前信号，并介导突触的重塑，并使现有的树突棘增大，生出新的突触；而 LTD 则会使突触缩小、丢失，其中 LTP 的变化与突触的可塑性改变更为密切。脑卒中发生后导致神经元细胞突触结构的破坏和功能的异常，引起病理性突触可塑性变化；与此同时，机体通过对突触可塑性相关受体、蛋白激酶、信号转导及相关蛋白的表达调控促使神经元网络的重建和修复。

在脑卒中模型中观察到谷氨酸受体介导的兴奋反应的长期增强称为缺血性长时程增强（I-LTP），脑缺血后突触可塑性诱导机制和生理情况下突触可塑性诱导有相似性。脑缺血缺氧会引起突触传递的持续性改变，并与生理性LTP相互干扰，脑缺血损伤导致突触谷氨酸受体减少，突触结构丧失，导致正常网络通信丧失。此外，树突乔木状的重塑将促进不适当的突触连接。最后，通过突触连接的丢失，以及通过增强的抑制作用，神经元网络的兴奋性降低。这些方面可能是内源性的突触可塑性变化，限制兴奋性毒性损伤，促进神经保护。然而，长期的破坏会导致功能失调的可塑性，从而导致认知缺陷。在脑缺血期间，细胞表面AMPA受体（AMPARs）在易受缺血损伤的区域（如海马CA1区）迅速活化。AMPA受体活化可以通过阻止细胞钙超载来减少谷氨酸介导的兴奋性毒性作用，从而在缺血过程中提供保护。缺血性损伤后，AMPARs的亚基GluR2组成也发生改变。随着缺血性损伤进展，编码GluR2亚基的mRNA表达下调，导致GluR2持续减少，下调GluR2增加钙离子内流，并触发凋亡；动物模型中发现，GluR2的慢性下调导致钙失调和持续的认知缺陷。兴奋性受体的早期变化是一种内源性保护机制，免受缺血损伤诱导的兴奋性毒性作用，但这些受体的持续变化在后期可影响神经元信号传导，对认知功能产生长期的负面影响。在纹状体黑质中的多巴胺能神经元缺血性损伤中，短暂的脑缺血即可诱导一种缺血后的LTD（I-LTD），缺血、缺氧可使多巴胺能神经元超级化，导致神经元功能抑制。大鼠海马缺血缺氧后也可诱导出谷氨酸介导的突触前的缺血性LTD。I-LTD诱导可能是一种内源性保护机制，缺血性LTD的诱导使得神经元耗氧减少，有利于细胞离子稳态的维持，但同时也影响缺血后相关有利神经元存活物质的活化，而起到负面作用。

树突棘是树突轴的小突起，构成近90%兴奋性突触的突触后成分。树突棘是学习和记忆的相关性结构，并在内源性、外源性、电化学刺激下出现形态、数量和传递效能的改变。树突棘有很大的可塑性，这往往成为缺血性损伤的破坏靶点，造成树突棘丢失、树突轴肿胀等，引起认知障碍。荧光标记树突的动物模型中发现，丰富环境下可增加树突棘的数量，增加突触后表面积，改善认知能力。潜伏通路和突触的启用也在可塑性研究中被发现，指已经存在的但没有发生作用的通路在主要通路失效时发挥作用。当主要的功能性通路被破坏后，原先无功能性或者是备用的潜伏通路可以发挥替代和代偿的作用。关于重新启用的机制，目前认为是突触调节的结果，即突触的效率在某一监控机制的作用下发生了变化。潜伏通路和突触的启用现象常常在伤后数周即出现，常可以引起一定程度的自发恢复，但这种恢复不是很充分，修复能力有限。

四、信号传导通路与可塑性

脑卒中通过对多条信号传导通路的激活或抑制，从而对中枢神经系统结构及功能进行调整，目前研究比较清晰的信号传导通路主要有 Notch 信号通路、Wnt 信号通路、SHH 信号通路、Eph/Ephrin 信号通路、Rho/ROCK 信号通路。

（一）Notch 信号通路

Notch 信号通路具有高度保守性，决定个体发育过程中细胞的命运。Notch 信号通路在脑卒中神经再生过程中有重要作用，可触发纹状体和皮质的星形胶质细胞进入神经源性程序，转化为神经元，促进神经修复。Notch 信号通路会影响突触可塑性改变和相关的学习认知行为。在 Notch 基因敲除小鼠的海马组织中，成熟神经元形态无明显变化，但树突棘有明显改变。Notch 信号转导增强 LTD，并且减少 LTP，记忆任务中出现明显缺陷。

（二）Wnt 信号通路

Wnt 信号通路可分为依赖 β 连环蛋白（β-catenin）的经典 Wnt 信号传导通路和非依赖 β-catein 的非经典 Wnt 信号传导通路 2 大类。Wnt/β-catein 通路是调控中枢神经系统发育的关键途径之一，广泛参与神经发生过程中神经元的增殖分化，对机体的运动和学习认知功能恢复有积极意义。Wnt 通路也调节突触囊泡循环、神经递质受体的运输，以及这些受体与突触后区域中支架蛋白的相互作用，在调节突触可塑性方面起着重要作用。

（三）SHH 信号通路

SHH 信号通路由信号分子 Hedgehog、2 个跨膜受体 Ptch 和 Smo 以及核转录因子等组成。脑卒中可激活 SHH 信号通路，通过调控侧脑室下区神经细胞的存活、增殖、分化等来改变神经元的可塑性，并参与调控突触结构的重构，促进脑卒中受损神经功能的修复；而抑制 SHH 信号通路则可能加重脑损伤，抑制大脑的功能重构。

（四）Eph/Ephrin 信号通路

Eph 受体属于最大的受体酪氨酸激酶亚家族，分为 EphA（EphA1-8）和 EphB（EphB1-6），Eph 受体的配体 Ephrin 分为 EphrinA（A1-5）和 EphrinB（B1-3）。脑卒中，梗死周围皮质区反应性星形胶质细胞中 EphrinA5 和 EphrinA1 表达明显增加，经过任务特异性训练可下调 EphrinA5 和 EphrinA1 的表达，促进神经修复。EphB2/EphrinB3 双向信号传导可诱导 N-甲基-D-天冬氨酸受体长期增强，影响突触可塑性。Eph 受体和 Ephrin 配体在海马和杏仁核受体等与学习记忆相关的脑区均有表达，经海马给予 Eph 受体拮抗剂能够损害小鼠的记忆，而给予 Eph 受体激动剂则能改善损伤小鼠的空间记忆。

（五）Rho/ROCK 信号通路

Rho 属于小分子三磷酸鸟苷（GTP）酶超家族的 Rho 家族。Rho 有 RhoA、RhoB 和 RhoC3 重异构体类型，其中神经元内主要是 RhoA。RhoGTO 酶和相关分子在神经元发育的各个方面起着重要的作用，包括神经突外向生长和分化，轴突再生及树突棘形成和维持。在脑卒中模型中，给予 ROCK 抑制剂法舒地尔可减轻大鼠的认知功能损伤，并通过减少额叶皮质细胞的凋亡和降低半胱氨酸天冬氨酸蛋白酶 3 表达来调节脑损伤。阻断 Rho/ROCK 信号可逆转对树突和轴突生长的抑制作用，促进轴突发芽和神经再生，引起神经可塑性改变，诱发神经的内在修复。

五、功能重组与可塑性

脑功能重组是中枢神经系统在损伤后功能恢复的机制之一。随着神经功能成像技术发展的日益成熟，包括正电子发射断层扫描（PET）、功能性磁共振（fMRI），分析大脑神经元电磁特性的技术有脑电图（EEG）、脑磁图（MEG）和经颅磁刺激（TMS）等。上述技术方法可对脑卒中患者脑功能的恢复进行相关的动态对比研究。脑功能重组目前存在两种假说，病灶周围组织功能替代和对侧脑区功能代偿。在运动功能方面，病灶周围组织功能替代得到部分证实，以 fMRI 作为研究方法，脑梗死手功能障碍经训练后，原先手在皮质的投射区域扩大至临近肘关节的部位，临近皮质的替代作用对手功能恢复有促进作用。一些研究中也发现，脑的多个区域，特别是沿梗死灶周围区域的重组可能是脑功能恢复的原因之一。现有的研究证据支持重组不仅可能来源于病灶周围的重组，而且还取决于病变区域与大脑其他区域之间的结构连接而产生的远程影响，如对侧大脑相应的皮质区域。利用静息态 fMRI 探究左脑损伤脑卒中失语患者右脑功能网络特征，结果显示，脑卒中失语患者在语言腹、背侧通路中，语言相关脑区间功能连接部分增强、部分减弱，提示右脑功能网络在脑卒中发生重组。其中语言关键皮质-皮质下结构功能连接增强可能是右脑代偿脑卒中失语语言功能的关键环节。

第三节 脑卒中认知障碍的康复训练机制

一、概述

认知康复是针对认知缺陷的患者，为改善和提高其认知功能和日常生活能力而进行的综合管理。是在对患者脑-行为关系的损害评价和理解基础上，围绕功能展开的治疗性活动体系，强化、重建既往已学会的行为模式，或建立新的认知活动模式即代偿机制来适应功能性的变化。采用改善注意、记忆、计算、思维、问题解决和执行功能，以及知觉障碍的康复治疗，是认知障碍康复的主要治疗手段。认知康复是脑损伤后认知功能再学习的过程。若通过再学习仍不能重获这些技能，则需要教授新的方法来代偿丧失的认知功能。认知康复治疗的主要训练策略包括恢复策略、补偿策略和功能整体康复方法。

1. 恢复策略 认知恢复策略旨在丧失能力的恢复，或丧失能力通过结合未受损或残余功能重组丧失的功能，其主要目的为恢复受损的认知功能。该方法鼓励患者更加有效地使用其残存的认知功能，通过认知的代偿机制建立认知活动的新模式，仍可获得功能的进步。

记忆领域这方面的技术发展很快，包括意象法，即通过相关的特定图像记忆信息的方法。在内的记忆策略已被应用，托马斯·史塔顿提出的 PQRST 五步读书法就是其中之一。这项技术要求患者先预习信息（preview），关于此信息对自己提出问题（question），阅读信息（read），陈述信息（self-recitation），测试结果（test）。这实际上是重复策略的扩大，目的是希望信息编码被加深。PQRST 法比单纯死记硬背的方法要好很多。其他的技术如语义细加工、联想法、视意象、首词或关键词记忆法、编故事法等方法均可强化学习水平，提高记忆能力。这些方法彼此存在联系，对同一个患者可以同时应用不同的方法。

2. 补偿策略 该策略通过让患者适应外部环境来调整认知能力，利用功能重组或功能替代的方法，借助未受损的功能来完成整个活动。

（1）功能重组：包括增加或改变功能输入、储存或输出。如使用路标、在房门上贴标签、把容易遗忘的物品放在显眼的位置或必经之地，避免患者使用受损的认知功能，利用其未受损的能力换一种方式来完成活动，目的是让患者能够以不正常的方式来进行正常的活动。

（2）功能替代：涉及代替残损功能的全部新技巧的训练。教会患者使用外部辅助具，通过外在的代偿机制建立功能活动的新模式，从而获得功能的改善。如失去阅读能力的脑损伤患者，可以通过听"有声书本"来享受读书的乐趣；严重记忆障碍的患者可以通过外部记忆辅助具，如日志、列表、闹钟、定时器、录音磁带、手机、微型多功能电子提示物等，来帮助记忆或提醒他们的日常安排。因为患者仍需要调动残余记忆来操作辅助记忆工具，所以这种方法并不总是有效。此外，也可以利用智能化移动通信设备以提醒患者。

3. 功能整体康复方法 脑损伤患者的功能整体康复方法采用强调意识、情感上承认残留缺陷、补偿或矫正认知残损的系统治疗。对脑损伤患者提供的功能整体性认知康复，在患者社会心理、独立生活、雇佣状况、减少卫生保健的费用方面均获得了显著的效果。

二、认知康复训练的脑机制

越来越多的脑神经影像学研究证实，单一认知领域的功能活动并非仅仅通过某一独立的脑区实现，而是多个脑功能区和神经结构通过复杂的多通路、分布式的神经结构网络和功能网络协同调控完成，因而脑损伤后结构与功能网络中的任何一个环节受到损害，都可以引起相应领域的认知障碍。注意障碍、单侧忽略、记忆障碍和执行能力障碍是脑卒中认知障碍的最常见表现，并且这些领域的脑功能区域之间存在着联系。而本节就对认知康复训练的最新手段及其机制做一概述。

1. 虚拟现实技术 虚拟现实技术（virtual reality，VR）是20世纪末逐渐兴起的一门综合性人工智能技术，它采用以计算机技术为核心的现代科技手段和特殊输入/输出设备创造出一个三维的虚拟世界。虚拟现实系统允许用户和虚拟现实世界进行自然交互，通过视觉、听觉、触觉、嗅觉等多种感觉通道的反馈令用户产生身临其境的感受，VR典型的特征被概括为"3I"，即沉浸感（immersion）、交互性（interaction）和想象力（imagination）。与传统的认知康复相比，VR康复有着更高的生态效度，主要优点在于：①能够模拟真实世界的体验；②增强了趣味性，有利于改善患者的治疗依从性；③更易于监测和记录患者行为、生理反应（心率、呼吸、皮肤电导、皮肤温度、肌电图）。随着VR技术的迅速发展和成本的不断降低，VR在认知康复中取得了重要突破，主要包括注意力、记忆力和执行功能等认知模块。VR技术的产生还实现了康复训练的便携化，能够让患者在家里进行康复训练。VR康复系统可以联合训练脑卒中患者认知受损的领域，并根据患者每个领域的受损程度调整任务难度。研究初步结果表明，不同领域的认知缺陷是相关的，并且可以通过适应性综合训练最佳地改善患者的认知功能。相对于某个独立认知功能训练，整体认知功能训练更加贴近真实生活。VR整体认知康复训练主要利用视觉和听觉刺激，同时需要患者借助操纵杆来完成训练内容，其沉浸感能够激活大脑的感觉运动整合，并调节注意力的相关脑网络；其交互性允许被试者与 VR 场景（包括虚拟角色、物体和环境）进行交互，更加贴近真实的日常生活，模拟日常生活中的多任务处理，激活额外的神经机制，形成协同效应，达到认知功能增强的效果。此外，VR 训练应用于认知功能训练的可能机制还包括：①训练有游戏性质、题材丰富，能提高患者的兴趣，可增加受损部位的血流量及供氧量；②患侧脑区神经元增殖、存活和分化；③对患者产生视觉、听觉的动态刺激，信息量的增加有助于脑神经网络的功能重组；④激发患者思维活动，改善其脑部的微循环；重复的认知功能训练有利于提高残存神经细胞兴奋性，促进受损区域功能重组，形成新的神经环路，从而改善认知功能。

2. 镜像疗法　单侧忽略（unilateral neglect）又称为单侧空间忽略（unilateral spatial neglect，USN），是指患者对来自大脑损伤半球对侧的刺激无反应，主要以视觉形式表现，也可表现为近体空间的触觉及空间表象上，是一系列对病损对侧信息处理功能障碍综合征中的一种认知障碍。针对单侧忽略常用的康复治疗方法包括被动物理刺激、视扫描训练、持续的注意力训练、行为认知训练、重复经颅磁刺激、棱镜适应等。近年来镜像疗法用于改善脑卒中患者单侧忽略受到关注。镜像疗法的机制主要包括以下方面。

（1）镜像神经元的激活：镜像神经元的激活被认为是镜像疗法治疗有效性的潜在机制之一。镜像神经元（mirror neurons，MNs）由 Rizzolatti 等学者发现，当个体观察一个动作或执行类似动作时，镜像神经元被激活。研究表明大脑镜像神经元的激活促使单侧忽略症状的改善。镜像神经元的神经网络包括大脑的前运动皮质、辅助运动区、额下回和下顶叶，被认为在动作识别、动作学习等方面具有重要作用，其中下顶叶被认为是导致半球忽略的主要脑区之一。

（2）提高对于患侧躯体的注意力和自我意识：一侧大脑损伤导致对侧视觉空间的不注意是单侧忽略的主要表现。镜像疗法提高了注意力和认知控制相关神经区域的活性，这些神经区域包括背外侧前额叶皮质、扣带回后部和楔前叶等。研究者发现在双手运动期间，镜像错觉增加了楔前叶和后扣带回皮质等与自我意识和空间注意力相关区域的活动。楔前叶和后扣带皮质的网络与自我的心理表征相关联，这些皮质网络的激活，使患者对于患侧空间的自我意识得到提高。此外，镜像疗法可以激活颞上回来增加注意力和自我意识，而颞上回皮质的病变也被证明与空间忽略有关。

（3）促进了偏瘫同侧运动神经元路径的募集：偏瘫同侧运动神经元路径多起源于健侧大脑半球，投射于偏瘫的同侧躯体。镜像治疗过程中患者需要主动或者在适当的辅助下活动两侧肢体，双侧肢体进行对称动作时，运动皮质区得到广泛激活。因此镜像疗法可能通过易化偏瘫同侧运动神经通路，促进偏瘫侧躯体功能的康复。目前关于镜像疗法作用于单侧忽略的具体机制尚无统一定论。镜像疗法应用于单侧忽略康复的相关机制，仍需要大量研究去证实。

3. 丰富环境 丰富环境改善脑卒中认知障碍的机制研究主要局限于动物实验。研究者认为丰富环境改善认知障碍与其促进海马神经再生或增加海马内有髓神经纤维长度有关。脑卒中认知障碍模型小鼠经丰富环境干预后其突触素表达增高，海马LTP导障碍得到改善，提示丰富环境干预能改善脑卒中认知障碍模型小鼠脑卒中对侧海马区突触传输效能、缓解信息传递障碍。同时丰富环境干预还可以显著增加脑卒中损伤对侧海马区突触数量，缩短突触间隙宽度，增加突触致密物厚度及突触曲面率，从而有效增大脑卒中认知障碍模型小鼠脑卒中对侧海马区神经元间信息量，提高信息传递效率，这些均有利于改善海马突触可塑性，最终促使认知障碍改善。

4. 计算机辅助认知康复训练 脑卒中患者静息态网络（resting state network，RSN）的改变可以解释为脑卒中引起的大脑功能紊乱。脑卒中患者大脑的某些区域受损以后，它们可以通过转变功能连接至未受影响的大脑区域来代偿这些脑区的损伤，因此脑卒中患者显示更大的功能连接转变可以提示更好的认知表现。计算机辅助认知康复训练结合脑功能成像的研究发现，脑卒中认知障碍患者静息状态下海马功能连接增强的脑区主要位于额叶、楔前叶、颞叶、小脑后叶等。额叶是大脑发育中最高级的部分，承担着所有感知觉的整合作用，前额叶中内侧是脑默认模式网络（defaulot mode network，DMN）的重要结点之一，不仅参与人脑对内外环境信息的整合、情绪整合及情景记忆提取等功能，还与脑DMN内其他脑区相互协同作用，共同维持人脑在静息状态下的基本功能。内侧颞叶系统（medial temporal lobe，MTL）包括海马及海马周边的区域（海马旁回、内嗅皮质等），参与信息的存储、提取，是陈述性记忆神经回路的重要环节，同时也是大脑默认网络中重要的组成之一。默认网络中的楔前叶与自身意识、自我中心的精神意象、情景记忆的提取等密切相关，并且是持续植物状态的患者最早恢复意识的脑区。功能影像学研究表明：小脑除参与运动功能外，也同样在认知功能中发挥重要的作用，其中小脑后叶（crusI 和 crusII）参与了工作记忆与执行功能。脑卒中患者接受计算机辅助认知康复训练，fMRI显示静息状态下海马功能连接性增强，而这些功能连接增强的脑区均与认知功能存在密切的相关性。计算机辅助认知训练后脑卒中患者认知功能改善，可能与大脑海马功能连接模式的转变有关。

综上所述，脑结构和功能的可塑性为改善与恢复脑卒中的认知障碍提供了可能性。然而现有的循证医学证据对认知康复疗效的最佳证据主要体现在注意障碍、单侧忽略的改善方面，对其他领域的认知障碍的疗效还有待更多高质量的研究进一步证实。

第四章　脑卒中认知障碍的康复评定

第一节　认知功能评定概述

认知功能属于大脑皮质的高级活动范畴，是人们感知外周世界、适应客观环境的重要保证。认知障碍是脑卒中、脑外伤以及痴呆患者的常见症状，影响患者对外界环境的感知和适应，使患者在日常生活活动、工作及休闲活动中严重受限，发生社会适应性障碍而难以独立生活和工作，是导致残疾的重要原因之一。

认知功能评定是大脑高级功能评定的重要内容之一，是临床康复的重要工作内容，主要包括意识水平、注意力、定向力、记忆力、认识能力、计算力、判断力、解决问题的能力、知觉、情感和行为等。认知能力残损指记忆力、计算力障碍，而知觉残损指感觉通路正常，但大脑皮质识别和解释感觉信息发生错误，如失认症、单侧忽略症等。认知障碍的评定有助于认知障碍的早期发现和早期诊断，重视认知障碍的早期识别和康复干预可延缓甚至阻止不可逆的痴呆的发生，具有重要的临床和社会意义。

（一）认知功能评定的目的

1. 掌握认知障碍情况　了解患者认知功能是否存在异常，认知障碍的脑部组织结构定位，认知障碍的类型、程度、性质和范围，以及障碍对患者个人生活和社会生活的参与所造成的影响，为制订康复计划、判定康复疗效提供依据。

2. 设定康复目标　综合考虑结构受损所限定的认知障碍恢复上限，设定合适的目标，如系统层面的功能恢复、个体层面的生活自理或社会层面的重新融入。

3. 制订康复治疗方案　选择适当的认知障碍康复治疗技术，制定有效的康复治疗方案，促进认知障碍的尽快恢复。

4. 判断康复治疗的效果　通过治疗前、治疗中及治疗结束后不同时间点认知障碍的康复评定，判断认知康复方案的临床疗效。

5. 判断预后　对预后的判断可给予患者及其家属一定的心理预期，使其理性参与康复计划的制定。

（二）认知功能评定的对象

1. 脑退行性病变　如认知老化、老年性痴呆等。

2. 颅脑损伤　如车祸伤、高处坠落、暴力击打等原因引发的颅脑损伤。

3. 脑血管疾病　如脑缺血、出血性疾病。

4. 发育障碍　如小儿脑性瘫痪、发育迟缓等。

5. 精神功能障碍

6. 其他因素　如病毒性脑炎、多发性硬化、脑肿瘤、溺水、一氧化碳中毒、帕金森病、阿尔茨海默病等。

（三）认知功能评定方法的选择

神经心理测验是诊断认知障碍的主要工具，可分为筛查法、特异性检查法、成套测验及功能检查法。筛查法能够初步筛查患者是否存在认知障碍，但不能判断患者存在何种认知障碍，是快速的认知综合功能甄别测验；特异性检查法是为了进一步明确诊断而进行的特定领域的认知障碍评估，包括注意力、记忆力、执行力等单项的特定评估量表；成套测验则主要用于认知障碍特定领域的系统评定，多围绕特定的认知领域进行多维度的展开，通过评定，对患者的认知功能有相对全面的了解，为康复计划的制定提供更加翔实的依据；功能检查法则通过观察患者的日常生活表现来评定相关领域的认知障碍对患者日常生活能力的影响。一般根据临床康复工作的实际需求，选择不同的康复评定方法开展工作。

（四）认知障碍的评定流程

1. 确认患者的意识水平　采用格拉斯哥昏迷量表（Glasgow coma scale，GCS）判断患者意识障碍的程度，患者意识清楚是进行认知功能评定的前提条件。

2. 认知障碍的筛查　意识清楚的患者，通过认知功能筛查量表，如简易精神神经状态检查量表、认知能力检查量表（CCSE）、蒙特利尔认知评估量表等，筛查患者是否存在认知障碍。

3. 认知功能的特异性检查　根据认知功能筛查的结果，初步判定患者认知障碍的特定领域，并进行针对性的系统的认知功能评定。

4. 成套认知功能测验　对患者的认知功能进行全面的定量评定，全面了解患者认知功能的情况。

第二节　脑卒中认知障碍常用的评定方法

（一）意识状态评定

意识清楚是认知功能评定的前提条件，目前多采用格拉斯哥昏迷量表判断意识障碍的程度。

1. 意识状态的初步判断　根据意识障碍的程度分为三种情况，无论患者处于何种程度的意识障碍，均不适合进行认知功能的评定。

（1）嗜睡：睡眠状态过度延长，当呼唤或推动患者肢体时即可唤醒，醒后能进行正确的交谈或执行指令，停止刺激后患者又入睡。

（2）昏睡：一般的外界刺激不能使其觉醒，给予较强烈的刺激时可有短时间的意识清醒，醒后可简短回答提问，刺激减弱后又进入睡眠状态。

（3）昏迷：分浅昏迷和深昏迷两种，当患者对强烈刺激有痛苦表情及躲避反应，无自发言语和有目的的活动，反射和生命体征均存在为浅昏迷；对外界任何刺激均无反应，深、浅反射消失，生命体征发生明显变化，呼吸不规则为深昏迷。

2. 格拉斯哥昏迷量表　格拉斯哥昏迷量表（GCS）从检查患者睁眼反应、言语反应和运动反应 3 个方面制定出具体评分标准，以上三者的总分表示意识障碍的严重程度。评分越低病情越重。总分为 15 分。如颅脑外伤患者，GCS评分≥13 分为轻度脑损伤，9～12 分为中度脑损伤，≤8 分为重度脑损伤。患者 CCS 总分达到 15 分时才能进行认知功能评定。详见表 4-1。

表 4-1　格拉斯哥昏迷量表（GCS）

内容	标准	评分
睁眼反应	自动睁眼	4
	听到言语、命令时睁眼	3
	刺痛时睁眼	2
	对任何刺激无睁眼	1
运动反应	能执行简单命令	6
	刺痛时能指出部位	5
	刺痛时肢体能正常回缩	4
	刺痛时肢体出现异常屈曲（去皮质状态）	3
	刺痛时躯体异常伸展（去大脑强直）	2
	对刺痛无任何运动反应	1

续表

内容	标准	评分
	回答正确	5
	回答错误	4
言语反应	用词不当但尚能理解含义	3
	言语难以理解	2
	无任何言语反应	1

（二）认知障碍的筛查

目前，在临床上尚缺乏针对认知障碍的特异性实验室检查方法，其诊断必须借助各种认知功能评价表。对患者进行快速有效的神经心理学筛查已成为提高认知功能损害诊断效率和准确性的关键步骤之一。目前临床上常用的认知功能筛查量表主要包括以下几种。

1. 简易精神神经状态检查量表　简易精神神经状态检查量表（MMSE，表4-2）由 Folstein 于 1975 年编制完成，是目前世界上最有影响、最普及的认知筛查量表，1991 年 Molly 等发表了标准的简易精神状态量表版本（sMMSE），规范了指导语。该量表包括时间与地点定向、语言（复述、命令、理解指令）、计算、即刻与短时听觉词语记忆、结构模仿等 11 项题目，总分 30 分。主要对定向、记忆、语言、计算和注意等功能进行简单的评定，MMSE 检查没有时间限制，让受试者感到较难的题目，要避免给予过多的压力，对受试者的成功要进行表扬，建立友善的关系，使患者感到舒适。正确回答或完成 1 项计 1 分，30 项相加为总分。如答错可进行单项检测。认知受损的国际分数值为 24 分。

原评分≤22 为痴呆；≤15 分为严重痴呆。根据国内情况，痴呆评定标准：文盲≤17 分，小学≤20 分，中学及以上≤24 分（在此标准分数值以下考虑存在认知障碍，需进一步检查）。

MMSE 重测信度 0.80～0.99，评定者间信度 0.95～1.00，用于痴呆诊断的敏感性和特异性分别为 80%～90%、70%～80%。MMSE 的优点在于具有良好的效度和信度、完成时间短、容易开展等，特别适用于老年人群，可作为大样本流行病学调查的筛查工具。它在评估中重度认知损害时假阴性率极低。另外，MMSE 的低分及其下降速度可以作为痴呆预后的预测指标，5 年随访研究表明，正常衰老时 MMSE 减少约 0.25 分/年，病理衰老约 4 分/年。主要的缺点在于敏感度较差，难以识别轻度认知障碍患者，而且容易受受试者年龄、受教育程度、感官因素等的影响。受教育程度可在神经功能上有所反映，发育早期时如果缺少教育和所需刺激，可导致神经突触数量减少。而教育水平高者可能中枢神经系统能力较强，皮质突触更多，因而对认知功能减退有较大的抵抗力。所以，在行 MMSE 量表测定时也应结合受教育程度来进行综合考虑。此外，量表的语言功能主要测查左半球病变所致的认知功能缺陷，对右半球和额叶病变引起的认知障碍不够敏感，不能用于不同病因的鉴别诊断，作为认知减退的随访工具也不够敏感。简易精神状态评定可以对受试者的一般认知功能有大概的了解。单凭该检查不能诊断痴呆或其他认知障碍，一些痴呆症患者评分可能较高，而一些无痴呆的受试者可能评分偏低。有些具体项目分数的变化可能比总分的变化更有意义。

表 4-2 简易精神神经状态检查量表（MMSE）

项目		积分					
定向力 （10分）	1. 今年是哪一年？					1	0
	现在是什么季节？					1	0
	现在是几月份？					1	0
	今天是几号？					1	0
	今天是星期几？					1	0
	2. 你住在哪个省？					1	0
	你住在哪个县（区）？					1	0
	你住在哪个乡（街道）？					1	0
	咱们现在在哪个医院？					1	0
	咱们现在在第几层楼？					1	0
记忆力 （3分）	3. 告诉你三种东西，我说完后，请你重复一遍 并记住，待会还会问你（各1分，共3分）			3	2	1	0
注意力和计算 力（5分）	4. 100－7＝？连续减5次（93、86、79、72、 65，各1分，共5分。若错了，但下一个 答案正确，只记一次错误）	5	4	3	2	1	0
回忆能力 （3分）	5. 现在请你说出我刚才告诉你让你记住的那 些东西			3	2	1	0

项目				积分			
	6. 命名能力						
	出示手表，问这个是什么东西？						1	0
	出示钢笔，问这个是什么东西？						1	0
	7. 复述能力							
	我现在说一句话，请跟我清楚地重复一遍（四十四只石狮子）！						1	0
	8. 阅读能力							
	（闭上你的眼睛）请你念念这句话，并按上面意思去做！						1	0
语言能力（9分）	9. 三步命令 　　我给您一张纸，请您按我说的去做，现在开始："用右手拿着这张纸，用两只手将它对折起来，放在您的左腿上。"（每个动作1分，共3分）		3	2	1	0
	10. 书写能力							
	要求受试者自己写一句完整的句子						1	0
	11. 结构能力 　　（出示图案）请你照上面图案画下来！						1	0

总分：（分数在27～30分：正常；分数＜27分：认知障碍）

2. 认知功能筛查量表　认知功能筛查量表（cognitive abilities screening instrument，CASI）是一种简易认知功能检测工具，是美国南加利福尼亚大学李眉（EL Teng）等编制的一套筛查痴呆的认知检查量表，与 MMSE 量表类似，检查内容包括定向力、注意力、心算能力、瞬时记忆、短时记忆、结构模仿、语言能力（命名、理解、书写）、概念判断等，检查时间 15～20 min，总分 30 分；小于或等于 20 分为异常。由于根据不同文化、地理背景修订了某些题目，所以 CASI 已形成一个系列，并以不同版本代号加以区别。其中 CASI C-2.1 为中文版，是专门根据我国文化背景编制的，且适用于受教育水平偏低或未受过正式教育的受试者。CASI 是由 MMSE 发展而来的，其项目难度与 MMSE 接近，优于 MMSE 的地方是 CASI 有 9 个因子分，根据不同因子的缺损可以有助于痴呆的严重度判断和不同类型痴呆的鉴别（表 4-3）。

表 4-3　认知功能筛查量表（CASI）

编号	测试内容	评分	得分
1	今天是星期几？	1	
2	现在是哪个月？	1	
3	今天是几号？	1	
4	今天是哪一年？	1	
5	这是什么地方？	1	
6	请说出 8、7、2 这 3 个数字	1	
7	请倒过来说刚才这 3 个数字	1	
8	请说出 6、3、7、1 这 4 个数字	1	
9	请听清 6、9、4 这 3 个数字，然后数 1～10，再重复说出 6、9、4	1	
10	请听清 8、1、4、3 这 4 个数字，然后数 1～10，再重复说出 8、1、4、3	1	
11	从星期日倒数到星期一	1	
12	9 加 3 等于几？	1	
13	再加 6 等于几（在 9 加 3 的基础上）？	1	
14	18 减 5 等于几？请记住这几个词，等一会我会问你：帽子、汽车、树、26	1	
15	快的反义词是慢，上的反义词是什么？	1	
16	大的反义词是什么？硬的反义词是什么？	1	
17	橘子和香蕉是水果类，红和蓝属于哪一类？	1	
18	这是多少钱？（角 分）	1	
19	我刚才让你记住的第一个词是什么？（帽子）	1	

编号	测试内容	评分	得分
20	第二词呢？（汽车）	1	
21	第三个词呢？（树）	1	
22	第四个词呢？（26）	1	
23	110 减 7 等于几？（103）	1	
24	再减 7 等于几？（96）	1	
25	再减 7 等于几？（89）	1	
26	再减 7 等于几？（82）	1	
27	再减 7 等于几？（75）	1	
28	再减 7 等于几？（69）	1	
29	再减 7 等于几？（62）	1	
30	再减 7 等于几？（55）	1	

总分：

3. 蒙特利尔认知评价量表 蒙特利尔认知评价量表（表 4-4）是由 Nasreddine 等于 2004 年编制的用于快速筛查认知功能损害的一种评定工具。目前，MoCA 在临床试验中主要用于筛查和评价轻度认知障碍，是一个对认知功能异常进行快速筛查的评定工具。其最早翻译、验证并推广的中文版本是中国人民解放军总医院解恒革等翻译的版本，包括注意与集中、执行功能、记忆、语言、视结构功能、抽象思维、计算和定向力等 8 个认知领域的 11 个项目，总分 30 分。英文原版量表应用结果表明，痴呆的 MoCA 评分为 11.4～21.0，MCI 为 19.0～25.2，二者之间有一定的重叠，若受教育年限≤12 年则加 1 分，≥26 分则认为认知功能正常。中文版以 26 分为分界值时的敏感性和特异性分别是 90.4% 和 31.3%，目前该量表主要用于筛查有轻度认知功能缺损主诉的老年人。

与 MMSE 相比，MoCA 更加强调了对执行功能和注意力方面的认知功能评估，这可能使其检出执行功能和注意力损害较突出的认知障碍相关疾病的敏感性更高。MoCA 的优点在于其涉及的认知域广、操作性强、对轻度认知障碍的特异性和敏感性均较高。对于 MMSE 评分正常的患者，应用 MoCA 进行评价后会发现半数存在轻度认知障碍。MoCA 测试结果在不同地区和不同人群中的分布确实存在差异，因此应根据实际情况及测试目的制定适合的分界值。MoCA 的另一个缺点是有许多项目不适合文盲或受教育程度低的老人，如模仿立方体和画钟对于没有书写经验的老人完成有困难，连线和相似性的指导语也不容易被低教育程度的老人理解。虽然信息加工和反应速度是 A-MCI 最敏感的指标之一，但是 MoCA 的所有项目是不计时的，总耗时数的延长往往被忽略。

表 4-4　蒙特利尔认知评价量表（MoCA）

姓名：　　　　性别：　　　　出生日期：　　　　教育水平：　　　　检查日期：

视空间与执行功能		得分
（连线测试图：戊 甲 ⑤结束 乙 ② ① 开始 ④ 丁 ③ 丙）　复制立方体	画钟表（11 点过 10 分）（3 分）	___/5
［　］　　　　　　［　］	轮廓［　］　指针［　］　数字［　］	

命名			
狮子	犀牛	骆驼	___/3
［　］	［　］	［　］	

记忆	读出下列词语，然后由患者重复上述过程重复 2 次，5 min 后回忆		面孔	天鹅绒	教堂	菊花	红色	不计分
		第一次						
		第二次						

注意	读出下列数字，请患者重复（1 个/s）	顺背［　］	21854	___/2
		倒背［　］	742	

读出下列数字，每当数字出现 1 时，患者敲 1 下桌面，错误数大于或等于 2 不给分	［　］	___/2
	5213941180621519451141905112	

100 连续减 7	□ 93	□ 86	□ 79	□ 72	□ 65	___/3
4～5 个正确给 3 分，2～3 个正确给 1 分，全部错误为 0 分						

续表

	视空间与执行功能						得分
语言	重复：我只知道今天张亮是来帮过忙的人。〔 〕狗在房间的时候，猫总是躲在沙发下面"〔 〕						___/2
	流畅性：在 1 min 内尽可能多地说出动物的名字。〔 〕 _____ (N≥11 个名称)						___/1
抽象	词语相似性：香蕉—橘子＝水果　〔 〕火车—自行车　〔 〕手表—尺子						___/2
延迟回忆	回忆时不能提醒	面孔〔 〕	天鹅绒〔 〕	教堂〔 〕	菊花〔 〕	红色〔 〕	仅根据非提示记忆得分	___/2
	分类提示：						___/2
	多选提示：						___/2
定向	日期〔 〕　月份〔 〕　年代〔 〕　　星期几〔 〕　地点〔 〕城市〔 〕						___/6
总分							___/30

4. 记忆受损筛查量表　记忆受损筛查量表（memory impairment screen，MIS）是一个让受试者识别卡片的简短记忆测验，卡片上包含 4 个不同种类的东西（如某种动物、某个城市、某个蔬菜和某种乐器），给受试者足够的时间识别和记忆，2～3 min 后进行延迟回忆测试。自由回忆每一项正确给 2 分，线索回忆每一项正确给 1 分。在社区研究中，分界值是 4 的情况下，MIS 诊断 AD 的敏感度是 80%～86%，特异度是 96%～97%，阳性预测（PPV）值为 69%～80%。像 MIS 的这种简短回忆测试较少受到文化程度的影响，因为教育程度一般不影响短期记忆，在记忆受损筛查方面 MIS 可能优于 MMSE，因为它不包括读写检查，这正是 MMSE 的局限性之一，而且 MIS 只需要 4 min 来完成，时间短于 MMSE。

5. 全科医生认知功能评价量表　全科医生认知功能评估量表（general practitioner assessment of cognition，GPCOG）是一种新型痴呆筛查工具，由澳大利亚学者 Henry Brodaty 等于 2002 年编制。国外研究显示，GPCOG 筛查痴呆的效能与简易精神状态检查量表（MMSE）相似甚至灵敏度高于 MMSE，较 MMSE 更省时，不易受语言和文化程度的影响，是一种省时、简便、有效的筛查痴呆的工具。该量表包括受试者评估和知情者访问两个部分，整个量表检查时间约 5 min（表 4-5）。该筛查量表目前除了英语版本，还被翻译成法语、德语、希腊语、意大利语、西班牙语、波兰语、罗马尼亚语、韩语等多种语言版本，并在多个国家使用，反应良好。

表 4-5　全科医生认知功能评价量表（GPCOG）

第一部分：患者测试（除非注明，每一条问题只发问一次）		
随后回忆测试名字和地址	对	不对
1. "我将会给您一个姓名和地址，在我讲完之后，我要你重复它，记住这个姓名和地址，因为我要求您在几分钟内再告诉我：陈志强，越秀区北京路 68 号"（允许最多 4 次尝试）		
时空导向		
2. 今天是什么日期？（必须准确）		
时钟绘画，用空白页		
3. 请标记所有数字表明时钟的小时（需要正确间距）		
4. 请标记时分针来表示 11 时 10 分		
资讯		
5. 你能否告诉我新闻最近发生的事吗？（最近＝一星期之内，若给出个一般的答案，如"战争""很多雨"，请要求细节，只有具体答案才能得分）		
回忆		
6. 我要求你记住的姓名和地址是什么		
陈		
志强		
越秀区		
北京路		
68 号		

	是	否	不知道	不适用
要得到一个总比分，把答对的项目的分数加起来。 总比分（以 9 为总分） 如患者得 9 分，则没有重大认知的损伤和不需要进一步的测试 如患者得 5～8 分，则需要进一步的资讯，继续进行第 2 步，给予资料者的访问部分 如患者得 0～4 分，则表示有重大认知的损伤，请进行标准的测验				
第二部分：给予资料者的访问				
给予资料者姓名：				
与患者关系：				
日期				
这六条问题应与患者正常时期做比较，如 5～10 年之前跟几年前比较				
问题	是	否	不知道	不适用
1. 患者是否比起以往对回忆最近所发生的事物遭遇到困难？				
2. 患者有否对几天前所讲的对话再回想起来感到困难？				
3. 患者有否说话时感到用字困难或常有用错字的倾向？				
4. 患者是否不能处理金钱和财务？				
5. 患者是否不能在没有协助下服用自己的药物？				
6. 患者是否不能在没有协助下乘搭公共交通或私家车？ 如患者只有身体上的问题，如脚患，请答否				
要得到一个总分比，请把答否、不知道或不适用的项目加起来。 总比分（以 6 分为总分） 如患者得 0～3 分，则表示有认知损伤，请进行标准的测验				

6. AB 认知筛查量表 AB 认知筛查量表（AB cognitive screen，ABCS）包括定向、重复单词、延迟回忆、画钟、语言流畅等 5 个认知子测试，总分 135 分，完成时间为 3 min，能敏感地区分正常人群、轻度认知障碍与痴呆。研究表明，在使用标准 MMSE 测试轻度认知障碍者与正常人时，两者平均得分无显著差异，而使用 ABCS 时，评分结果存在显著差异，且不受读写能力的限制，也较少受教育程度和年龄因素的影响。

7. 计算机认知功能测试 计算机认知功能测试（computerized cognitive training，CCT）是全部由计算机进行管理、实施和评分的一类认知测试工具，可进行语言、执行功能、记忆等多个认知领域的测评，CCT 的敏感性高于 MMSE。通过计算机管理，能自动与患者以前的测评数据对比，可减少测试者的人为误差，提高测评效率，但要求受试者具有一定的文化程度，且测试时间相对较长。

8. 神经行为认知状况测试　神经行为认知状况测试（neurobehavioural cognitive status examination，NCSE）是由 Kiernan 为首的北加利福尼亚神经行为联合小组（the northern California neurobehavioral group）在 1987 年编制而成，并且在 1988 年和 1995 年进行了 2 次修订。其设计初衷主要是用于脑卒中、脑外伤等器质性脑损伤患者的床边认知功能评定。NCSE 在国外已被广泛应用，用来评估五项主要能力的智能情况：语言、结构、记忆、计算和推理。注意力、意识水平及定向能力另行评估。阅读和书写不做评估。除记忆外，其余项目均有筛选及测试的示例。脑卒中患者一般均能在 15～30 min 完成测试，省时省力，并且证实 NCSE 量表具有良好的敏感性。

自问世以来，NCSE 量表在国外及中国香港地区已广泛被应用。中文版国内也有介绍与应用。其最大的优点在于能对受试者尚存的认知潜力与已受损的认知功能进行区别对待。中文版 NCSE 的优势在于不受性别的影响，但缺点是易受年龄和文化程度的影响。NCSE 可用于脑卒中认知功能的评价，对普通脑外伤患者更有着其他评估量表所不具备的优势。

（三）认知障碍的单项评估

1. 记忆功能评定　记忆功能是人脑的基本认知功能之一，是过去经历过的事物在头脑中的反映。记忆的过程主要由输入信息的编码、储存和提取三部分组成。根据提取内容的时间长短可分为瞬时记忆、短时记忆、长时记忆 3 种。瞬时记忆的信息保留时间以毫秒计，最长 1～2 s，又称感觉记忆；短时记忆的信息保留时间在 1 min 以内，又称工作记忆；长时记忆保留信息的时间在 1 min 以上，包括数日、数年直至终生（表 4-6）。其中长时记忆又可分为近期记忆和远期记忆。近期记忆的信息保留时间在数小时、数日、数月以内；远期记忆的保留时间以年计，包括幼年时期发生的事件。记忆的基本环节包括识记、保持、再生和再认四个阶段。识记是识别和记住事物积累知识经验的过程；保持是巩固已经获得的知识经验的过程；再生是对经历过的事物和体验原貌再现的过程；再认是指在某种刺激下重新回想起已经经历过的事物或体验的过程。记忆方面的评定检查应在安静的环境内进行，避免外界干扰，以排除注意障碍对检查结果的影响。

表 4-6　记忆的分级模式、时程及特点

记忆类型	信息储存时间	脑内可能的神经机制
瞬时记忆	0.28～2 s	感觉信息传入大脑，在皮质感觉区传过的时程
短时记忆	数分钟以内	特定的神经的信息在有关神经通路中往返传递—短时间，其化学机制可能是关键大分子的可逆性构象变化，如磷酸化
长时记忆	数分钟至若干年	蛋白质合成增加、突触功能增强及突出结构修饰神经信息影响 mRNA 或影响基因表达
永久记忆	终生	脑内新突触形成或突触结构不可逆的改变

1）瞬时记忆的评定

（1）数字广度测验：数字广度测验包括数字顺背测验和数字倒背测验。一次重复的数字长度在 7 个以内为正常，低于 5 个则说明瞬时记忆有缺陷。

（2）词语复述测验：词语复述测验时先由检查者说出 4 个不相关的词，如排球、兰花、椅子、挖掘机，速度为 1 个词/s，随后要求受检者立即复述。正常者能立即说出 3～4 个词。检查中重复 5 遍仍未答对者为异常，表明存在瞬时记忆障碍。

（3）视觉图形记忆：视觉图形记忆的方法是出示 4 张图形卡片，受检者看 30 s 后将图卡收起或遮盖，立即要求受检者将图案默画出，图形不完整或者各组成部分之间位置关系错误的均属异常。

2）短时记忆的评定

短时记忆（short-term memory）的评定内容同瞬时记忆检查，但是在呈现检查内容后停顿 30 s 再要求患者回忆检查的内容。

3）长时记忆的评定

长时记忆（long-term memory）的评定可分别从情节记忆、语义记忆和程序性记忆等不同侧面进行。

（1）情节记忆：情节记忆指与个人亲身经历有关的事件及重大公众事件的信息的记忆，涉及事件的时间、地点和内容。情节记忆障碍是长时记忆障碍最显而易见的表现，包括顺行性遗忘和逆行性遗忘两种类型。前者指患者不能回忆近期本人经历的事件，也不能学习新信息；后者指患者不能回忆受伤前或患病前本人经历的事情和公众事件。评定时从顺行性记忆和逆行性记忆两方面考察受试者的再现和再认能力，以发现遗忘的特点。

a. 顺行性记忆：对顺行性情节记忆的评定是对识记新信息能力的测验，也应分为言语测验和非言语测验。

言语测验包括回忆复杂的言语信息、词汇表学习和词汇再认等测验。①回忆复杂的言语信息的测验方法是给受试者读一段故事，故事中包括 15～30 个内容，读完后要求受试者复述故事的情节，测试者记录其回忆出的内容的情况。②词汇表学习的测验方法是准备两张分别列有 15 个词的表，检查者以 1 个词/s 的速度高声读出第一张表中的 15 个词，然后要求受检者复述这些词，复述可不按顺序。全过程重复 5 遍以后，检查者再念第二张表中的 15 个词，要求受检者在复述第二张表中的词汇一遍后，立即再回忆第一张表中的词汇。③词汇再认的测验由 20～50 个测验词和 20～50 个干扰词组成。制作卡片，每张卡片上只有一个词。首先将测验词卡片一张一张地呈现给受试者，每一个测验呈现 3 s，然后将干扰词和测验词混放在一起，让受试者挑出刚才出现过的词。

顺行性记忆障碍者在再现测验中可能仅能回忆起少量词或照片，而再认测验则可以完全正常。

b. 逆行性记忆：测验逆行性记忆检查包括个人经历记忆、社会事件记忆和著名人物记忆等，可采用问卷式提问。

个人经历（autobiographic events）记忆的测验可对受检者成长的不同时期直至受伤或发病前的个人经历过的事件进行提问。此测验需要受试者的亲属或知情者证实其准确性。

社会事件（social events）记忆测验应根据受试者的年龄和文化水平，就重大社会历史事件发生的时间、地点及事件的主要内容做出提问。

著名人物记忆测验可请受检者看著名人物的照片，要求其进行辨认，并指出照片上人物的姓名、身份及与之相关的历史年代。此测验也需考虑受试者的年龄和文化水平。

（2）语义记忆（semantic memory）：语义记忆是指有关常识、概念及语言信息的记忆，包括常识测验、词汇测验、分类测验、物品命名等。语义记忆障碍常见于脑部弥漫性损伤，如各类痴呆及一些颞叶病变的患者。

常识测验：对受检者提问常识性问题，如一年有几个月？什么温度能使水结冰？中国的首都是哪里等。

词汇测验：请受试者对词汇做出词义解释。

分类测验：请受试者对所列物品进行分类，如将其按家具、植物、服装等类别归类。

物品命名：请受试者对指定实物进行命名。

4）修订韦氏记忆量表（WMS）

韦氏记忆量表（Wechsler memory scale，WMS）是 Wehsler 于 1945 年设计的最早一套测量记忆的标准化量表。中国修订版韦氏成人记忆量表（WMS-CR），是龚耀先等于 1980 年修订的 WMs 中文版。该量表根据记忆阶段说理论，仿照 WMS 而设计，主要包括经历、定向、心智、图片回忆、图片再认、图片再生、联想记忆、触觉记忆、理解记忆和背数（数字广度测试）十个项目，主要测试瞬时记忆、工作记忆、长时记忆等功能。

5）临床记忆测验

临床记忆量表是由许淑莲等根据国外单项测验编制的成套记忆量表。用于成人（20～90 岁），有甲乙两套。由于临床所见记忆障碍以近事记忆障碍或学习新事物困难为多见，故该量表各个分测验都是检查持续数分钟的一次性记忆或学习能力，分测验 B 为语文测验，可以检查学习能力，并与思维有关；分测验 D 为非语文测验，因图形是无意义的，不通过词再认；分测验 C、分测验 E 是介于语文和非语文之间的测验，通过词来识记和回忆。本测试可以鉴别不同类型的记忆障碍，如词语记忆障碍或视觉记忆障碍，并对大脑功能障碍评定提供参考数据。

临床记忆量表的测验项目：①指向记忆。要求记忆需识记的语句，而其中混入了不需要识记的词。②联想学习。要求记忆成对的词，其中有容易联想（有逻辑联系）的和困难联想（无逻辑联系）的。③图像自由回忆。④无意义图形再认。⑤人像特点（姓名、职业、爱好）回忆。

其中④是非文字测验，③⑤是介于文字和非文字之间的测验，所以该量表也运用于未接受过教育的受试者。根据量表结果可求得记忆商，并用此来衡量受试者的记忆等级水平。用于鉴别不同类型的记忆障碍，如词语记忆或视觉记忆障碍，并对大脑功能障碍的定位提供参考资料。

6）Rivermead 行为记忆量表

Rivermead 行为记忆量表（Rivermead behavioral memory test，RBMT）

与以往临床上常用的记忆量表相比有其独到之处，它设立了一些与日常生活关系密切的项目。本量表包括 12 个分项目：记住姓名、记住被藏物、记约定、图片再认、路径即时回忆、路径延迟回忆、信封、定向、日期、照片再认、故事即时回忆、故事延迟回忆，主要为了测试并发现日常记忆功能障碍。

7）中文听觉词汇学习测验（chinese auditory learning test）

本测验以词作为识记材料，测试者以 1 个/s 的速度念 15 个常用词，要求受试者在听完后立即复述，记得越多越好，可以不必按照原来的顺序说出。念完一遍，受试者回忆一遍，连续进行 5 次。然后，再念出另外一组词语，念完后要求受试者复述，再对第二部分回忆后，要求受试者再对第一部分的词语进行回忆，用以测试学习第二部分面对第一部分产生的干扰。30 min 后，再次要求受试者回忆第一部分的词汇，而主试者读出一些字词，有些是先前记过 5 遍的字词，有些是全新的字词，要求其对第一部分的词汇进行再认。该测试可以测试受试者的短时记忆、长时记忆和再认等多方面的记忆功能。

8）Ruff 路线学习测验（Ruff-light learning test）

卡片上呈现许多线条相连的圆圈，有表示起点和终点的圆圈。从起点到终点，有许多路可以走，让受试者学习一条曲折的线路，测试者知道这条路怎么走，但受试者看不到。受试者试着一步一步走，正确告知"对"，继续向前，错误告知"不对"或者"回头"，受试者回到前一步，选择另外条路线试走。受试者在测试中尽量记住刚刚学会的路线，直到连续正确走出两次（总练习次数＜10 次）。60 min 后再次回忆练习过的路线，记录总步骤正确数、错误数、练习次数及立即回忆和延迟回忆的正确和错误步骤数，主要测试视空间的短时记忆和长时记忆。

2. 注意力障碍的评定 注意是心理活动对一定事物的指向和集中。由于这种指向和集中，人们才能够清晰地认识周围现实中某一特定对象的产生，而避开不相干的事物。指向是指对认识所进行的随意或者不随意的选择，这种选择不仅仅只是对某种刺激活动的有意识的反映，而且也表现在对这此刺激活动的较长久的保持。集中是主体在客体上集中的心理活动，它不单是避开一切局外的和与该活动无关的内容，而且还表现在对附加的干扰活动进行抑制。注意本身不是一个独立的心理过程，它是伴随着感知、记忆、思维、想象等心理活动的一种心理状态。注意按照有无预定目的可以分为有意注意和无意注意，按照器官可以分为视觉注意和听觉注意。注意力评定的方法：视跟踪、形态辨认、删字母等视觉注意测试，以及听认字母、重复数字、辨认词、辨认声等听觉注意力测试。韦氏记忆测试中的数字长度分测试和韦氏智力测试中的算术测试、数字广度测试、数字符号测试都可用于注意力的评定。

（1）视跟踪和辨认测试：视跟踪和辨认测试测定方法包括以下几种。

视跟踪：要求受试者目光跟随光源做上、下、左、右移动。每个方向记1分，正常为4分。

形态辨认：要求受试者临摹画出垂线、圆形、正方形和"A"字形各一图。每项记1分，正常为4分。

划消字母测试：要求在短时间内受试者高度集中注意力，准确而迅速地在许多类似的对象中辨认出特定对象，并且迅速而准确地把它划消。为了防止职业、文化程度对测验效果的影响，划消试验所用的材料多是简单的符号、英文字母、几何图形、数字等。

（2）数或词的辨别注意测试：数或词的辨别注意测试的方法有以下几种。

听认字母测试：在60 s内以1字/s的速度将无排列规则的字母念给受试者听，其中有10个为指定的同一字母，要求听到此字母时有表示，10个全部发现为正常。

背诵数字：以1字/s的速度念系列数字给受试者听，要求立即背诵。从两位数开始至不能背诵为止。背诵少于5位数为不正常。

辨认词：向受试者播放一段短文录音，其中有10个为指定的同一词，要求听到此词时有表示，10个全部听出为正常。

（3）听跟踪：受试者闭目，在其前、后、左、右和头的上方摇铃，要求指出摇铃的位置。每个位置记1分，少于5分为不正常。

（4）辨认声：向受试者播放一段有电话铃声、钟表声、嘀嗒声、号角声的录音，要求听到其中某种指定声时有表示，指定声出现5次，听出指定声音少于5次为不正常。

（5）注意力表现测验（test of attentional performance，TAP）：TAP测验是由PSYTEST公司生产的TAP 2.3注意力测试系统完成，主要包括警觉度、转移性注意力、分散性注意力和有无反应等测试项目，主要测试注意广度、持续时间等功能。

（6）数字广度测验（digital span，DS）：包括顺背和倒背数字两种，主要测试集中注意力、瞬时记忆力和抗信息干扰的能力。

（7）气球叉掉测验（ballons tests，BT）：包括相对简单的叉气球和较为复杂的叉圆圈测试。主要测试被试者的注意力。

（8）数字警觉测试（digit vigilance test，DVT）：将要划掉的数字随机分散在每行数字中，要求受试者尽可能快地把目标数字划掉。本测验完成需要集中注意力、视觉扫描、迅速协调运动和抑制反应。

（9）数字符号测验（symbol digit modalities，SDMT）：向受试者呈现一组共 9 个不同的符号，各自对应不同的数字。随机排列符号，要求受试者将无意义的符号转化为数字，测试成绩受被试者视知觉、视觉扫描、眼球运动、记忆等能力的影响。

（10）数字颜色连线测验（color trail，CT）：包括两种类型。1 型为纸上印有 25 个不同颜色的圆圈（红色和黄色），每个圆圈中有一个数字（1～25）。要求受试者按数字顺序将圆圈连接起来，直到终点（数字 25）。2 型为纸上印有 49 个不同颜色的圆圈（红色和黄色），每个红色的圆圈中有一个数字（1～25）。每个黄色圆圈中有一个数字（2～25）。受试者按照数字的顺序，将这些圆圈横穿起来。由红 1 连到黄 2，再连到红 3，再连到黄 4，以此类推，直到终点。以受试者完成的时间评分。一般认为，1 型反映右侧大脑半球功能，主要为较为原始的知觉运动效率；2 型反映左侧半球功能，即包含知觉运动效率外的注意转换效应。

（11）Stroop 测验：主要测试受试者的注意集中能力、选择性注意力、反映抑制能力及执行能力。

3. 执行功能的评定　Lezak 于 1983 年指出执行功能（executive function，EF）是人们成功从事独立的、有目的的、自我负责的行为的能力。它包括目标形成、策划过程（具有抽象思维性质）、完成目标导向的计划和有效操作。1994 年 Sultzer 将执行功能分为动机、程序、反应控制和演绎推理四种成分。动机为行为始动力，程序包括模式识别、次序识别和交替选择。反应控制包括注意分割、抑制错误反应、认知速度、灵活性和计划性，而演绎推理主要包括相似性和谚语理解等抽象思维、认知表达控制、反馈运用和预期能力。

Banich 在 1997 年将执行功能障碍分为 5 类：①心理惰性，如自发语言、自发行为减少、将意向付之行动有困难，出现环境依赖综合征；②抽象思维能力减退，如能按照颜色知觉将卡片分类，但是不能按照特征归类；③认知评估障碍；④处理新信息、应付新情境能力减退；⑤有控制目标导向的行为如次序排列、定时转移、策略修改和自我控制等障碍。

常用的执行功能测验包括范畴测验（category test）、认知估计测验（cognitive estimation test）、图案流畅性测验（design fluency test）、Ruff 图形流畅性测验（Ruff figural fluency test，RFFT）、Wisconsin 卡片分类测验（Wisconsin card sorting test，WCST）、迷宫测验、瑞文标准推理测验（Raven standard progessive matrices，SPM）、Stroop 色词测验（SCWT）、连线测验（TMT）、韦氏智力测验的部分分测验（如相似性测验、图片排列测验）。

（1）范畴测验：将 155 张图片分为 7 个子测验组，前 6 组各按一定的规则分类，第 7 组为前 6 组的混合，供检查回想之用。测验时将四个按键放在患者面前，让患者在图形出现时按指定的原则按相应的键。例如，在第一组图片中出现中文数字"三"时，应按第三个键；在第二组中出现两个小人图形时应按第二个键；在第三组中依次排列着三角形、圆形、圆形、圆形四个图形时，应按第一个键（因三角与其他不同）等，按正确时立刻给予悦耳的铃声反馈；按错误时则给予不悦耳的声音反馈。记下按错的数目作为评分标准。主要测试注意、集中、概念形成、抽象推理，精炼能力，产生和检验假设的能力；专注于积极利用反馈的能力；从熟悉的事物推广到新的但又类似的状况中去的能力。

（2）Wisconsin 卡片分类测验（Wisconsin card sorting test，WCST）：WCST 是一个有效的测量执行功能的工具，其对额叶损伤的差异灵敏度仍有待确认。该测验最早被用于研究抽象思维及思维转换模式的研究。测试者向受试者提供 64 张印有不同颜色（红、绿、黄、蓝）和不同图形（三角形、星形、十字架、圆圈）的卡片。图形的数量有可能是 1～4 个，不存在完全相同的两张图片。要求受试者根据一个未知的规则将 64 张卡片分为 4 类。当受试者对卡片进行分类时，受试者做出"正确"或"错误"的反馈。当受试者能够连续10 次正确地将卡片进行分类后，测试改变规则并且不提醒受试者，测验持续直到受试者再次连续 10 次正确地将卡片进行分类。测试进行 6 轮后结束。

（3）Porteus 迷宫测验：迷宫测验具有跨文化的一致性，主要测量受试者的计划和预知能力。受试者用笔追踪描摹连续的线段（难度逐渐增加），在此过程中，要求尽量避免笔尖离开纸面或走入死角，该测试可以灵敏地检测出额叶损伤。

（4）瑞文标准推理测验（Raven standard progressive matrices）：瑞文标准推理测验是英国心理学家瑞文 1938 年设计的非文字智力测验。该测验的编制在理论上依据斯皮尔曼（C. Spearman）的智力二因素理论，该理论认为智力主要由两个因素构成，一是一般因素，又称为"g"因素，它可以渗入所有的智力活动中，每个人都具有这种能力，只是水平上有差异。二是特殊因素，又称为"s"因素,这类因素种类多,与特定任务高度相关。瑞文标准推理测验是测量"g"因素的有效工具,尤其与个人的问题解决、清晰知觉和思维、发现和利用自己所需信息及有效的适应社会生活的能力相关。

瑞文标准推理测验共由 60 张图组成,按照逐渐增加难度的顺序分为 A、B、C、D、E 五组,每组都有一个主题,题目的类型略有不同。从直观上看,A 组主要测试知觉辨别能力、图形比较、图形想象力;B 组主要测试类同比较、图形结合等;C 组主要测试比较推理和图形组合;D 组主要测试系列关系、图形套合、比拟等;E 组主要测试互换、交错等抽象推理能力。

瑞文标准推理测验一共包含两种题型,一种是题干为右下角被挖掉一块的大图形,选项为包括被挖掉的那一块在内的 6 个小图形;另一种是题干为缺少一个图形的图形矩阵,选项为包括所缺少的那个图形在内的 6~8 个小图形。测验时,受试者根据大图形或图形矩阵的规律,从所提供的选项中选择出一个适当的图形填入大图形或者图形矩阵的空缺中。

该测验无严格的时间限制,一般可用 40 min 左右完成。解释是先计算出原始分,每题答对得 1 分,再将原始分数转换成受试者所在年龄组别的百分等级。

(5)Stroop 色词测验:Stroop 色词测验也是研究执行功能测验的典型范例之一,该测验主要反映个体的执行控制功能,尤其是抑制功能。1935 年 Stroop 首先使用,版本较多,经典的 Stroop 色词测验由 3 张卡片(每张 50 字)、4 种颜色组成。卡片 A 读颜色字,卡片 B 读单纯的颜色,卡片 C 要求读字的颜色而不是字本身。记录正确数、耗时数、立即改正数和延迟改正数。例如,给受试者呈现不同颜色写的色词,要求受试者回答字的颜色(对着红色写的"绿"回答"红")。前额叶损伤的患者对用红色写的"绿"回答"红"的反应时间明显长于对用红色写的"红"的反应时间,且错误率明显增加。

(6)连线测验(trail making test,TMT):TMT 是 1944 年美国陆军开发的主要反映注意、次序排列、心理灵活性、视觉搜索和运动功能、定势转移,同时反映手眼协调能力、空间知觉和注意能力的一项测验。该测验分为 A、B 两部分,在 A 部分,将 1~25 的数字按照顺序连接起来;在 B 部分,按照顺序连接,数字和字母交替进行,正式开始之前均有练习。

4. 知觉障碍的功能评估 知觉是客观事物作用于感觉器官,在头脑中产生的对事物整体的反应。知觉作为一种活动过程包括觉察、分辨和确认。觉察是发现事物的存在,但是不知道是什么;分辨是把一个事物或者事物的属性与另个事物或者事物的属性区别开来;确认是人们利用已有的知识经验和当前获得的信息,确定知觉的对象,并将其纳入一定的范畴。知觉的信息加工分为自下而上和自上而下两种加工模式。自下而上的加工，又称数据驱动加工，知觉依赖于直接作用于感官的刺激物的特性，从组成事物的最简单、最基本的成分开始组织、加工。自上而下的加工，又称概念驱动加工，知觉依赖于感知的主体，是较高级的、整体的，加工影响低级水平特征的加工，强调知觉者对事物的态度、需要、兴趣、遗忘、知识经验和对活动的预先准备状态，期待对加工过程的影响。

知觉具有选择性、整体性、恒常性，知觉学习和知觉适应集中特性。知觉选择性是指人感知客观世界时，总是有选择地把少数事物当成感知的对象，而把其他事物当成感知的背景，以便更清晰地感知一定的事物与对象。知觉整体性是指知觉系统具有把个别属性、个别部分综合成为整体的功能。知觉的这种整合作用离不开组成整体的各个成分的特点，同时对事物个别成分的知觉又依赖于事物的整体特征。人的知觉与记忆、思维等高级认识过程有密切联系。人在知觉过程中，不是被动的，而是以过去的知识经验为依据，力求对知觉对象做出某种解释，使其具有一定意义。知觉的客观条件在一定范围内改变时，我们的知觉映像在相当程度上却保持着它的稳定性，或者说我们把物理刺激变化而知觉保持稳定的现象称为知觉恒常性。知觉恒常性包括形状恒常性、大小恒常性、明度恒常性和颜色恒常性。知觉学习是指由训练引起的知觉成绩的改变或者知觉阈值的变化。当视觉输入发生变化时，我们的视觉系统能够适应这种变化，使之恢复到变化前的状态，叫知觉适应。

知觉障碍不是感觉障碍，是大脑由于病损对视觉、听觉、触觉等感觉途径获得的信息缺乏正确的分析和识别能力，因而造成对感知对象的认识障碍。知觉障碍最常见的表现是失认症和失用症。

1）失认症的评定

失认症是指对视觉、听觉、触觉等感觉途径获得的信息缺乏正确的分析和识别能力，因而造成对感知对象的认识障碍。例如，听觉失认者听到耳后的钟表声时，可以判断出有声音的存在，有别于聋，但不能分辨出到底是钟表声、门铃声还是电话铃声。

失认症包括视觉失认症、触觉失认症、听觉失认症和体觉失认症、Gerstmann综合征等，常同时伴有忽略症和体像障碍，其病变部位在顶叶、颞叶、枕叶的交界区。当中央后回将初级感觉信息传递到上述区域时，无联系的成分将构成有意义的整体，一旦该区发生病变，引起的障碍就不是简单的感觉障碍，而是感知觉间联系和整合功能受到破坏、出现特异性的高层次的认知障碍。

（1）视觉失认：视觉失认是指患者在"能看见"的情况下，对所见到的颜色、物体、图形等不能分辨其名称和作用，包括物体失认、面容失认和颜色失认等。

物体失认：是失认症中最常见的类型。虽然患者视力和视神经功能正常，视觉刺激可以正常通过眼睛和视束，但是大脑皮质不能正确地解释，患者虽然能看见呈现在面前的物品，但是不认识是什么。评定方法为将多种东西混放在一起，其中有同样的物品，让患者将同样的物品挑选出来。能够正确完成者为正常，不能完全挑出来的为异常。也可将梳子、牙刷、钢笔、硬币、手表等日常生活用品摆放在一起，测试者说出物品名称，或模仿使用动作，让受试者选出相应的物品。能在适当的时间内正确完成的为正常，反之为异常。物品的分类检查是将多种物品混放在一起，让患者根据物品的形态、材料、颜色、用途等进行分类。评估者可以任意提出以上分类的要求。能在适当的时间内正确完成为正常，反之为异常。

面容失认：是指患者不能识别熟悉的面孔，如亲属、朋友，甚至不能从镜子中认出自己，但是患者可以从说话的声音、步态、服装或者发型认出对方。评定方法为在受试者面前放几张众人皆知的名人照片，如运动员、明星等，看受试者能否认出。或让受试者照镜子，看能否认出是其本人。不能正确回答为阳性。

颜色失认：是脑损伤导致患者对以往所能辨识的颜色失去了认知的能力，患者能分辨两种颜色是否相同，但是不能根据要求命名或选择颜色。评定方法包括：①颜色辨认，将两种不同的颜色放在一起，要求受试者回答是否相同；②颜色匹配，测试者命名一种颜色，要求受试者从色卡或物品中挑出指定的颜色；③颜色命名，测试者出示一种颜色，要求受试者说出颜色的名称、颜色知识及应用，并要求受试者回答物体的颜色。

形状失认：取图形为三角形、菱形的塑料块各两块，杂乱地混放于受试者面前，让其分辨，辨认不正确者为阳性。

（2）听觉失认症：听觉失认症指患者在听觉功能检查正常情况下对以前熟悉的声音不能辨别，如动物的叫声、不同的交通工具所发出的声音和音乐戏曲等。

环境音失认：请受试者听日常熟悉的声音（如雷声、雨声等），并让其答是什么声音，回答不正确者为阳性。

音乐失认：要求受试者听熟悉的音乐或歌曲，然后指出歌曲名称，或者要求受试者随着音乐的节奏打拍子，不能完成者为阳性。

（3）触觉失认：触觉失认是指不能通过触摸识别物体，尽管患者触觉、温度觉、本体感觉等基本感觉正常，但是在闭目后不能辨识物品的大小、形状、性质，从而对早已熟悉的物品的名称、功能及用途不能确认。

评定方法：①在桌子上摆放各种物品，如球、铅笔、硬币、戒指、纽扣、积木块、剪刀，先让受试者闭眼用手认真触摸其中一件，辨认是何物，然后放回桌面。再睁开眼，从物品中挑出刚才触摸过的物品。能在适当的时间内将所有物品辨认清楚者为正常。②用塑料制成 10 个几何图形，如椭圆形、三角形、五星形、正方形、六角形、八角形、十字形、菱形、梯形、圆形。受试者先闭眼触摸其中一块，然后再睁开眼，试从绘画中寻找出与刚才触摸过的物品相同的图形。在适当时间内能正确辨认图形者为正常。③闭眼触摸辨认粗砂纸、细砂纸、布料、绸缎。能在适当的时间内正确辨认者为正常。

（4）Gerstmann 综合征：Gerstmann 综合征是指因优势半球角回病灶所导致的双侧空间失认、手指失认、失写和失算四种症状。

双侧空间失认：测试者叫出左侧或右侧身体某一部分的名称，嘱受试者按要求举起相应的部分。或由测试者指点受试者的某一侧手，让受试者回答这是他的左手还是右手。回答不正确者即为阳性。或由测试者让受试者做动作，如伸出你的右手、摸你左边的耳朵，或者回答"这支铅笔在你的左侧还是右侧？（此时测试者用左手拿着铅笔放在患者右肩前 30 cm 处）"，或者是测试者用手触摸受试者身体部位，如左侧面部、右手拇指等，让其回答被触摸的部位是左侧还是右侧。如果受试者能正确完成上述指令或正确做出回答，即为正常，否则为异常。

手指失认：试验前让受试者弄清各手指的名称，然后测试者分别呼出右侧或左侧的示指、小指等手指的名字，让受试者举起他相应的手指，或让他指出测试者举起的相应的手指。回答不正确者为失认阳性。手指失认症患者往往在识别中间三个手指时出现错误，而对拇指和小指一般能正确辨认。

失写：让受试者写下检查者口述的短句，不能写者为失写阳性，能写者为失写阴性。

失算：患者无论是心算还是笔算均会出现障碍。重症患者完成一位数字的加、减、乘法运算均有困难，轻症患者也不能完成两位数字的加、减法。失算症患者往往觉得完成笔算比心算更困难，这是因为患者在掌握数字的空间位置关系上发生了障碍。简单的心算可从 65 开始，每次加 7，直到加到 100 为止。不能算者为失算阳性。

（5）半侧空间失认症：半侧空间失认症又称为单侧忽略，患者对脑损害部位对侧一半的身体及空间内的物体不能辨认。评定方法包括 Albert 试验、Schenkenberg 等分线段试验、删字试验、绘图试验等。

2）失用症的评定

失用症（apraxia）是指由于大脑皮质的损害而造成的有目的的行为障碍。

在无运动瘫痪、感觉丧失及共济失调的情况下，患者不能正确地计划和执行以前所能完成的有目的的行为和动作，又称运动不能。失用症分为观念性失用症、运动性失用症、结构性失用症、穿衣失用症、步行失用症、言语失用症和失写症等。

（1）运动性失用症（motor apraxia）：运动性失用是最简单的失用症，常见于上肢或舌。发生于上肢时可累及几种动作，如不能洗脸、刷牙、梳头、划火柴、倒茶、用钥匙开门及与人打招呼等。有时并非完全不能，而是动作笨拙。舌肌失用时，患者只能张口而不能伸舌。其病灶部位常在非优势侧顶枕叶交界处。评估时可让患者做扣钥匙扣、系鞋带、穿针引线等精细工作，不能完成者为阳性，能完成者为阴性。

（2）结构性失用症（constructional apraxia）：结构性失用症是空间失认（spatial agnosia）的一种失用症，表现为对三维空间结构的感知觉和运动程序之间的障碍，虽然患者有形状知觉，也有辨别觉和定位觉，但患者不能模仿拼出立体结构，即患者的视觉和动觉过程之间发生分离。

画空心十字：给受试者纸和笔，让其照着一个"十"字画一个空心十字的图形。不能完成者为阳性，能完成者为阴性。

用火柴棒拼图：测试者先用火柴拼成各种图形，然后让受试者照样复制，不能完成者为阳性。

搭积木：测试者用积木块搭成几种简单的图形，让受试者模仿。不能完成者为阳性。

拼图案：测试者取 Wechsler 智力测验中所用的四块积木依次排成指定的四种图案，让受试者照样复制。不能复制者为阳性。

几何图形临摹：让受试者在白纸上临摹指定的几何图形。正常应能正确地将图形画出，没有漏画和加线，空间位置关系正常。轻度障碍和中度障碍时，有漏画和多画的线及空间位置不均匀等错误，但知道所面对的是什么图形及画中图形存在的问题。重度障碍时，不知道要画什么，也不知道画出的是什么图形。

（3）意念运动性失用症（ideomotor apraxia）：意念运动性失用症是意念中枢与运动中枢之间联系受损所引起的。意念中枢与运动中枢之间的联系受损时，运动的意念不能传达到运动中枢，因此患者不能执行口头的运动指令，也不能模仿他人的动作。但由于运动中对过去学会的运动仍有记忆，有时能下意识地、自动地进行常规的运动。例如，给他牙刷时他能自动地去刷牙，但告诉他去刷牙时，他却不能去刷牙。因此常表现为有意识的运动不能，但无意识运动却能进行。评估方法如下所示。

模仿动作：测试者向受试者示范一种动作，如举起一手，伸示指、无名指和小指，将中指和拇指对指；或伸中指、无名指，小指和拇指对指；让受试者模仿，凡不能完成指令者为阳性。

按口头命令动作：让受试者执行检查者的口头动作指令。不能执行者为阳性。意念运动失用依动作部位可细分为面颊部性的、四肢性的和全身性的三种，因此可予以分别检查。①面颊部性，测试者口头指令受试者表演吹火柴、用吸管吸汽水或伸出舌头等动作。如果不能，即为阳性。②四肢性，口头指令受试者表演行举手礼，使用牙刷或梳子、用锤子钉钉子、用脚踢球等动作。如不能，即为阳性。③全身性，让受试者表演鞠躬、举大斧劈木头、拳击姿势等。如不能，即为阳性。上述检查如为单侧动作，则应左、右侧均做检查。如受试者不能执行指令时，可由检查者示范，让他模仿。如仍不能时，给予火柴、牙刷等实物，让受试者操作，分别记下结果。给予实物即能进行表演者症状最轻；能模仿但不能执行口头命令者次之；模仿也不能者为最重。

（4）意念性失用症（ideational apraxia）：意念性失用症是指当患者接受一个指令后在形成运动程序的概念上发生异常，其特点是对复杂精细动作失去应有的正确观念，以致各种基本动作的逻辑顺序紊乱，患者能完成一套动作中的一些分解动作，但不能将各个组成部分合乎逻辑地连贯起来，组成一套完整的动作。例如，让患者用火柴点烟，再把香烟放在嘴上，但患者可能用烟去擦火柴盒，把火柴放到嘴里当作香烟。患者常给人一种漫不经心，注意力不集中的印象，常有智能障碍，生活自理性差，但模仿动作一般无障碍。病变部位常在左侧顶叶后部或缘上回及胼胝体。评估方法常用活动逻辑试验，即给受试者茶叶、茶壶、开水瓶（盛温水以免烫伤）和茶杯，让其泡茶，如果受试者活动逻辑次序错乱，即为阳性；也可把牙膏、牙刷放在桌上，让受试者打开牙膏盖，拿起牙刷，将牙膏挤在牙刷上，然后去刷牙，如果受试者动作错乱，则为阳性；或将信纸、信封、邮票、糨糊放在桌上，让受试者折好信纸，放入信封，封好信封口，贴上邮票，如动作顺序错乱，则为阳性。

5. 视觉空间觉功能　视觉空间觉功能主要包括 Hooper 视觉组织测验（Hooper visual organization test，HVOT）和线段方向判断测验（judgement of line orientation test，JLOT）。

（1）穿衣失用症（dressing apraxia）：穿衣失用症是视觉空间失认（visual-spatial agnosia）的一种失用症，指患者不是由于运动障碍或不理解指令而影响穿衣，而是在穿衣的动作顺序和穿衣的方式方法上错误，致使自己不能穿上衣服。患者不能把连续的动作有机地分为各个单一动作去执行，结果导致动作不协调，相互干扰。评估方法为让受试者给玩具娃娃穿衣，如不能则为阳性；或让受试者给自己穿衣、系扣、系鞋带，如对衣服的正、反、左、右不分，手穿不进袖子，系扣、系鞋带困难者为阳性，能在合理时间内完成上述指令者为阴性。

（2）步行失用症（walking apraxia）：步行失用症指患者在不伴有下肢肌力、肌张力和反射异常的情况下出现步行困难，或者患侧瘫痪时健侧肢体的运动出现失控，造成步行障碍。如让患者开始步行，可出现起步困难，不能提腿迈步向前行走，但能越过障碍和上下楼梯；在患者前方放一障碍物如砖头，他就会迈出第一步并可向前走，但又不易拐弯。评估方法为根据受试者不能发起迈步的动作，但遇到障碍物能够自动越过，遇到楼梯能够上楼，迈步开始后拐弯又有困难等一系列异常表现，即可明确诊断。

6. 额叶流畅性测验

（1）词汇流畅性测验（verbal fluency test，VFT）：要求受试者在 1 min内尽快讲出"蔬菜和水果"的名字及"动物"的名字，录音并记录受试者说出的名称的正确数、重复数和错误数，主要测试额叶的执行功能、思维组织和构思的流畅性。

（2）图形流畅性测验（figure fluency test，FFT）：纸中有很多方格，每个方格有 5 个点，要求受试者将 2 个点或 2 个以上的点用直线相连，组成不同的图案（2 个点或者 2 个以上的点连起来都是一个图案），在 1 min 内尽快做出最多的图案，并且不要重复。测试共分为 5 个部分，每一个部分方格中点的位置不同，记录独特图形数和重复数。

（四）认知障碍成套测验

一整套标准化的测验由各种单项测验组成，是较全面的定量测定。成套测验分值低于正常范围提示该受试者存在认知障碍，单项特异性检查结果异常则仅仅说明某种认知功能存在缺陷，如面容失认或结构性失用等。H. R 神经心理学成套测验是常用的神经心理学成套测验；洛文斯顿作业疗法认知成套测验（LOTCA）近年来被广泛用于神经康复的评估中。因此，成套测验可以全面评价主要的脑功能。

1. H. R 神经心理学成套测验 H. R 神经心理学成套测验是由霍尔斯特德（Halsted）首先编制出来的，后由他的学生里坦（Reitan）加以补充和完善而成，故称霍尔斯特德-里坦成套测验，也可称 H. R 神经心理学成套测验。该测验是临床神经心理学测验方法中最有名、最常用的一种。我国龚耀先教授主持修订，形成了中国的常规模式。H. R 神经心理学成套测验分为成人式（用于15 岁以上）及儿童式（9～14 岁）。此外，Reitan 于 1954 年在成人和儿童版H. R 成套测验的基础上，将部分分测验加以修改，制成一套可以用于 5～8 岁儿童的测验，称为幼儿版 H. R 成套神经心理测验（5～8 岁）。

成年式 H.R 神经心理测验由 10 个分测验组成，包括以下 6 项分测验和 4 个检查。

（1）侧性优势检查：即测定身体利侧的测验，通过测定利手、利足、利眼、利肩等，判别人的优势大脑半球。

（2）失语甄别测验：即大脑功能筛选测验，由言语理解和表达能力的测验构成，它包括临摹图案、读词或句、解释词义、重复主试语言等项目内容。

（3）握力测验：用握力计测量左右手运动力量，比较利手和非利手。

（4）范畴测验：即检查受试者抽象能力的测验，共有 208 张图片，分为 7 组，要求受试者把主要的有关刺激图片分类，并在特殊装置的键盘上按适当的键做出应答。

（5）手指敲击测验：即检查双手手指精细运动的测验，要求被测验者在一种机械装置上用双手示指先后敲击，检查和比较其速度。

（6）语声知觉测验：由一些无意义的字音组成，要求被测验者从近似的 4 个字音中选出与语声相同的字音。这项测验主要检查听觉辨别能力。

（7）连线测验：有 A、B 两种形式。A 形式要求把不同位置上的 1～25 的数码连接起来；B 形式要求把不同位置上的 1～13 的数码和 A～L 的字母按 1-A、2-B、3-C……的顺序交叉相连。均要记录时间，这是一种检查有关视觉、概念和视动追踪的测验。

（8）触觉操作测验：使用一种形板，由若干木块制成的几何图形和刻有相应形状的木板槽组成。测验是要求测试者蒙住眼睛，分别用左手、右手或双手同时将木块放入相应图形的木槽内，然后回忆所有木板槽的形状和位置。根据其完成作业的时间和回忆的成绩，评估触觉鉴别能力、运动觉、上肢协调能力和形状记忆及方位记忆等。这项测验是 H.R 神经心理学成套测验中的主要测验。

（9）音乐节律测验：用录音机放出 30 对相同的或不相同的音韵节律，要求被测验者对每对音乐节律做出是否是相同的判断，以了解其对音乐节拍的辨别能力。

（10）感知觉障碍测验：这是常用的一些神经病学临床检查方法，检查受试者是否有手指认知不能、皮肤-书写认知及触觉、听觉和视觉的损失。①感觉检查：听觉、视觉和触觉是用左单侧、右单侧和左右两侧刺激来分别测验的，测定感觉综合能力。②知觉检查：辨别个别手指上的触觉刺激，测定触觉认知。③指尖认数测验：不用视觉帮助辨认指尖上书写的数字，测定触觉空间综合能力。

每一分测验均有常规模式用以区分什么样的分数属于"正常"范围和什么样的分数提示"有脑损伤"。H.R 神经心理学成套测验根据 5 个基本的测验，如范畴、触觉操作、敲击、节律等几个分数指标计算大脑的损害指数，其公式为脑损害指数＝测验结果异常的项目数/7。然后按照脑损害指数来评估大脑损害的程度。一般可以划分为"无脑损害""边缘脑损害""轻度脑损害""中度脑损害""严重脑损害"。根据所有测验项目，再加上智力测验、记忆测验及人格测验的结果，综合分析，了解其相互之间的分数关系，可以做出偏侧和损伤性质的分析，损伤是弥漫性的还是局灶性的，是稳定的还是变化的，以此进行定位的诊断。

H.R 神经心理学成套测验，是鉴别脑-行为障碍患者的一种较可靠的心理测验工具，测验结果有助于诊断脑病变的情况，还能确定某些病例症状群的性质和定位，更重要的是能够分析脑与行为的关系。有资料介绍，在 171 例患者中测左右半球符合率为 89％，在神经病理损害方面符合率为 85％。其阳性率比脑血管造影或气脑造影高，也超过脑扫描的鉴别力，而且对患者没有造成疼痛或不适。

此外，该套测验还包括一些配合项目，如韦氏成人智力量表（WAIS）、韦氏临床记忆量表、明尼苏达多相人格问卷等。该套测验对鉴别大脑左右侧病灶和确定神经病理过程很有意义。但是这套测验还有一定的局限性，如测验时间太长、结果分析与处理复杂，特别是对有些患者，如上肢偏瘫的患者不太适用，因此临床广泛使用有较大困难。

2. 洛文斯顿认知评价量表 洛文斯顿认知评价量表（Loewenstein occupational therapy cognitive assessment，LOTCA，表 4-7）由以色列希伯来大学和洛文斯顿康复医院的专家们联合研究提出，最初用于脑损伤患者的认知功能评价，之后逐渐扩展应用到具有认知障碍的脑病患者，已在西方国家及我国台湾省广泛应用。LOTCA 包括时间和地点定向、视知觉、空间知觉、动作运用、视运动组织、逻辑思维、注意力和专注力，评定项目多于 MMSE，且分项详细。LOTCA 的优点在于不仅能深入反映认知功能，而且还能预测脑损伤的进程和转归；缺点在于评价耗时约为 MMSE 的 2 倍，容易使患者疲劳，而且对于失语症（特别是感觉性失语）、双上肢瘫痪、听力受损者、视力严重受损或盲人、注意力集中时间短于 5 min 者评定较为困难。LOTCA 第 2 版在经过汉化修改后已应用于我国脑部疾病患者的认知障碍评价，效度、信度和敏感性均较高。由于 LOTCA 第 2 版条目更加细化，因此通过对其评定结果的分析可更加有针对性地指导认知训练和作业治疗。

表 4-7　洛文斯顿认知评价量表（LOTCA）

测试对象姓名

评定者

测试日期

测试项	分数（在相应的数字上打圈）								备注
定向									
1. 地点定向（OP）	1	2	3	4	5	6	7	8	
2. 时间定向（OT）	1	2	3	4	5	6	7	8	
视知觉									
3. 物体识别（OI）	1	2	3	4					
4. 形状识别能力	1	2	3	4					
5. 图形重叠识别（OF）	1	2	3	4					
6. 物体一致性识别（OC）	1	2	3	4					
空间知觉									
7. 身体方向（SPI）	1	2	3	4					
8. 与周围物体的空间关系（SP3）	1	2	3	4					
9. 图片中的空间关系（SP3）	1	2	3	4					
动作运用									
10. 动作模仿（P1）	1	2	3	4					
11. 物体使用（P2）	1	2	3	4					
12. 象征性动作（P3）	1	2	3	4					
视运动组织									
13. 复绘几何图形（GF）	1	2	3	4					
14. 复绘二维图形（TM）	1	2	3	4					
15. 插孔拼图（PC）	1	2	3	4					
16. 彩色方块（CB）	1	2	3	4					
17. 无色方块拼图（PB）	1	2	3	4					
18. 碎图复原（RP）	1	2	3	4					
19. 画钟（DC）	1	2	3	4					

续表

思维操作								
20. 物品分类（CA）	1	2	3	4	5			
21. Riska 无组织的图形分类（RU）	1	2	3	4	5			
22. Riska 有组织的图形分类（RS）	1	2	3	4	5			
23. 图片排序 A（PS1）	1	2	3	4				
24. 图片排序 B（PS2）	1	2	3	4				
25. 几何图形排序推理（GS）								
26. 逻辑问题（LQ）								
注意力及专注力								
评估所需时间								
评估过程完成：	一次完成		两次完成		两次以上完成			

3. 国内成套神经心理学测验　在国内，香港大学临床心理研究所和安徽医科大学认知神经实验室结合国内外已有的测试，联合编制了神经心理学成套测验（HKU-AHMU BATTERY）。该测验共由 12 个分测验组成，通过测试注意力、记忆力、执行功能、视空间能力等综合反映大脑功能。

（五）常见痴呆相关量表

1. 长谷川痴呆量表　长谷川痴呆量表（HDS，表 4-8）由 Hasegawa 于 1974 年编制，1991 年修订。时间和地点定向、命名、心算、即刻和短时听觉词语记忆与 MMSE 相似，无"复述、理解指令、结构模仿"，有"倒背数字、类聚流畅性、实物回忆"，满分 30 分。在类聚流畅性测验（即在规定时间内就某一类别列举尽可能多的例子），痴呆患者从语义类别中列举例子比从词形、语音类别中列举例子更困难。由于汉语的音、形、义分离，同音字较多，方言繁杂，文盲和教育程度低的老年人较难完成听觉词语记忆，HDS 修订版采用视觉实物记忆更易为国内受试者接受，更少受教育程度影响，缺点是不能做记忆策略和机制分析。

表 4-8　长谷川痴呆量表（HDS)

项目内容	得分
1. 今天是几月？几日？星期几	0（错误） 3（正确）

续表

项目内容	得分
2. 这是什么地方？	0（错误） 2.5（正确）
3. 你多大年龄？	0（错误） 2（正确）
4. 最近发生的事情〔如早（午）饭吃的什么？〕	0（错误） 2.5（正确）
5. 你是什么地方出生的？	0（错误） 2（正确）
6. 中华人民共和国（新中国）何时成立的？（年、月、日）	0（错误） 3.5（正确）
7. 一年有多少天？（或一小时有多少分钟？）	0（错误） 2.5（正确）
8. 中华人民共和国现在的总理是谁？	0（错误） 3（正确）
9. 100−7＝？ 93−7＝？	0（全错） 2（答对1个） 4（答对2个）
10. 倒说数字6、8、2，3、5、2、9	0（全错） 2（答对1个） 4（答对2个）
11. 五个物品（如硬币、钥匙、手机、手表、笔、矿泉水、扑克牌、手电筒），让其一个个看过后，收起，问都有什么东西？	0（答对1件或全错） 0.5（答对2件） 1.5（答对3件） 2.5（答对4件） 3.5（答对5件）
总分：	

等级：正常为31～32.5分，边缘状态为22～30.5分，可疑痴呆为10.5～21.5分，痴呆为0～10分。

注意：本量表主要考察患者定向、注意、记忆及计算功能，重点考察瞬时、近期及远期记忆功能，适用于对早期痴呆患者的筛查。而在实际应用中发现只有严重痴呆才会在10分以下，且所得分数与受教育程度有关，受教育程度越低得分越少，因此用HDS评定是否痴呆，不同文化程度的标准应有所区别，不可完全用上述得分标准来诊断。以国内教育程度来分等级：文盲＜16分，小学＜20分，中学或以上＜24分。

2. Mattis 痴呆评定量表 Mattis 痴呆评定量表（DRS）的 5 个因子分别如下所示。

（1）注意力：数字顺背与倒背、完成两个连续指令。

（2）启动与保持：命名超市品种、重复一系列音节的韵律、完成两手交替运动。

（3）概念形成：项目设计与 WAIS 的相似性分测验同理。

（4）结构：模仿平行线、四边形内的菱形。

（5）记忆：5 个单词组成句子的延迟回忆、图案回忆等。

总分 144 分，耗时 30～45 min，是对额叶和额叶-皮质下功能失调敏感的评定工具，有常规模式资料。

痴呆评定可作为痴呆诊断的辅助工具，临床诊断还必须结合日常活动能力量表、非认知行为问卷、总体严重度量表、照料者负担量表及脑影像学、电生理学、生化学检查结果，最后确诊依赖于随访和病理检查。躯体状况不佳、情绪障碍、意识不清、受试者不配合等都可以影响认知检查结果。

3. 严重损害量表 严重损害量表（SIB）主要包括社会交际、记忆力、定向力、言语、注意力、应用能力、视空间能力、结构能力及对名字的定向力 9 项内容 40 个条目，共 100 分，评分越低痴呆程度越重，目前广泛用于严重痴呆患者的认知功能评估。

（六）生活功能评估

日常生活活动能力（ADL）主要包括进食、洗澡、修饰、穿衣、大便、小便、如厕、转移、行走和上下楼梯，总分 100 分，分值越低表示受试者 ADL 能力越差，60 分以上表示生活基本自理；40～60 分者为中度功能障碍，生活需要帮助；20～40 分为重度功能障碍，生活依赖明显；20 分以下者，生活完全依赖。Barthel 为 40 分以上者，康复治疗效益最大。

社会功能活动问卷（FAQ）由美国学者 Pfeffer 等制定，主要用于评价轻度痴呆患者的功能障碍，主要由日常生活照顾者完成，包括患者每日日常活动的体力情况、社会角色功能的完成情况、心理状况等，共 10 个条目，总分 30 分，分值大于 9 分提示存在社会活动功能障碍。FAQ 内容具体，评分标准明确，操作简单，可较好地评价社会参与功能量。

（七）生活质量评估

痴呆生活质量量表（DQoL）由美国学者 Brod 等制定，包含 5 个维度，29

个项目，得分越高，提示生活质量越高，适用于轻、中度痴呆患者，为目前使用最为广泛的痴呆患者专用生活质量量表，量表采用患者自评的形式进行评分，能较好地反映患者的主观感受，但因患者存在认知、交流、记忆等方面的障碍，有学者建议采用自评与他评相结合的方式进行。

第三节　脑卒中认知障碍康复评定注意事项

（一）专业人员实施评定

承担认知功能评定的人员，必须经过专业训练方可实施认知功能评定，否则可能会因为主试者对测试程序的运用不当而得不到正确结果，也可因为主试者的用语不当，导致患者错误理解测试内容而影响结果的准确性，还可因主试者的记分不合要求而导致所得结果不能应用。

（二）评定环境优良

评定时应选择安静的房间，以"一对一"的形式进行，尽量避免有第三者在场，如需要陪伴人员在场时，嘱其不得暗示或提示患者，避免干扰。

（三）正确实施评定

评定前评定人员要了解患者的背景资料，根据患者的情况，事先进行评定内容（包括用具）和顺序的准备，同时向患者或家属说明评定目的、要求和主要内容，以取得充分合作。评定过程中不仅要记录患者反应的正误，还应记录患者的原始反应（包括手势、替代语、体态语、书写表达等）。不要随意纠正患者的错误反应，要注意观察患者的状态，有无疲倦感和身体不适感，注意力能否集中。在检查过程中，若患者不能按照指令进行作业，评定人员应进一步给予提示。通过观察患者对提示的反馈，判断患者是否可以从提示中受益，从何种提示中受益，通过提示产生了什么样的变化。

（四）正确分析评定结果

评定结果虽然能够提示患者存在某种认知障碍以及障碍的程度，但不能说明该认知障碍发生的原因。因此，检查过程中应注意患者如何完成该项作业、如何获得最终的分数，以及检查过程中所给予的提示对其表现产生何种影响。通过细致的观察，对可能的原因进行分析、判断，为选择治疗方案提供更加明确的依据。

（五）注意事项

在检查中应该重点观察以下几个方面：受试者的理解程度，是否知道自己在做什么；受试者的运动障碍影响程度；受试者完成该项活动的方式；对比两侧肢体的动作有无差别；完成动作中存在的困难及错误，如无反应、无意义的动作、替代性动作、系列动作顺序颠倒、物品操作错误等；在日常生活中能否主动地进行某些常规活动等。此外，认知功能评定还应该包括认知功能的神经电生理、神经影像学等各个方面。

第五章　脑卒中认知障碍的康复治疗

第一节　脑卒中认知障碍概述

随着社会经济的发展，国民生活方式发生了显著变化，尤其是人口老龄化及城镇化进程的加速，脑血管病危险因素流行趋势明显，导致脑血管病患者人数持续增加。最新全球疾病负担研究（global burden of disease study，GBD）显示，我国总体脑卒中终生发病风险为 39.9%，位居全球首位，这意味着中国人一生中每 5 个人约有 2 个人会罹患脑卒中。此外，脑卒中也是我国疾病所致寿命损失的第一位病因。2019 年《中国脑卒中防治报告》数据显示：2018年我国居民因脑血管病致死比例超过 20%，这意味着每 5 位死亡者中至少有 1人死于脑卒中。我国现有脑卒中患者 7000 万人，不同地区脑卒中标准化患病率为（260~719）/10 万人，每年新发脑卒中 200 万人，即每 12 s 新发 1 例脑卒中；而每年因脑卒中致死达 165 万人，即每 21 s 就有一人死于脑卒中，每年因脑卒中致死者占所有死亡原因的 22.45%。目前我国脑卒中的发病率正以每年 8.3% 的速度上升。脑卒中不仅具有发病率高、死亡率高、致残率高等特点，脑卒中认知障碍还是严重影响患者生活质量及生存时间的重要因素。随着脑卒中及其相关认知障碍研究结果的陆续发表，脑卒中认知障碍已成为当前国际脑卒中研究和干预的热点。

在脑卒中患者康复的临床实践过程中，人们发现仅仅关注脑卒中患者的躯体功能障碍是远远不够的，特别是对于脑卒中认知障碍的患者，不论是康复专业人员还是患者及其家属都认为，认知障碍是影响患者最终康复结局的因素。因此认知障碍的康复已成为脑卒中患者康复治疗中不可或缺的重要组成部分。

Boake 认为认知障碍康复的历史可以追溯到第一次世界大战，第二次世界大战后，为了满足从战区归来脑损伤士兵的需求，刺激了这些康复方法的发展。事实上，在 1920 年一战之后使用的许多认知康复技术和策略至今仍在沿用。例如，自二战以来，发展脑损伤患者与现实生活直接相关的功能性技能被一直强调并加以重视。虽然追溯关于认知障碍康复的第一次记录几乎是不可能的，但是在一战以后，最早的一些相关记录便开始显现。例如，德国政府创建了"士兵学校"以满足退伍军人的需要，实际上是为受伤士兵提供康复医院。

当时使用的评估手段与目前心理学家们使用的心理测试技术类似。其中包括具体技能的评估，与今天的康复训练设施类似的测试。同时，德国人对患者进行长期随访。与如今的许多项目不同的是，这些早期的认知障碍康复并没有强调注意力、专注力或记忆策略的训练。

第一次和第二次世界大战导致了各种各样康复技术的大发展，其中也包括了认知康复。Boake指出，二战以后，美国的脑损伤康复中心直到今天仍是各种研究的中心聚集之地；许多中心已经建立了跨学科团队治疗脑损伤的患者。

在1970年和1980年，受认知心理学发展的刺激，认知康复领域经历了巨大的变化。这些发展受到了一系列杰出理论的影响，包括Luria提出的许多关于认知神经科学和认知障碍治疗的重要观点。随后，一些研究人员研究了各种新的康复技术对认知障碍的影响。例如，由Miller制订的可以减少日常生活中不良影响的方法，以及由个别认知训练及社会活动等多种训练手段组成的康复训练取得了一定的成果。认知康复的理念转变为一种让患者及家属可以减少损失的管理方法。

随着医学和其他学科的发展，对认知障碍康复的研究也越来越深入。现代认知康复是指对患者先做出系统评估，而后进行功能定向的治疗性活动，目的是提高患者处理和解释信息的能力，改善在家庭和社会生活中各方面功能，即提高患者日常生活活动能力。认知康复主要针对脑卒中导致认知功能（如记忆力、注意力、执行能力、言语等）障碍而采取的系统处理方法；其中计算机、多媒体、远程通信、虚拟现实等高新技术运用于脑卒中认知障碍的康复是国际趋势。其中，远程网络、虚拟现实技术等为脑卒中认知障碍的评定和康复提供了全新的思路。此外，我国传统医学多年的临床实践表明，针灸是改善认知障碍的有效途径，如何充分发挥中医康复的特色优势，将针灸或越来越多的中医康复手段运用于脑卒中认知障碍的康复治疗，丰富认知障碍的康复手段，也许是未来认知功能康复研究的新方向和突破口。

脑卒中的康复目标与病变的类型、大小、部位，神经学治疗和康复学治疗开展的时机、方法、持续的时间，康复的愿望或主动性等有关，此外，还受患者的年龄、全身状况（如心、肝、肺、肾疾患，恶性高血压，癌症，严重感染等）、认知障碍、心理障碍、言语障碍、吞咽障碍、平衡障碍、感觉障碍、空间忽略症、视觉缺损，以及肩手综合征、肩痛、肩关节半脱位、失用综合征、误用综合征、异位骨化、下肢深静脉血栓等因素影响。

多发的或反复发生的脑卒中可致不同程度的认知障碍，严重时出现血管性痴呆。除了临床上的药物治疗，还可根据其评估结果给予针对性、趣味性康复治疗方法使患者的认知障碍程度减轻，或防止其继续加重。严重痴呆者情绪淡漠，缺乏自知能力，康复训练较难，这时可先使用药物和经颅磁刺激、经颅电刺激等，改善患者淡漠情绪。

脑卒中认知障碍有多方面表现，临床常见的有注意障碍、记忆障碍、计算障碍、言语及交流障碍、问题解决障碍等类型。可根据其认知功能恢复的不同时期，采用相应的治疗策略。

1）早期

对患者进行躯体感觉方面的刺激，提高觉醒能力，使其能认出环境中的人和物。人对客观事物的认识是以感觉为基础的，是人体探知内部环境和外部环境的结果，它是最简单的认识形式。感觉的接收信息形式包括触觉、视觉、听觉、嗅觉、味觉等。脑卒中患者早期的感觉障碍治疗主要包括感觉再教育、感觉脱敏治疗和代偿疗法。

（1）感觉再教育是为了让患者注意和理解各种感觉的刺激，训练方法：①感觉训练的内容应与感觉评估的结果相吻合；②感觉功能的训练与运动训练相结合，必须建立感觉-运动训练一体化的概念；③正确的感觉有赖于身体良好的位置、正常的肌肉张力与正确的运动方式。

（2）感觉脱敏治疗：以提高疼痛阈值为基础，通过连续不断地增加刺激使患者对疼痛的耐受性逐渐增强，从而使患者消除各种不愉快的感觉逐渐适应该刺激强度。

（3）代偿疗法：①减少受压，定时翻身和变换体位；避免夹板的固定带或石膏过紧；避免接触锐利的物体等。②避免过热或过冷。过热或过冷可使皮肤烫伤或冻伤。③避免重复性的机械压力。④避免感觉组织受压。

2）中期

减少患者的定向障碍和言语错乱，进行记忆、注意、计算、言语、思维的专项训练，训练其组织和学习能力。根据中期患者的评估结果，针对定向障碍制订适合的训练项目。如果患者是某个障碍（如记忆障碍），训练项目就主要为记忆训练，由易到难，逐渐改善患者记忆障碍。如果患者是几个障碍，训练可为多模式综合训练，多模式综合训练是一种高效、简洁的干预方式，也是认知训练的重要组成部分，对改善患者的认知功能、减轻患者抑郁症状、提高其生活质量具有重要意义。

3）后期

增强患者在各种环境中的独立和适应能力，提高在中期获得的各种功能的技巧，并应用于日常生活中。脑卒中认知训练的最终目标是使患者提高生活质量，回归家庭和社会。后期针对患者的生活模式和代偿方式进行训练，电子记忆辅助工具的使用、日常生活中辅助器具（如闹钟、报时器、标签、记号等）。

第二节　脑卒中认知障碍的康复

一、脑卒中认知障碍康复原则

1. 训练计划个体化　在治疗前应先评估认知功能，确定认知障碍的类型、程度等，根据评估结果制定相应的、具体的训练计划。

2. 治疗由易到难，循序渐进　当患者有进步之后再逐渐增加治疗时间和难度。

3. 训练环境要适宜　刚开始训练时应注意选择安静、避免干扰的环境，以后逐渐转移到接近正常生活或正常生活的环境中练习。

4. 对患者及家属的宣教与指导　由于认知康复的长期性，必须教会患者及家属一些能长期在家中进行的实用训练方法，并鼓励患者和家属积极参与。

有些认知功能会随时间自然改善，而有些认知障碍却是永久性的。所以，不同类型和程度的认知障碍其康复疗效不同，且受多方面因素的影响，如学习及适应能力、开始康复的时间、个人动机、自我意识和训练信心、家属的支持、训练环境等。根据评估结果了解患者现存认知能力，确定训练方法，以促进日常生活技能改善。已经有研究结果肯定了康复训练可以增加及增强细胞与细胞之间的神经网络及正确的神经传导，并显示脑损伤后开始康复训练愈早，认知功能恢复也越好。

二、脑卒中认知障碍康复的策略

认知康复训练分为功能性恢复和功能代偿（适应性）两大策略。

1. 恢复性策略　通过进行系统性认知训练，改善某种特定的功能，恢复已丧失的基础认知技能。如采用功能法或技能法、训练转移法、感觉统合法或神经发育疗法等。

2. 代偿性策略　教会患者利用未受损的感觉通路来代偿某一感觉通路上的认知缺陷，主要采用功能代偿和环境适应的手段。如针对患者在日常生活中的活动能力进行直接的技能训练，学习代偿方法，加强练习受影响的日常生活功能，克服残损，增强学习能力，学会运用重复性的步骤及程序性记忆或代偿技巧。

虽然在训练中两种策略的侧重点有所不同，但认知康复的过程是两种策略的结合。通常在疾病或损伤的早期以改善功能的恢复性策略作业活动为主，然后逐渐增加与实际生活相关的功能代偿和适应训练的治疗比重。随着生活范围的扩大，逐渐增加对社会资源的利用以及对家属宣教的比重，通过环境调整使患者回归家庭或重返社会。

三、脑卒中认知障碍康复的治疗模式

通常认知障碍康复的模式分为四种：①认知活动刺激；②基本认知能力训练；③认知功能技巧训练；④环境改良。

1. 认知活动刺激 与认知训练不同，主要目的是让患者参与一些日常活动，降低脑部退化程度。如玩纸牌、下棋、打麻将、玩拼图游戏、玩智力游戏、玩拼字游戏、读报纸及书本等，让患者参与有意义的活动也是非常重要的。

2. 基本认知能力训练 其目的是利用患者现有的基本认知能力加以训练，从而增强运用认知能力的技巧，现今的方法大多数采用计算机辅助治疗。训练的技巧、练习的时间和次数对治疗的效果非常重要。虽然有些文献记载一般基本认知能力训练，在实际训练时对日常生活功能的康复中被认为没有明显的作用，但他们确实在训练患者的注意力及视觉感知能力方面有被证实的效果。基本认知能力训练过程重点训练对日常生活活动的转移能力。转移过程可分为：①短距离转移，相似的活动；②近距离转移，相同内容的活动可重复操作；③远距离转移，不同内容的活动但原理相似；④非常远距离转移，相同内容的日常生活活动。转移的最终目标是使患者能做相似认知原理的日常生活活动。基本认知能力训练的方法大多数采用书面练习或计算机辅助训练，训练中治疗师、家属和照顾者的帮助非常重要。

3. 认知功能技巧训练 也称补偿技巧训练，其目的是帮助患者找寻适当的方法或技巧，从而适应日常生活活动的要求。训练方法是使患者使用或改良内在的技巧和方法或外在的辅助装置来处理日常生活问题。认知功能技巧训练在恢复功能方面扮演重要的角色，也是认知康复中最重要的一环。但是要懂得使用适当的方法或技巧，必须先拥有一定的学习能力，所以它较适合具有后设认知能力者。研究显示外在方法较为有效且所需要的训练时间较短，因而被广泛使用；而内在方法则适用于较年轻及受教育程度较高者。另外，也可以利用小组治疗模式来增强患者学习的动机。

内在方法是指患者通过自身将信息通过加工和消化，转化为行为和语言。它有4个目的：①帮助接收信息，如通过不断复述、反复复习或者将内容说出来；②帮助贮存信息，如把文字图像化、透过情景的联想、配对联结数字等；③帮助患者提高组织能力，如新事物要联系已有的习惯，把工作计件分类/分组；④帮助思考，如用图像和插图加强理解，以及利用检讨的方法来减少错误的事发生。

外在方法是利用或借助辅助装置去记忆或组织要做的事情，其中以日记簿、日历、时间表、活动时间指南最为有效。它的目的是利用生活或身边的器具，帮助其完成日常生活活动。

4. 环境改良　改良原有的环境，从而配合患者现有的能力及技巧。方法是通过控制及改良原有的工作及家居环境、设施或简化工作程序，使患者适应新的或原有的环境。第一，了解患者的功能情况、需求、环境情况、个人及家庭的要求；第二，考虑是否可以进行活动调整和调整物品摆放，达到适应环境的新目的。无障碍环境包括生活环境、移动环境、交流环境、教育环境、就业环境、文体环境、居家环境、公共环境等方面的无障碍。无障碍环境的基本要求：①可及性、可达、可进、可用；②安全舒适；③符合使用者的特征；④能够提升患者的能力。在环境改造中最主要的是居家改造，主要包括通道、电梯、楼梯、卫生间、厨房及地面。

四、脑卒中认知障碍康复的注意事项

在认知训练中要使患者保持在最佳注意水平，采取饱和提示或逐步撤除提示，由简单到复杂，并让患者在治疗活动中有成功感、结束感。在临床上各种认知障碍有时混杂存在并相互影响，要选出主要的功能缺陷并进行综合训练。经过长时间的训练、通过不断重复及将步骤简化，再配合环境改良，患者会学习到一定的技能。家属应鼓励患者有恒心地接受长期性的康复治疗，以继续训练认知能力及日常生活功能。另外，帮助年轻者重返工作或找寻新工作也是康复治疗师的任务，通过环境改良、职业训练及利用他们已有的程序性记忆和重复性学习，是可以进行简单的工作。同时家属应给予支持，但不应过分呵护。患者可照常参与社交活动，如到公园、逛超市或协助家人做一些简单家务操作等。

认知训练还要注意适应证和禁忌证，适应证主要包括脑卒中、脑肿瘤、脑萎缩、阿尔兹海默症、脑炎、缺氧性脑损害、中毒性脑病、脑性瘫痪、脑外伤、脑血管意外等疾病。禁忌证包括全身状态不佳、病情进展期或体力差难于耐受的患者；意识完全丧失者；拒绝训练或者完全不配合者。

第三节　脑卒中认知障碍的康复流程

认知训练的过程是认知康复最基本的步骤，治疗师必须熟悉，并运用于治疗之中。整个流程包括：①评估，每位患者在入院初、入院中、出院时进行三次评估；②设定预期目标；③制订治疗方案，该治疗方案并非一成不变，根据每次评估结果调整训练内容；④治疗的实施；⑤出院后的家庭指导（图 5-1）。

（一）评估

评估可概括为数据的收集及处理。即收集患者有关资料，逐项分析研究其意义，作为设定预期目标制定治疗程序时的判断数据。需要收集有关患者的性别、年龄、诊断病史、用药情况、社会经历、工作、护理记录等数据，先对患者有一个大概的了解。然后，对患者进行有目的的评估，以决定患者目前的功能水平、病程阶段等。问题分析将上述数据进行全面分析，找出最需要解决的问题。这些问题主要反映功能受限最明显或影响生活最突出的困难所在，妨碍其恢复的各种可能因素，和（或）导致畸形及个人社交能力产生不良适应的症结。另外，还要仔细分析引起这些问题的实质是什么和最终解决的目标。

（二）设定预期目标

在评估中将各种有价值的数据综合在一起，分析其残存功能，确定妨碍恢复的因素（恢复阻碍因素），从而预测出可能恢复的限度，这就是预测目标的设定。首先了解必要的最低残存能力；发现妨碍因素，进行进一步核查；活用个人经验。治疗目标可分为最终目标（长期目标）和近期目标（短期目标）。

（三）制订治疗方案

在详细了解功能障碍基础上，确定出大体上能达到的目标。

（四）治疗的实施

根据处方或确定的治疗程序表，与各专科治疗师密切联系，按照医师总的治疗方针，并运用自己的专业技术，进行治疗。治疗师可依评估时的结果和自己的补充评估，结合自己的经验及技术水平选择最佳治疗手段。可以分步骤、分阶段完成。

（五）再评估

根据处方或制定的治疗方案进行治疗之后，患者逐渐恢复，但也可能与预期相反，并未接近目标。因此要进行客观的复评，并要不断观察和记录，这就是再评估。要定期对患者的治疗进行检查，并和原来的结果进行比较，观察治疗方法是否正确。如未能完成预定目标，要检查原因，修正治疗方案。

（六）出院后家庭指导

通过反复再评估，确认患者恢复程度，为患者制定家庭恢复计划，根据患者的病情及指定的目标，制定不同难易程度的训练内容。

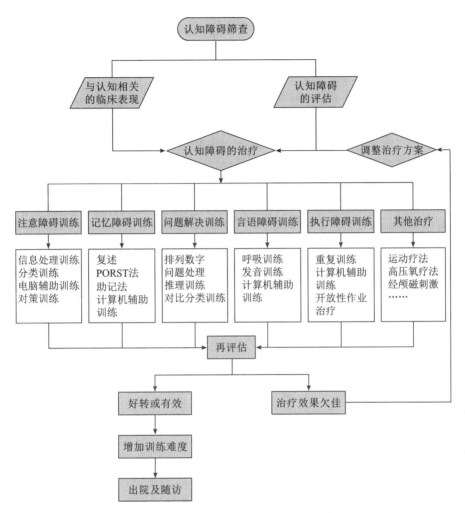

图 5-1 脑卒中认知障碍康复治疗流程

第四节 脑卒中认知障碍的康复训练方法

脑卒中认知障碍有多方面表现，临床常见的有注意障碍、记忆障碍、计算障碍、言语及交流障碍、问题解决障碍、执行功能障碍等类型。每个患者都会进行相应的评估，然后针对评估的结果进行对症训练。本章主要介绍注意障碍、记忆障碍、言语及交流障碍、问题解决障碍、执行功能障碍的治疗。

一、注意障碍的康复

(一) 概念

注意障碍是指当进行一项工作时，不能持续保持注意，注意持续时间短暂，容易分散，通常是脑损伤的后遗症。比较常见的是不能充分地注意，但对简单刺激有反应，如声音或物体；比较严重的注意问题包括不能把注意从一件事转到另一件事上，或分别同时注意发生的两件事情。大多数脑损伤患者常抱怨或表现出在一定时间内不能做一件以上的事情，不能同时处理一项以上的活动。

注意障碍的类型：注意增强、注意减弱、注意涣散、随境转移、注意范围狭窄、注意固定。

(二) 注意障碍的康复训练方法

1. 信息处理训练 可采用以下方法进行。

兴趣法：用患者感兴趣或熟悉的活动刺激注意，如谈起患者的工作、患者喜欢的人物和事物、使用电脑游戏、专门编制的软件、虚拟的应用等。

示范法：示范你想要患者做的活动，并用语言提示他们，以多种感觉方式将要做的活动展现在患者眼前，这样有助于患者知道让他们集中注意的信息。例如，打太极拳、八段锦，一边让患者看视频示范，一边讲解动作要领，使其视觉、听觉都调动起来，加强注意。

奖赏法：用词语称赞或其他强化刺激增加所希望的注意行为出现的频率和持续的时间，希望的注意反应出现之后，立即给予奖励。临床上常用的代币法就是一种奖赏方法。

电话交谈：在电话中交谈比面对面谈话更易集中患者注意力，这是由于电话提供的刺激更专一。因此鼓励不同住的家人、亲友和朋友打电话给患者聊天，特别是他所感兴趣的话题。

2. 以技术为基础的训练 这种训练不仅要集中注意力，尚需要一些理解、判断能力。包括猜测游戏；顺序作业等方法。

3. 分类训练 目的是提高患者不同难度的注意力。操作方式多以纸笔练习形式进行，要求患者按指示完成功课纸上的练习，或对录音带、电脑中的指示做出适当的反应。内容按照注意力的分类可分为持续性、选择性、交替性及分别性注意训练。

连续性注意训练：除删除作业外，还可以给予动听悦耳的音乐，需要大量精神控制和信息处理的竞赛性活动，如击鼓传球游戏。

选择性注意训练：在活动中，将引起注意力分散或与注意无关的信息合并以增加干扰，达到强化注意选择的目的。例如，在视觉删除活动中，用卡片遮盖住引起注意力分散的图样；播放有背景噪声的磁带，找出要听的内容。

交替性注意训练：可采用的方法也很多，如先删除偶数，后删除奇数，纸牌按不同颜色分类，正在看报纸时要求接电话，看电视时将频道间隔一定时间更换一次。

分别性注意训练：让患者听写是一个好方法，在穿衣训练时同患者谈论时事。根据注意障碍成分的不同，分清轻重缓急，精心设计与安排。

4. 电脑辅助法　游戏等软件对注意的改善有极大帮助。通过丰富多彩的画面、声音吸引患者的注意，根据注意障碍的不同设计不同的程序，让患者操作完成。如模拟产品质量检验的软件可训练注意警觉性、视知觉等。实际上，电脑辅助的认知康复训练（CACR）软件可归纳为两种不同类型的干预方法，即特殊活动的方法和分等级的方法。前者是针对某一特殊的认知障碍编写程序给予训练。例如，有注意问题的患者接受训练注意的程序软件，通过训练达到改善注意力的目的。后者按循序渐进的方式从基本训练开始逐步过渡到更复杂的认知功能。

5. 综合性训练　在日常生活活动中应用的训练方法，要处理或代偿的策略取决于脑损伤患者在日常生活中所面对的特殊挑战。例如，接待员需要学习在工作环境中怎样保持警觉直到活动完成为止。对于一个在校学生，则需要采取训练上课期间如何改善记笔记和做指定作业策略，滤掉课堂背景噪声的同时集中听讲，组织和学习准备考试的材料，最终持续完成一场考试。由此可见，日常生活活动中的注意力训练因人而异。

6. 对策训练　对策训练并非强调训练某种特定的注意技能或品质，而是重点训练对策的应用。这些对策是可以帮助患者掌握某种能调动患者自身因素以自己控制注意障碍的策略，对策训练是帮助患者养成运用这些对策的习惯。如要求患者在进行某项特定作业时大声口述每个步骤，这样有利于集中注意力。取得效果后，逐渐训练患者将大声口述改为内心默默地提示，最终成为患者自身内在的能力。也可要求患者大声地自我提示，如"我不能分散注意力，必须认真看书"等进行自我指导策略训练。

二、记忆障碍的康复

（一）概念

记忆障碍指个人处于一种不能记住或回忆信息或技能的状态，有可能是由于病理生理性的或情境性的原因引起的永久性或暂时性的记忆障碍。记忆障碍类型常见的有记忆增强、记忆减弱、遗忘、记忆倒错、虚构和潜隐记忆。

（二）记忆障碍的康复训练方法

对于以记忆障碍为主的患者：康复治疗的总体目标应当是逐渐地延长刺激与回忆的间隔时间，最终使患者在相对较长时间后仍能够记住应当进行的特定作业或活动，提高日常生活活动能力的独立程度。在制订治疗方案时应根据患者的问题提出针对性的治疗计划。改善或补偿记忆障碍的方法大体分为内辅助和外辅助两类，环境调整也是减轻记忆负荷、提高效率的重要方法。

1. 内在记忆辅助 指通过调动自身因素，以损害较轻或正常的功能代替损伤的功能，以改善或补偿记忆障碍的一些对策。内部辅助包括复述、助记术、PQRST 练习法等。

1）复述

要求患者无声或大声重复要记住的信息。复述就是进行多次的识记，在对识记材料进行最初的识记后，复述的作用就在于通过一系列识记来巩固已建立起来的联系，从而改善保持过程。遗忘的一般规律为遗忘量随时间递增；遗忘的速度是先快后慢，在识记后的短时间内遗忘特别迅速，然后逐渐变缓。根据曲线所显示的遗忘特点，及时经常地进行复述，有利于识记的内容在急速遗忘前获得必要的巩固。复述的内容可选择数字、名字、词汇、图形或地址等项目。复述应与检查相结合，循环往复以提高信息储存的能力。随着记忆的进步，逐渐增加刺激与回忆的间隔时间来检验信息保持的时间量，或增加作业量，或提高作业难度。有研究显示，复述法对于训练患者记住时间安排表十分有效。

2）助记术

是指所涉及学习材料的精神处理方法，如视觉意象等这种通过创建一幅视觉图像及将其与思维定位相联系的认知行为不仅是种有效的助记术，也是种高级而又精密的记忆编码过程，助记术有助于学习和回忆已学过的知识，也是使人们更有效地组织、存储和提取信息的系统。助记术也是主动的记忆加工过程，由于理解过程被加进记忆加工的策略中，因而也就调动了患者的主动思维过程。在实践中，常用有以下方法。

（1）图像法：也称之为视觉意象，即将要学习的字词或概念幻想成图像，这是记住姓名的好方法。将个人的形象、独特的面容特征和他的名字结合起来，更容易地记住他的名字。例如，"胡长意"脸上长着大胡子，长长的脸，像个意大利人。对遗忘症者而言，这种方法优于其他方法。

（2）层叠法：将要学习的内容化成图像，然后层叠起来。例如，要记住雪茄、青蛙、苹果、酒这组单词，要求学习者想象在一只大青蛙的嘴里含着一支雪茄，这只青蛙坐在一个又红又亮的苹果上，而苹果正好放在一瓶昂贵的法国酒上。要求学习者记住这幅图像而不是单词。

（3）联想法：当试图回忆一件事或一个事实时，想到有关的信息，或将新学的信息联系到已存在和熟悉的记忆中，在大脑里产生一个印象有助于记住它们，也称之为关联法。例如，向别人介绍一位新朋友相识，这个新朋友与他以前熟悉的老友同名，一想到老友，也就记住了新朋友的名字；要记住电话号码"87335100"，要求患者想象 8 个 73 岁的老人，爬到 3 座山上去看 5 位 100 岁的老和尚；要记住地址工业大道北 12 号，要求患者想象一个小男孩向北朝工业大道走 12 步。

（4）故事法：将所要记忆的重点转化为故事，通过语义加工，让患者为了记忆而产生一个简单故事，在这个故事中包括所有要记住的内容。中国的成语一般都有典故，在此方面有大量素材可以利用。

（5）现场法：是通过创建一幅房子的视觉图像来帮助记忆。例如，一个人想记住买汽水、薯片和肥皂，他可以想象屋子里的每个房间，看见在厨房里汽水溢出来撒到地板上，在睡房里薯片洒落在床边，在浴室的浴缸里布满了肥皂泡泡。在百货商店里，他可以想象在屋子里漫步并且看到了每个房间里物品的情景。

（6）倒叙法：倒回事件的各个步骤找到遗漏的物品或回忆一件事。假如不慎将购物清单留在家里，通过想象购物清单写在什么纸上、在纸上的具体位置、写清单当时的情景等，均有助于回忆起购物清单的具体内容，免除了再回家里取购物清单之苦。

（7）关键词法：如果需要记住某一活动的特殊顺序或同时有许多事要做，关键词法大有帮助。患者把需要记住的每一个词或短语的第一个字组编成熟悉或易记的成语或句子。它是将较多的信息进行重新编码，使得信息简化，信息量减少，从而提高分析信息的能力。例如，要记住地方、大海、物理、博览这组词，可用地大物博这个词帮助记忆。患者通过这种方式记住新的信息，既减轻了记忆的负荷，也易于回忆，即提高了信息提取的能力。首词记忆术主要用于训练患者记忆购物清单类的物品。

（8）自问法：当回忆一件事时，问自己一些问题，开始是一般性的问题，探索情景时，要多问一些特殊的问题。

（9）数字分段：这是一种有效记忆数字的基本方法，如门牌号码和电话号码的记忆等。例如，89113467 也可以分为 8911、3467 或 89、11、34、67 等几组数字记忆。在银行柜台使用密码取钱时，人们发现使用数字组合来记忆密码是非常有用的。

在临床实践中，让患者学会并应用这些方法并非易事，因为脑损伤患者很难自发地使用它们。为了有效地应用助记术，要注意助记术的真正价值是用来教记忆障碍者建立新信息，患者家人、亲戚、照顾者及治疗师必须采用这种方法鼓励患者去学习。

3）PQRST 练习法

该法的名称借用了心电图波形的英文缩写，为的是方便治疗师记住练习程序，给患者一篇文章，按下列程序进行练习，通过反复阅读、理解、提问来促进记忆，P（preview）为浏览阅读材料的大概内容；Q（question）为就有关内容向患者进行提问；R（read）为患者仔细阅读；S（state）为患者复述阅读内容；T（test）为通过回答问题检查患者是否理解并记住了有关信息。

4）建立活动常规

要培养患者养成良好的生活习惯。如果患者总是记不住手表放在哪儿了，则摘下手表时就将其放在固定的地方，如床头柜。反复多次，使其学会将这个固定的地方和"我的手表在哪里"联系在一起，以后每当要戴手表时就从床头柜上去取表。

5）无错性学习

就是在学习过程中没有错误的学习。大多数正常人可能从错误中学习或吸取教训，因为正常人可以记住并在以后的努力学习中避免再犯错误。但是片段性记忆障碍者不能记住他们的错误，也难以纠正错误。如果行为是错误的，患者在从事这种行为活动中有可能会强化它。因此应保证严重记忆障碍者要强化的行为是正确的。

2. 外在记忆辅助　是利用身体外在辅助物品或提示来帮助记忆障碍者的方法，外辅助类代偿技术通过提示，将由于记忆障碍给日常生活带来的不便减少到最低限度，对于功能性记忆障碍者是最有用的策略。适用于年轻、记忆问题不太严重并且其他认知障碍较少的患者。常用的辅助工具可分为两类：第一类是储存类工具，如笔记本、录音机、时间安排表、计算机等；第二类是提示类工具，如报时手表、定时器、闹钟、日历、标志性张贴。治疗人员必须清楚，患者需要通过反复训练才可能成功地使用一个记忆辅助工具。所谓"成功地使用"有两层含义：一是根据需要，能够主动地选择某种特定的辅助工具；二是自己能够有效地使用这种辅助工具。为达到成功使用的目的，治疗人员必须坚持训练和鼓励患者练习在各种情况下启动和使用某种特定的辅助工具。

1）记忆笔记本

（1）使用目的：对于有较严重记忆障碍的患者要进行记忆笔记本使用的系统训练，使患者最终能够独立使用笔记本。笔记本所记载的内容起到提醒和督促的作用，使患者在笔记本的帮助下能够与他人进行交流，并按计划进行活动，达到代偿严重记忆障碍的目的。

（2）记载内容：笔记本记载的内容要根据患者的需要进行设计。可分门别类，如个人情况、要记住的人名、每日活动时间安排、未来时间（一周内）要做的事情、服药时间安排、电话号码、留言、文章摘要、常去地方的方位及路线等。

（3）训练难点和对策：笔记本的使用包括启动和应用两方面的技能。患者启动使用笔记本的过程是指患者能够在需要时，适时地主动拿起并打开笔记本；笔记本的应用则包括患者能够查阅笔记本中有关的内容、找到正确的页码及录入相关的信息资料。在患者不承认有记忆障碍或不愿使用笔记本时，应首先让患者理解和记住笔记本不同部分的记录、目的和名称。记忆障碍较严重的患者常常不能主动启动使用笔记本的过程。因此，要将笔记本放在固定的地方，如床头柜上，或在墙上贴提示语（如"请拿笔记本"）等，或用报时手表或闹钟定时提醒。要训练患者养成随身携带并经常、定时查阅笔记本的好习惯。患者还需要学会对相关或必要的信息进行分类，并记入笔记本中。使用笔记本之初，记录1～2类内容即可，如患者使用顺利，可逐渐增加记录项目。

2）计算机

计算机记忆训练软件已被广泛使用。记忆的难度通过刺激呈现的复杂程度及与回忆的间隔逐渐缩短来实现。其好处在于定时、定量、分级并且可将记忆训练的结果进行量化。计算机游戏的趣味性对患者具有吸引力。

3）活动日程表

将有规律的每日活动制成大而醒目的时间表贴在患者常在的场所，如床头边、卧房门上。开始时要求家人经常提醒患者看日程表，让他知道什么时间应做什么。若活动规律变化少，则较易掌握。

4）学习并使用绘图

适用于伴有空间、时间定向障碍的患者，用大地图和鲜明的路线表明常去的地点和顺序，以便利用。

3. 调整环境 主要是为了减轻记忆负荷，通过环境的重建，满足他们日常生活的需求。此外，若使用适当，对严重智力障碍者也是唯一的解决方法。家用电器的安全，通常使用的电水壶、电炊具、电灯等，设计隔一段时间可自动关闭的装置，避免记忆障碍者使用时带来的危险。又如，避免常用物品遗失，把眼镜架系上线绳挂在脖子上，把手机、电子助记产品别在腰带上，可有效地避免把它们遗失在某处。再如，简化环境，物品放置井井有条，突出要记住的事物。将重要的物品如笔记本、钱包、钥匙、雨具放在室内显眼固定的地方。一般放在进出家门的必经之地，提醒患者出门时不致遗忘。每次用过之后再将它们都放置在原来固定的地方，如将辅助记忆的笔记本固定放在床头柜上等。生活中养成习惯，每天以同样的次序收集衣服和穿衣服，在同一个地方脱鞋。对于有记忆障碍的患者，通过有条理、有规律的物品放置可大大提高工作效率。

三、言语及交流障碍的康复

（一）概念

言语障碍是指语言的理解、表达及交流过程中出现的障碍，包括各种原因引起的言语发育延迟、发育性语言困难、后天获得性失语等。语言交流障碍是指通过口语、书面语言、手势语而传达个人的思想、感情、意见和需要的交流能力方面出现的缺陷（主要包括说、听、写）。

语言障碍主要包括失语症、构音障碍、言语和语言发育障碍、孤独症语言障碍。

（二）言语及交流障碍的康复训练方法

1. 呼吸训练　目的是改善呼气的气流量和气流的控制。呼吸是发音的动力，自主的呼吸控制对音量的控制和调节也极为重要。气流的控制训练包括鼻吸气，嘴呼气。呼气时尽可能长地发"S""F"等摩擦音并变换摩擦音的强度、长短。尽可能长时间交替地发元音、摩擦音。低声一口气数1、2……进一步改变数数时的发音强度等。另外，训练时可以采用卧位和坐位进行。采取仰卧位时双下肢屈曲、腹部放松。患者要放松并平稳地呼吸，治疗师的手平放在患者的上腹部。在呼气末时，随着患者的呼气动作平稳地施加压力，通过横膈的上升运动使呼气相延长，并逐步让患者结合"F""X"等发音进行。如患者可以坐稳可采用坐位，鼓励患者放松，治疗师站在患者前方，两手置于胸廓的下部，在呼气末轻轻挤压使呼气逐渐延长。在训练过程中，治疗师注意力量不要过大。

2. 发音训练　目的是改善声带和软腭等的运动。例如，深吸一口气，呼气时咳嗽，然后将这一发音动作改为发元音"O"，大声叹气，促进发音启动；一口气尽可能长地发元音，由发单元音逐渐过渡到一口气发2~3个元音，进行持续发音训练；数数、发元音并不断变化音量来练习音量控制；按3~8个音度（音阶）唱"ma-ma-ma"等，练习音调控制；深吸气，鼓腮维持数秒，然后呼出或发双唇音及摩擦音练习控制鼻音。

3. 发音器官锻炼 舌头运动（舌向前伸出、舌向左右侧运动、卷舌、舌在口内旋转），以克服舌尖、舌根运动不灵活；鼓气练习，声带震动练习。下颌的上、下、左、右运动；口唇的前突、收拢、左右运动，鼓腮；重复发元音、爆破音使软腭抬高等，可配合应用冰、毛刷快速刺激、施压、牵拉与抵抗等。

4. 韵律训练 目的是改善说话时的速度、抑扬顿挫、重音等韵律，使言语更自然、更清晰。强调关键词前后停顿，关键词重读，保持正常的间歇。练习各种语调的语句，如疑问句、命令句、感叹句等表示不同感情的语句。重读句子中的一个词，使语义改变。

5. 计算机训练系统的应用 随着计算机应用的普及和发展，一些发达国家利用计算机系统对言语障碍患者进行训练，取得了一定效果。近几年来国内也尝试利用计算机系统对患者进行训练。计算机训练系统训练有以下优点：①减轻治疗师的劳动强度；②提高训练效率；③特殊语音识别软件可以对患者发声进行识别；④可以利用语言交流替代系统软件辅助患者进行语言交流；⑤一些与语音结合的软件应用可以增加训练的趣味性。

6. 言语训练 主要为听理解训练。

7. 单词的辨认 出示一定数量的实物、图片或词卡，让患者在听到简单指令后指认，如在患者面前放 3 张图片（苹果、橘子、香蕉），然后发令"请指出我说的东西"，如"橘子"，让患者指认相应的图片。口令指令由易到难，即物品名称（如橘子）、物品介绍（如哪个水果是月牙形的）、物品的属性特征、增加刺激的数量。

8. 执行指令 治疗师发出口头指令，让患者执行，如"闭上眼睛""张开嘴巴""指一下窗户"，逐渐增加指令的难度。

9. 回答是非问题 如问"太阳会在晚上出现吗""你现在在医院吗""七月天气会下雪吗"，要求患者回答"是"或"不是"。不能口头回答者，可用字卡或手势。让患者听一小段短文，根据其内容提问，回答方式同上。

10. 用语练习 纠正错误语言，耐心教导日常用语，可通过问答进行训练。

11. 命名训练 以日常生活用品或图画逐一提问，令其模仿说出该物名称，反复练习。

12. 读字练习 出示简繁不等的字词卡片，可引导患者读出该字词的音。

13. 会话练习 进行日常生活简短对话，训练"听""说"能力，给予语言刺激，引起患者反应，在会话过程中注意纠正语音、词汇及语法上的错误。

14. 阅读练习 读报纸标题或文章小段落，注意纠正错误语音，改善流畅度。

四、问题解决障碍的康复

（一）概念

解决问题的能力属于高级脑认知功能，而后设认知运作技能是控制解决问题的必然能力。训练解决问题的能力就等于训练了推理、分析、综合、比较、概括等多种抽象逻辑思维的能力。

（二）问题解决障碍的康复训练方法

1. 指出报纸中的消息 取一张当地的报纸，首先问患者有关报纸首页的信息如大标题、日期、报纸的名称等。如回答无误，再请指出报纸中的专栏如体育、商业、分类广告等。回答无误后，再训练寻找特殊的消息，如问某个歌星在哪个地方举行演唱会、当日的天气如何等。回答无误后，再训练寻找一些需要做出决定的消息，如已知患者需买一部手机，可取一张有出售手机广告的报纸，问患者想买什么牌子和价值多少的，要求从报纸上寻找到接近条件的，再问是否想购买等。

2. 排列数字 给患者三张数字卡，让其由低到高地将顺序排好，然后每次给一张数字卡，让其根据数值的大小插进已排好的三张之间，正确无误后，再给几张数字卡，问其中有什么共同之处，如有些是奇数或偶数、有些可以互为倍数等。

3. 问题状况的处理 给患者纸和笔，纸上写有一个简单动作的步骤，如洗脸时往脸盆里倒水、拧干毛巾和擦脸，问患者的先后顺序。更换几种简单动作，都回答正确后再让其分析更复杂的动作如油煎鸡蛋、补自行车内胎等，此时让患者自己说出或写出步骤，训练成功后，治疗师可向患者提出不同的问题，如丢失钱包怎么办、在新城市中迷了路怎么办、看到大楼往外冒浓烟怎么办、家里的钥匙被锁在门里怎么办等，看患者解决问题的思路。治疗师观察患者的表现并提供不同的帮助，包括分解问题、给予提示，如问接下来该如何办。

4. 从一般到特殊的推理 从国家、职业、食品、工具、动物、植物、运动等内容中随便指出一项，如动物，让患者尽量多地想出与动物有关的细项。如回答顺利，可对一些项目给出一些限制条件，让患者想出符合这些条件的项目，如陆地上生活的动物包括什么？家禽类动物有哪几个？患者回答正确，可以再加大难度。

5. 对比与分类训练　患者对不同的物品或事物进行分类。给患者一张写有 30 种物品名称的卡片，并告诉患者 30 种物品都属于三类（如食品、家具、衣服）物品中的一类，让其进行分类，如不能进行，可给予帮助。训练成功后，让其进行更细的分类，如在初步分为食品类，再细分是肉类、奶制品、蔬菜类、豆制品、水果类等。成功后再给一张清单，上面写有成对的、有某些共同点的物品的名称，如椅子、床，绿茶、咖啡，书、报纸等，让患者分别回答出每一对中有何共同之处，答案可以多个，如书、报纸可以回答是写出来的和是纸制的等，必须有共同之处。

6. 做预算　让患者假设一个家庭在房租、水、电、食品等方面的每月开支账目，然后问患者哪个月的某项（如水）花费最高或最低。回答正确后让其算算各项每年总开支是多少，如患者回答正确将问题提高难度。

7. 谚语解释法　用于治疗患者抽象概括能力，考察患者理解口头隐喻的能力。治疗师提出谚语，由患者进行解释，若患者只会解释具体的字面意思或简单地重复谚语的意思均提示有障碍，如"条条道路通罗马"解释为"条条道路都可以到达罗马。"

五、执行功能障碍的康复

（一）概念

执行功能从某种意义上说，是人类的推理、解决和处理问题的能力，是人类智力性功能的最高水平。执行功能在这一范畴内包含的功能有学习获得题材及其操作、抽象思维（思考、推理、分类、归纳）、计算等方面的能力，这些是复杂的神经心理学功能，是通过更基础性的过程（注意、言语、记忆等）的统合和相互作用来完成的。执行功能障碍时，患者不能做出计划，不能进行创新性的工作，不能根据规则进行自我调整，不能对多件事进行统筹安排。检查时，不能按照要求完成一个较复杂的任务。

（二）执行功能障碍的康复训练

1. 执行功能障碍的常用康复方法　执行功能是复杂的，一些代偿方法不可能对执行功能缺陷单独发挥作用，为执行功能障碍的患者制造综合性的治疗计划应包括在一段较长的时间内持续进行治疗（如药物）、心理-认知和家庭-环境干扰。此外，还应根据执行功能障碍的严重性和对功能的影响程度制订适合个人的计划。尽管治疗执行功能障碍要求有治疗师帮助，但对于照顾者（护理人员）还有一些常用的方法适用于执行功能障碍：①重复训练以改进行为

（如练习达到最好）；②给患者提供从基本到复杂的有等级的任务，让患者逐渐进步；③充分利用仍保存的技能或功能补偿已损伤的功能；④改变患者的生活环境、社会或工作角色，或个人的资源；⑤使每天的活动尽可能变为常规的（如每天中午 12 点吃午饭，星期六购物等）；⑥指导患者调整自己的节奏，以保证有充足的额外的时间以避免感觉匆忙；⑦康复训练不要超过患者能够承受的限度。

2. 借助计算机的外在辅助设备　计算机对认知的矫正有着重要的作用，为每天的约定会发出提示（如现在吃预防抽搐的药，现在起来穿衣服，晚上锁门），统一由公司安排，然后在约定的时间通过卫星发送给患者。其他的个人数字化帮助（PDAS），如操作掌上电脑平台或 Windows CE 操作系统，也能用来作为记事本、时间表或提示系统以提高组织、记忆和完成任务的能力，从而提高生活独立性。

3. 开放性作业训练　开放性作业需要患者具有启动、制定目标、追踪时间、做出选择及确定优先和排序的能力。因此，设计和选择开放性作业是执行功能障碍康复训练的有效手段。用于思维与执行功能障碍康复训练内容包括概念训练、序列思维训练、推理训练、问题解决训练、组织和计划、时间分配、追踪训练、决策训练等。

第五节　脑卒中认知障碍相关康复治疗技术

脑卒中认知障碍的治疗还有很多非药物方法，包括非侵入性脑刺激技术（经颅磁刺激、经颅电刺激）、运动疗法（有氧训练、抗阻训练、身心训练）、高压氧治疗、音乐疗法等。根据评估的结果和患者的实际情况选择合适的治疗方法，让患者的认知障碍得到尽可能大的改善。

（一）非侵入脑刺激技术

非侵入性脑刺激（non-invasive brain stimulation，NIBS）通过头皮对颅脑施加电、磁等刺激可以诱导实现特异性大脑神经功能变化，包括感觉运动皮质功能的改善或增强。常见的 NIBS 技术主要包括经颅直流电刺激（tDCS）、经颅交流电刺激（tACS）、重复经颅磁刺激（rTMS）等。NIBS 具有无创、无痛、无损等特点，近年来被视为认知康复的一种新技术手段。

经颅磁刺激术（TMS）是一种基于电磁感应的非侵入性大脑探测技术，其原理是基于法拉第的电磁感应定律，即变化的磁场产生电场。经颅磁刺激分为单脉冲刺激、双脉冲刺激、重复脉冲刺激、复合刺激。每种类型的主要应用各有不同，单脉冲刺激用于神经电生理检查；双脉冲刺激多用于科研；重复脉冲刺激用于临床治疗，分高频、低频。重复经颅磁刺激（rTMS）产生感应电流可通过引起神经细胞去极化产生动作电位来改变脑皮质、突触的兴奋性，进而调节局部脑组织代谢速度及血供，并对神经递质、通路及基因表达产生影响，以探索大脑行为关系、映射感觉、运动和高级认知功能。这种治疗方法可简便快捷地改善脑组织的神经受损及缺血、缺氧状况，操作安全、便捷，易于患者接受，可在临床推广。rTMS被证实其可作为临床治疗认知障碍的辅助方法，延缓病情的恶化、改善患者认知功能。脑卒中认知障碍的rTMS干预的具体操作方法如下：不同频率的rTMS对皮质的调节作用不同，高频rTMS（＞1 Hz）常表现为兴奋作用，低频rTMS（≤1 Hz）常表现为抑制作用。如患者处于急性期，即定位在健侧背外侧前额部，选择低频模式。如患者处于恢复期，即定位在患侧背外侧前额部，选择高频模式。

经颅电刺激术也是一种非侵入性脑刺激，通过两个电极或者多个电极将低强度电流（1～2 mA）作用于特定脑区域，调节大脑皮质神经细胞跨膜电位。阴极电极通过神经元超极化降低皮质兴奋性，而阳极电极通过阈下刺激神经元去极化增加皮质兴奋性。近年来，采用经颅直流电刺激的研究的数量急剧增加。经颅电刺激改变大脑的兴奋性和行为的过程涉及不同神经电生理活动及多种神经递质参与，其长期治疗效果通常被认为与突触可塑性有关，但潜在的细胞机制还有待建立。在经颅电刺激对认知功能的多重影响中，实验证据和临床发现更强调对长期记忆的有益影响，经颅电刺激可通过改变突触重塑、海马长时程增强、调控脑源性神经营养因子等改善认知。经颅电刺激具有很高的安全性、耐受性、可移植性、长期后效性，其使用、治疗价值在临床上备受瞩目与认可。脑卒中认知障碍的tDCS干预的具体操作方法如下：①如患者颅骨无缺损，即阳极电极片放置在患侧背外侧前额部，阴极电极片放置在对侧肩膀三头肌处。②如患者有颅骨缺损，即阴极电极片放置在患侧背外侧前额部，阳极电极片放置在对侧肩膀三头肌处。

（二）脑电生物反馈技术

脑电生物反馈可通过记录个体脑电活动并如实反馈脑电活动信息了解自身的心理、生理状态，并以自我意识来调控大脑相关皮质的神经活动、新陈代谢。迄今为止，脑电生物反馈已被广泛用于治疗多种神经疾病相关的认知功能缺损。如阿尔茨海默病、帕金森病、癫痫等。有学者研究不同频率对认知，特别是记忆恢复的影响，发现约 70％患者在语言的短期和长期均有改善，感觉动作（12～15 Hz）患者组显示视觉空间短期记忆改善，而 α 波（8～13 Hz）组特别显示在工作记忆方面改善，提示记忆缺陷的脑卒中受害者可以从生物反馈中受益，脑电生物反馈在认知康复中具有巨大的潜在价值。

（三）运动疗法

运动被认为是阻止或者延缓认知下降的途径之一，其重点在于通过"运动"机械性物理因子对患者进行躯干、四肢运动、感觉、平衡的功能训练，帮助恢复、重建机体功能，是康复治疗的核心措施之一。运动对认知功能的机制主要通过影响血流生理学、海马体积，以及神经形成来完成。大脑海马区域是认知、学习、记忆的主要部位，与认知功能相关的多种神经递质、信号通路等均表达于海马区。Listunova 等认为长期的有氧运动可调控海马中脑源性神经营养因子、酪氨酸受体激酶 p75 的表达，诱导乙酰转移酶和组蛋白乙酰转移酶活性增加，从而改善认知功能。运动除了能改变突触结构和不同脑区的功能而促进神经可塑性，还能够调节对神经可塑性起支持作用的血管再生和胶质细胞。

一项系统回顾数据分析认为运动训练能够改善帕金森病合并认知障碍患者认知功能，尤其在处理事物速度、思维灵活性方面，合适的运动方式、运动频率及运动强度是运动治疗的关键。指南推荐每周两次定期运动锻炼作为轻度认知障碍患者整体治疗的一部分，鼓励患者做有意义、感兴趣的活动及规律运动。运动类型包括有氧运动、抗阻运动和身心运动等。①有氧运动指运动时以有氧代谢系统供能为主的项目，即运动时可以得到充足的氧气供应，供能的主要物质是糖，其可完全分解为二氧化碳和水，并释放大量能量，供人体长时间运动。典型的有氧运动包括走、慢跑、游泳、骑自行车、爬山等。有研究显示，有氧运动对认知障碍患者有潜在的积极影响，对记忆力并非有显著性影响。②抗阻运动指肌肉在克服外来阻力时进行的力量训练，如自由重力训练、机械阻力训练等。Song D 等研究发现，抗阻训练能够改善轻度认知障碍患者的执行能力。③身心运动指在进行身体活动的同时集中注意力、控制呼吸，以此来提高身体力量、平衡、柔韧性，促进身体健康，如太极拳、气功、自我按摩、五禽戏、八段锦等。既往研究一致呈现太极拳对认知功能的康复具有积极作用。

（四）高压氧治疗

高压氧治疗具有以下几方面的作用：①提高脑部的氧分压，维持缺血患者脑神经的正常代谢，改善脑部血流及减轻脑水肿；②减少血脑屏障损伤、减轻脑组织损伤后的炎症反应、减少脑部应激反应；③抑制受损脑细胞的凋亡，增加神经再生，保护脑组织。因此高压氧治疗可以恢复患者受损的脑组织功能，有效改善认知障碍。在最初的研究中，将高压氧用于小鼠试验中，试验中显示对于出现脑损伤的实验小鼠，使用高压氧治疗有促进脑损伤恢复及脑保护作用，根据生物实验结论，后续高压氧也被用于临床治疗中，在脑梗死、脑出血等的干预中表现出满意的效果。

（五）音乐疗法

音乐在我国用于治疗疾病最早记载于《黄帝内经》，《灵枢·邪客》中把角、徵、宫、商、羽五种音阶与人体的肝、心、脾、肺、肾五脏相匹配，并通过五音调节五脏功能。现代医学认为音乐是理解大脑功能和大脑行为交互作用的强大工具，音乐涉及许多认知过程，如声学分析、信息处理、感觉运动整合、学习、记忆、决策、情感和创造力。音乐能够作用下丘脑-垂体-肾上腺轴，促进体内多种活性物质的分泌（如乙酰胆碱、多巴胺、肽衍生物等），调节心理、生理平衡，从而控制情感、行为。音乐疗法是运用专业音乐及音乐元素作为干预，成为康复训练的治疗方式，并且成为认知障碍非药物干预的重要手段，可以改善患者的认知功能和精神状态，如记忆力、执行能力、注意力等。Gomez-Romero 等通过研究证实音乐疗法是有益的，可以改善被诊断为痴呆症患者的行为障碍、焦虑和烦躁。音乐疗法为认知障碍的训练提供新的视角。

（六）计算机辅助认知训练

计算机辅助认知功能训练是把计算机作为治疗平台，用计算机语言将训练的方法和内容进行翻译、编程。随着计算机等电子装备的发展形成日渐完善的认知康复新技术，利用计算机及多媒体技术，构建一个丰富的模拟情境，对患者进行认知训练。与传统人工训练方式比较，计算机辅助训练优势在于具有科学性、多样性、趣味性、简单性、实用性等特征。目前三种提高认知功能的方法，其中包括大脑训练计划、工作记忆训练计划和视频游戏训练计划，且医生可根据互联网监测训练效果并指导训练。研究发现计算机辅助训练可增加大脑海马体积，并且海马体积增加与语言流畅性变化呈正相关，计算机辅助训练通过调节海马可塑性改善认知功能。认知训练的实施要优先考虑综合训练方案，考虑患者个体差异，在设计认知训练方案时，可发挥大数据和人工智能算法优势，给患者制定适宜的训练内容，如记忆训练、问题解决、言语训练、注意策略等。训练时间每次不少于 30 min，每周不少于 3 次训练，总训练时间在 20 h以上，可以取得更为明显的训练效果；训练方式，一对一训练效果较好，也可以采用家庭训练；训练目标和内容可灵活采用训练策略，在设置难度时要循序渐进，对依从性较差的患者可选择游戏类的内容训练。

计算机辅助训练可以采用远程操控模式，由于新计算机科学技术和更先进的远程医疗设备的发展，远程医疗的应用越来越多，远程康复可以被认为是远程医疗的一个分支，它可以通过电脑、远程交流、创新性康复软件库（包括认知、感知、功能性技能训练等项目软件）、通信技术为功能障碍者与残疾者提供远距离康复服务。尽管该领域仍属于新领域，但它的使用频率在发达国家迅速增长。在美国职业治疗协会、美国物理治疗协会和美国语音语言听力协会的网站上可以找到更多与远程医疗相关的指导文件。远程康复服务包括评估、监测、预防、干预、监督、教育、咨询和指导。在我国，老年人比例最高的农村和偏远社区最不易获得正规痴呆症治疗，且与传统的住院患者或面对面的康复治疗比较，远程治疗可降低医疗和患者的成本，使生活在偏远地区的患者亦可从这项技术中受益，降低城乡医疗保健方面的差距。

（七）机器人训练

近年来，机器人研发技术发展迅猛，计算速度更快，更精准，在康复干预治疗领域成为一种有前途的新技术。机器人辅助治疗可以比传统方法提供更多的优势，包括标准化的环境训练、适应性支持和增加治疗强度和剂量的能力，同时减轻治疗时的身体负担。因此，康复机器人是临床中补充常规治疗的理想手段，且具有在家中使用更简单的设备进行持续治疗和帮助的巨大潜力。机器人参与训练利于神经重塑，是现代康复机器人模型建立的基础。Kim 等对传统认知训练和机器人辅助认知训练对大脑结构影响进行研究，将参与者分成两组，分别在记忆、语言、计算能力等方面干预，训练前后均行脑部核磁共振和神经心理测试，并通过表面形态测定法（SBM）对皮质厚度的变化测评，阿尔茨海默病评定量表总分的认知子量表（ADAS-cog）进行认知功能评定，结果显示机器人小组在前扣带皮质中表现出较少的皮质变薄，执行能力等认知评分优于传统训练组，提示机器人辅助认知训练可以帮助减轻大脑皮质萎缩及神经网络化对衰老有关的认知障碍产生影响。

第六节　脑卒中认知障碍康复的整体管理策略

脑卒中认知障碍的患者入医院进行康复时，并不单纯是治疗师的责任，而是通过合理的整体管理和工作模式进行锻炼。为了给患者提供一个最好的最优质的康复训练，需要医生、治疗师、患者及家属共同努力。

一、小组工作模式

（一）工作成员

脑卒中认知障碍的临床评估与治疗常需要多个专业人员参与并密切合作的团队。这个团队的组成人员常包括康复医师、言语治疗师、作业治疗师、物理治疗师、康复专科护士、家属等，每位成员都有其相应的职责。康复医师主要负责患者认知障碍的药物治疗及入院时对患者的筛查；治疗师负责对患者进行全面的评估，根据结果和患者的学历、职业制定合适的训练方案；康复专科护士则负责患者的病房及床边安全；家属要负责患者的饮食健康和生活中防走失。为达到共同的目标，小组成员间必须进行沟通与交流。沟通方式有很多种，包括会诊制度，定期病例讨论，电话沟通及电子邮件等。实际上，沟通质量更重要，团队中各位成员必须尊重对方的专业，用简便、快速、专业的方式与对方沟通。认知障碍团队必须定期评估它的工作情况，并商量如何促使成员间的沟通更有效率，确保提供的服务能达到最佳效果。工作成员共同制定患者的治疗方案，如在治疗过程中患者出现进步、止步不前或退步，要将患者的治疗方案进行修改，达到最佳治疗效果。

（二）工作程序

团队成员的工作职责与分工首先由康复医生进行认知障碍筛查，判断有无认知障碍。负责的 ST 再对患者进行详细评估，了解患者认知障碍的具体情况与缺陷，比如是记忆障碍、执行能力障碍、计算障碍、问题解决障碍或者是言语及沟通障碍。病例讨论会也是康复过程中十分重要的，第 1 次正式病例讨论会时，有关的医生、ST、OT、PT、护士均应参加；小组成员在一起讨论患者情况，决定治疗方案，明确分工，以便于以后治疗过程的互相合作。讨论会上，由负责训练的护士向各位成员重点汇报患者认知情况；然后医生汇报患者的基本情况，包括疾病评价、既往史、基础疾病、体格检查结果、治疗方针的总结和决定；OT、ST、PT 汇报患者功能残存情况，以及患者的近期目标和远期目标。

二、对外宣教

脑卒中患者及家属难免出现错误观念，他们较重视患者运动功能、吞咽功能，因此家属或者护理人员需接受 ST 和 OT 的指导或培训。认知的康复对患者十分重要，认知功能得到改善会减轻家属及护理人员的工作量，且运动和吞咽的康复过程会更加顺利，从而减轻家庭的经济负担。认知功能工作小组建立后，小组应对机构中其他医护人员与医疗相关人员提供短期与系统性的宣传教育。其目的是提高其他人员对认知问题及其表现的觉察能力，并告知他们向患者介绍认知疗法团队的方法。宣教内容包括认知疗法团队提供的服务种类，如评估措施、饮食干预、康复训练内容。

第六章　脑卒中认知障碍的中医康复

第一节　脑卒中认知障碍的中医理论

中医学认为认知功能与"神"密切相关。而脑是"元神之府"，又称"髓海"，在调节脏腑阴阳及肢体运动上起到关键作用。《锦囊密录》载："脑为元神之府，主持五神，以调节脏腑阴阳、四肢百骸之用"。脑卒中认知障碍继发于"卒中"，是由于气血逆乱，产生风、火、痰、瘀，致脑脉痹阻或血溢脑脉之外，引起脑窍郁闭、肝肾亏虚、气血不足、脑髓失养，而以神呆思钝、健忘错乱、言语不记等为主要表现的病症，是一种意识异常的疾病。属中医学"善忘""失智""呆病"等范畴。

一、中医对 PSCI 概念的认识

中医对意识异常的疾病早在先秦时期就有相关描述。《左传》中提出"白痴"的病名，《内经》有"喜忘""善忘"等记载，西晋《针灸甲乙经》中首次提出"呆痴"，其后还有"不慧""神呆""愚痴""语言错忘"等描述，均与现代医学认知障碍相关。

《灵枢·大惑论》："上气不足，下气有余……久之不以时上，故善忘也"，是最早关于善忘的发生与气机相关性的论述。"血并于上，气并于下，乱而善忘"，此描述对脑卒中气血逆乱而致善忘的病理过程做了高度概括。《千金要方》以"好忘"来描述以记忆力减退为主的认知障碍。《太平圣惠方》首用"健忘"一词，这与认知障碍轻症最为接近，该名一直沿用至今。

明代张景岳在其《景岳全书·杂证谟》中对"癫狂痴呆"做了专论，描述为"痴呆症"，认为痰是重要的致病因素，易导致情绪郁结、情志不遂、思虑过度、突遇惊恐等，而逐渐出现痴呆貌。清代叶天士曾对脑卒中患者的神态有提出"卒中初期，神呆"等描述。沈金鳌明确提出"卒中后善忘"的病名，即对卒中后引起的智力下降、记忆力减退等症状有了更为系统的认识。陈士铎《辨证录》立有"呆病门"，提出因肝气郁、胃气衰、痰积于胸中、盘踞于心外，使神明不清，而成呆病。《类证治裁》在此基础上设专篇"健忘论治"。可见卒中后所致的认知功能减退早已得到历代医家的重视，其典籍中所记载的

理、法、方、药对现代临床治疗也有一定价值。

　　脑卒中患者临床上可表现为患者的结构和视空间、记忆力、指令执行能力、定向力、注意力障碍等，甚至还伴有精神行为异常，常导致患者的学习能力、工作能力、日常生活能力及社会交往能力明显减退。《医林改错》曰"灵机记性皆在脑"；清汪昂《医方集解》曰"肾精不足，则志气衰，不能上通于心，故迷惑善忘"，可见认知障碍主要与脑、心、肾有关。脑为"元神之府"，心为"君主之官"，"肾主智，肾虚则智不足"。若脑、心、肾的功能异常，则可出现反应迟钝、诸事善忘等相关认知方面的改变。中医学中虽然没有明确提出"脑卒中认知障碍"一词，但结合上述症状的特征描述及古代相关证名如"健忘""呆证""脑髓消""多忘""善忘""液脱""郁证"等，我们将脑卒中轻度认知障碍可归为"健忘"，认知障碍较重者为"痴呆"，而两者均可归属于中医内科神志病的范畴，也就是我们现在所说的脑卒中认知障碍（PSCI）。

二、PSCI 病因病机

　　1. 病因　PSCI 源于卒中之长期积损，卒中的病因分内因和外因，但以内因为主，主要有瘀血、痰湿、内虚、内风、内火、气虚等，在《卒中脑病诊疗全书》中总结卒中脑病有如下特点：患者内因正气虚弱、气血亏虚，外加五志过极、六淫侵袭、七情所伤、饮食劳倦等诱因，使机体气血失和、阴阳失衡、气机逆乱，上冲于脑，致脑络瘀阻或血溢脉外发为卒中。

　　而久病体虚，五脏气血亏虚，运化代谢失常，津停生痰，复感六淫之邪或情志不遂等诱因，致气血逆乱，风火相煽，阳亢于上，火热炽盛，炼液成痰，犯及脑窍，阻于脑络，络脉痹阻，神机失用，导致认知障碍。

　　（1）久病体虚：卒中、眩晕等病日久，或失治、误治导致积损正伤，引起心、肝、脾之阴、阳、精、气、血亏虚不足，从而脑髓失养久病入络，脑脉闭阻使脑气与脏气不相顺接。

　　（2）五脏气血亏虚：卒中病后五脏虚弱，脾虚则生痰之源不绝、肺虚则水道失调、肾虚则乏力、肝郁则失其疏泄，津蓄成痰。痰为有形之邪，随气机运行皆可阻于脉络，致络脉痹阻，脑为清灵之府，尤忌痰邪秽浊之气，故五脏藏神功能易受痰邪影响而失职。

　　（3）六淫之邪：气血不足，脉络空虚，六淫之邪乘虚而入，气血痹阻，阻碍脑络，神机失用。

　　情志不遂、七情所伤、郁怒伤肝，肝失疏泄导致肝气郁结。肝气乘脾、脾失健运，则聚湿生痰、痰蒙清窍，使神明被扰，神机失用；或日久肝郁化火、神明被扰，则性情烦乱、忽哭忽笑、变化无常。久思积虑、耗伤心脾、心阴心血暗耗，脾虚气血生化无源、气血不足、脑失所养、神明失用；或脾虚失运、痰湿内生，蒙蔽清窍导致惊恐伤肾、肾虚精亏、髓海失充、脑失所养，皆可导致神明失用发为痴呆。

2. 病机 PSCI 是卒中病常见的伴随证候，病理变化复杂。主要有风火、痰、气、血、虚，基本病机表现为脏虚络痹，其中脏虚为本，络痹为标。脑卒中多系慢性病、老年病，久病内耗伤及脏腑，脏虚则一身之气皆虚，五脏之虚始于气血，久则由气及阳、由血及阴，而气血阴阳皆虚，五脏所藏精气不足则见脏体虚衰，进而影响脏气及其主持的功能活动减弱，五脏虚衰亦可导致其生理特性受到抑制，此为脏虚为本。络脉是气血津液营养脏腑组织的桥梁和枢纽，脑卒中因风、火、痰等外邪直中脑窍，痹阻气络，久则由气入血、痹阻血络，气滞血瘀可致津行受阻则津凝、凝聚成痰、痹阻脑络，而以邪实之证痹阻络脉为标，此为络痹为标。标本共奏，致神机失用，发为 PSCI，故以本虚标实、虚实夹杂为特点。脑、心、肾等脏腑亏虚为本，气、痰、瘀、郁痹络脉为标。患者年老体虚、七情内伤，致脏腑气血失衡、气血虚损，肾精亏耗，痰瘀互结，上蒙清窍，脑髓失养，所致神明失用。

3. PSCI 的中医辨证

（1）辨虚实：虚——髓海不足，肝肾亏虚、脾肾两虚（神气不足，面色失荣，形体消瘦，言行迟弱）。实——痰浊、瘀血、风火（智力减退、表情反应迟钝、抑郁或亢奋）。

（2）辨脏腑：髓减脑消，心、肝、脾、肾功能失调为主。脑卒中患者久病后出现——以虚为主，兼有痰瘀。

（3）辨证分型：本病以认知障碍为主要表现，包括记忆、理解、判断、计算、思维能力等明显减退，除少数病例发病急骤外，大多起病隐匿，发展缓慢，呈渐进加重趋势，可继发于卒中、头晕、头部外伤或其他全身疾病。以语言、性格与精神行为障碍等出现异常表现为主证，合并以下兼证。

髓海不足证：神情呆钝、词不达意、头晕耳鸣、腰酸骨软、齿枯发焦、步履艰难、懒惰思卧，舌瘦色淡，苔薄白，脉沉细弱等。

脾肾两虚证：腰膝酸软，大便溏薄，舌质淡，苔白，脉沉细等。

痰浊蒙窍证：神情淡漠或反应迟钝，嗜卧懒动，口多黏痰，体重，体型偏胖，苔腻舌胖大，脉滑等。

瘀血内阻证：身有痛处，痛处不移，痛如针刺，面色、唇舌爪甲青紫，舌有瘀点、瘀斑，舌下络脉迂曲，脉象弦细、涩等。

肝肾阴虚证：眩晕耳鸣、急躁易怒、头重脚轻、腰膝酸痛、多梦遗精，舌红少苔，脉弦细数等。

肝阳上亢证：性情急躁、面红目赤、头晕头痛、口苦咽干、筋惕肉瞤，舌红苔黄，脉弦滑等。

火热内盛证：心烦不寐、面红目赤、声高息粗、发热、口渴喜冷饮，尿赤，舌红，脉弦数或滑数等。

腑滞浊留证：大便干结不爽或难解、腹胀或痛、食欲减退，舌苔厚腻，脉象滑等。

气血亏虚证：少气懒言或乏力，自汗出，大便溏泄，小便自遗，心悸，唇面爪甲淡白，舌淡，脉沉细或虚等。

三、治疗原则

卒中病机本虚标实，肝肾阴虚为本，风火痰瘀为标，治法上以活血化瘀、化痰熄风、滋肾养肝等为治则。目前，由于对 PSCI 的诊断缺乏统一标准，其辨证分型有所不同。要结合病史、病程、四诊等临床资料，综合分析，辨证施治，分清痰浊、血瘀、气虚不同，以及是否兼夹确定其病性。辨标本虚实，确定人体正邪的盛衰变化；辨脏腑阴阳，分清受病脏腑气血阴阳失调的不同；辨病程的阶段，明确患者处于不同时期的差异，评估预后，选择恰当的治则治法。大部分医家认为脑卒中认知障碍的基本病机是病位在脑，以肝肾亏虚为本，气、血、痰、湿、瘀、火为标，本虚标实，虚多实少，虚实夹杂。"脑主神明"，故脑络瘀塞致髓海失养、清窍不明、神明失用而出现各种表现，临床有髓海不足、脾肾两虚、痰蒙清窍、瘀血内阻四种证型，故治疗上应以化痰祛瘀、开窍醒神、补肾通络为主。然虚实夹杂、肝肾亏虚、心肝炎盛等证型临床中也不在少数，临证时需细心参辨。

治标则有开郁逐痰、活血通窍、平肝泻火之法。

治本则有补虚扶正、填补肾精，脾虚气弱需补后天，充化源，益气血；而肾虚髓枯则需充先天，填精髓。同时配合移情易性，智力和功能训练与锻炼。

第二节 脑卒中认知障碍的中药治疗

一、脑卒中认知障碍的中医辨证论治

1. 辨证要点 ①辨虚实：本虚者，辨明是气血亏虚，还是阴精衰少；标实者，辨明是痰浊、痰火、瘀血或是内生风火为患。本虚标实，虚实夹杂者，应分清主次。②辨脏腑：本病以心脑为主病之脏腑，但同时也应注意结合脏腑辨证，详辨肝、脾、肾等脏腑之病变。

2. 治疗原则　虚者补之，实者泻之，因而补虚益损，开窍醒神是其治疗大法。在补虚益损方面，既要重视应用血肉有情之品，以培补先天精髓，又要重视应用温阳益气之药，补益后天脾肾阳气。在醒神开窍方面，既要重视化痰逐瘀，以开窍醒神，又要重视疏泄气机，流通气血。

3. 分证论治

1）髓海不足证

证候：神情呆钝、词不达意、头晕耳鸣、腰酸骨软、齿枯发焦、步履艰难、懒惰思卧，舌瘦色淡，苔薄白，脉沉细弱等。

治法：补肾益髓，填精养神。

方药：七福饮。

方中重用熟地以滋阴补肾，以补先天之本；人参、白术、炙甘草益气健脾，用以强壮后天之本；当归养血补肝；远志、杏仁宣窍化痰。本方填补脑髓之力尚嫌不足，可选加鹿角胶、龟板胶、阿胶、紫河车等血肉有情之品，以填精补髓。还可以本方制蜜丸或膏滋以图缓治，也可用河车大造丸大补精血。

2）脾肾两虚证

证候：记忆减退，失认失算，伴气短懒言，肌肉萎缩，食少纳呆，口涎外溢，腰膝酸软；或伴四肢不温，腹痛喜按，大便溏薄、泄泻，舌质淡，苔白，脉沉细。

治法：补肾健脾，益气生精。

方药：还少丹。

方中熟地、枸杞子、山萸肉滋阴补肾；肉苁蓉、巴戟天、小茴香温补肾阳；杜仲、怀牛膝、楮实子补益肝肾；人参、茯苓、山药、大枣益气健脾而补后天；远志、五味子、石菖蒲养心安神开窍。如见气短乏力较著，甚至肌肉萎缩，可配伍紫河车、阿胶、续断、杜仲、鸡血藤、何首乌、黄芪等以益气养血。

若脾肾两虚，偏于阳虚者，出现四肢不温，形寒肢冷，五更泄泻等症，方用金匮肾气丸温补肾阳，再加紫河车、鹿角胶、龟板胶等血肉有情之品，填精补髓。若伴有腰膝酸软，颧红盗汗，耳鸣如蝉，舌瘦质红，少苔，脉弦细数者，是为肝肾阴虚，可用知柏地黄丸滋养肝肾。

3）痰浊蒙窍证

证候：神情淡漠或反应迟钝，嗜卧懒动，口多黏痰，体重，体型偏胖，苔腻舌胖大，脉滑等。

治法：健脾化浊，豁痰开窍。

方药：洗心汤。

方中人参、甘草益气；半夏、陈皮健脾化痰；附子协助参、草以助阳气，脾正气健旺则痰浊可除；茯神、酸枣仁宁心安神；石菖蒲芳香开窍；神曲和胃。脾气亏虚明显者，可加党参、茯苓、黄芪、白术、山药、麦芽、砂仁等健脾益气之品，以截生痰之源。若头重如裹、哭笑无常、喃喃自语、口多涎沫者，痰浊壅塞较著，重用陈皮、半夏，配伍胆南星、莱菔子、佩兰、白豆蔻、全瓜蒌、贝母等豁痰理气之品。若痰郁久化火，蒙蔽清窍，扰动心神，症见心烦躁动，言语颠倒，歌笑不休，甚至反喜污秽等，宜用涤痰汤涤痰开窍，并加黄芩、黄连、竹沥以增强清化热痰之力。

4）瘀血内阻证

证候：身有痛处、痛处不移、痛如针刺、唇舌爪甲青紫，舌有瘀点、瘀斑、舌下络脉迂曲，脉象弦细、涩等。

治法：活血化瘀，开窍醒脑。

方药：通窍活血汤。

方中麝香芳香开窍，并活血散结通络；桃仁、红花、赤芍、川芎活血化瘀；大枣、葱白、生姜辛温升散，使行血肉之品能上达巅顶，外彻肌肤。常加石菖蒲、郁金开窍醒脑。如久病气血不足，加党参、黄芪、熟地、当归以补益气血。瘀血日久，瘀血不去，新血不生，血虚明显者，可加当归、鸡血藤、三七以养血活血。瘀血日久，郁而化热，症见头痛、呕恶，舌红苔黄等，加丹参、丹皮、夏枯草、竹茹等清热凉血、清肝和胃之品。

5）肝肾阴虚证

证候：眩晕耳鸣、急躁易怒、头重脚轻、腰膝酸痛、多梦遗精，舌红少苔，脉弦细数。

治法：滋阴补肾，填精益髓。

方药：左归丸。

方中重用熟地滋肾填精，大补真阴，为君药。山茱萸养肝滋肾，涩精敛汗；山药补脾益阴，滋肾固精；枸杞补肾益精，养肝明目；龟、鹿二胶，为血肉有情之品，峻补精髓，龟板胶偏于补阴，鹿角胶偏于补阳，在补阴之中配伍补阳药，取"阳中求阴"之义，均为臣药。菟丝子、川牛膝益肝肾，强腰膝，健筋骨，俱为佐药。诸药合用，共奏滋阴补肾，填精益髓之效。如虚火炎上，骨蒸潮热，手足心热者，宜用纯阴之剂，本方去枸杞子、鹿角胶，加女贞子、麦冬以养阴清热；如大便燥结，去菟丝子，加肉苁蓉以润肠通便；若汗出多者，加黄芪，浮小麦以益气固表。

6）肝阳上亢证

证候：性情急躁、面红目赤、头晕头痛、口苦咽干、筋惕肉瞤，手足心热，舌质红绛或暗红，少苔或无苔，脉细弦或细弦数。

治法：滋养肝肾，潜阳熄风。

方药：镇肝熄风汤。

方中怀牛膝补肝肾，并引血下行；龙骨、牡蛎、代赭石镇肝潜阳；龟板、白芍、玄参、天冬滋养阴液，以制亢阳；茵陈、麦芽、川楝子清泄肝阳，条达肝气；甘草、麦芽和胃调中。并可配以钩藤、菊花熄风清热。挟有痰热者，加天竺黄、竹沥、川贝母以清化痰热；心烦失眠者，加黄芩、栀子以清心除烦，加夜交藤、珍珠母以镇心安神；头痛重者，加生石决明、夏枯草以清肝熄风。

7）火热内盛证

证候：心烦不寐、面红目赤、声高息粗、发热、口渴喜冷饮，尿赤，舌红，脉弦数或滑数。

治法：清心凉血，滋阴泻热。

方药：泻心汤合犀角地黄汤。

泻心汤方中黄芩泻上焦火，黄连泻中焦火，大黄泻下焦火，三黄共泻脏腑之内盛实火。犀角地黄汤方中苦咸寒之犀角，凉血清心解毒，为君药。甘苦寒之生地，凉血滋阴生津，一则助犀角清热凉血止血，二则恢复已失之阴血。赤芍、丹皮清热凉血、活血散瘀，故为佐药。若以心火为重，可合导赤散；若为肝阳化火，可合龙胆泻肝汤、天麻钩藤饮；若以脾热为主，可合泻脾散；若肺内蕴热，可合凉膈散；若以肾阴虚内热，则合以六味地黄丸之类。

8）腑滞浊留证

证候：大便干结不爽或难解、腹胀或痛、食欲减退，头晕目眩，咯痰或痰多，舌苔厚腻，脉象滑。

治法：通腑化痰。

方药：大承气汤加味。

方中生大黄荡涤肠胃，通腑泄热；芒硝咸寒软坚；枳实泄痞；厚朴宽满。可加瓜蒌、胆南星清热化痰；加丹参活血通络。热象明显者，加山栀、黄芩；年老体弱津亏者，加生地、麦冬、玄参。本型也可选用现代经验方星蒌承气汤，方中大黄、芒硝荡涤肠胃，通腑泄热；瓜蒌、胆南星清热化痰。

9）气血亏虚证

证候：面色㿠白，少气懒言或乏力、自汗出、大便溏泄、小便自遗、心悸、爪甲淡白，舌淡，脉沉细或虚。

治法：益气活血，扶正祛邪。

方药：补阳还五汤。

本方重用黄芪补气，配当归养血，合赤芍、川芎、桃仁、红花、地龙以活血化瘀通络。气虚明显者，加党参、太子参以益气通络；言语不利，加远志、石菖蒲、郁金以祛痰利窍；心悸、喘息，加桂枝、炙甘草以温经通阳；肢体麻木加木瓜、伸筋草、防己以舒筋活络；上肢偏废者，加桂枝以通络；下肢瘫软无力者，加续断、桑寄生、杜仲、牛膝以强壮筋骨；小便失禁加桑螵蛸、益智仁以温肾固涩；血瘀重者，加莪术、水蛭、鬼箭羽、鸡血藤等破血通络之品。

二、典籍论述节选

（1）《素问·五常政大论》："根于中者，命曰神机，神去则机息。"

（2）《灵枢·海论》："髓海不足，则脑转耳鸣，胫酸眩冒，目无所见，懈怠安卧。"

（3）《灵枢·天年》："六十岁，心气始衰，苦忧悲，血气懈惰，故好卧。……八十岁，肺气衰，魄离，故言善误。"

（4）《景岳全书·癫狂痴呆》："痴呆证，凡平素无痰，而或以郁结，或以思虑，或以疑贰，或以惊恐，而渐致痴呆，言辞颠倒，举动不经，或多汗，或善愁，其证则千奇百怪，无所不至，脉必或弦或数，或大或小，变易不常，此其逆气在心或肝胆二经，气有不清而然。"

（5）《辨证录·呆病门》："大约其始也，起于肝气之郁；其终也，由于胃气之衰。肝郁则木克土，而痰不能化，胃衰则土不制水而痰不能消，于是痰积于胸中，盘踞于心外，使神明不清，而成呆病矣。"

（6）《石室秘录·呆病》："呆病如痴，而默默不言也，如饥而悠悠如失也……实亦胸腹之中，无非痰气。故治呆无奇法，治痰即治呆也。"

（7）《针灸资生经》："神不足则狂痴"，治以"菖蒲根捣汁灌立瘥"。

三、中药防治脑卒中认知障碍的现代研究

1. 中药复方相关研究

1）益气补血类

归芪聪志汤：由当归、黄芪、川芎、苦参、枸杞子、地龙、石菖蒲组成，可通过减轻氧化应激损伤减轻 VD 大鼠病理损伤，改善记忆功能。

加味益气聪明汤：由黄芪、人参、葛根、石菖蒲、远志、水蛭、地龙、菟丝子、女贞子、杜仲组成，可通过改善 VD 大鼠海马神经元突触的超微结构改善其学习记忆功能。

参麻益智方：由人参、天麻、鬼箭羽、川芎组成，能增强 VD 模型大鼠 CAT、SOD 等抗氧化物活性，减少 MDA 含量，表明参麻益智方可能通过抗氧化应激作用起到保护神经元的作用。

2）补益肝肾类

补肾醒脑方：由人参、熟地黄、女贞子、制首乌、丹参、川芎、赤芍、菖蒲、远志、天麻、冰片组成，能降低 VD 大鼠脑组织 AChE 水平，增加 ChAT 水平，降低促炎因子 TNF-α、IL-1β 水平，升高抗炎因子 IL-10、TGF-β 水平，说明补肾醒脑方可能通过激活胆碱能抗炎通路抑制炎性反应，进而改善学习记忆障碍。

补肾活血方：由人参、胡桃肉、制何首乌、益智仁、川芎、当归、丹参、郁金组成，可从蛋白和基因水平升高 VD 大鼠脑海马神经元 BDNF 及受体酪氨酸蛋白激酶 B（TrkB）表达，通过激活下游 ERK/CREB 信号通路，促进对受损海马神经元的修复。

复智胶囊：由制何首乌、熟地黄、山茱萸肉、黄芪、葛根、川芎、桃仁、石菖蒲、远志组成，能明显提高 VD 大鼠 ChAT 活性和突触素（P38）表达，增加树突棘数量，并且该药能使 Cleaved Caspase-3 表达下降，Bcl-2/Bax 的比值升高，说明其可能是通过抗凋亡机制实现对 VD 大鼠的神经元保护作用。

3）活血化瘀类

补阳还五汤：由黄芪、当归尾、赤芍、地龙、川芎、红花、桃仁、益智仁、远志组成，可明显提高血管性痴呆临床有效率。

复方丹参滴丸：由丹参、三七、冰片组成，能使 VD 大鼠突触前、后成分表面变得清晰，突触前成分内的囊泡增多，突触后成分内致密物质增厚，并促进 VD 大鼠海马突触蛋白Ⅰ表达，说明复方丹参滴丸可能通过改善海马突触结构以提高 VD 大鼠的学习记忆能力。

通窍活血汤：由赤芍、川芎、桃仁、大枣、红花、老葱、鲜姜、麝香、黄酒组成，可增加 VD 大鼠血清中环磷酸腺苷（cAMP）和蛋白激酶 A（PKA）的含量，说明其改善 VD 大鼠的学习记忆功能可能是通过激活 cAMP-PKA 信号通路实现的。

4）醒脑开窍类

珍龙醒脑胶囊：由珍珠、紫檀香、西红花、诃子、塞北紫堇、冬葵果等组成，能提高 VD 大鼠脑组织 PI3K/Akt 信号通路的活化效应而发挥神经保护作用。

醒脑丸：由黄芪、西洋参、当归、川芎、水蛭、地龙、三七、菖蒲、远志、冰片等组成，可降低血浆血栓素 B_2 含量，降低大脑皮质 NO 含量，同时下调 Bax 的表达，降低脑组织中血糖（Glu）及乳酸（LD）含量而对神经元的损伤产生保护作用。

天智颗粒：由石决明、天麻、益母草、钩藤、藤槐花、首乌、杜仲、栀子等组成，可能通过抑制大鼠星形胶质细胞的增殖并促进神经前体细胞的增殖改善认知功能。

2. 中药成分相关研究

1）调控胆碱能通路

吴桓宇等发现细叶远志皂苷可上调 VD 小鼠胆碱能神经环路中胆碱乙酰基转移酶蛋白水平。孟敏等发现山茱萸环烯醚萜苷可促进胆碱乙酰基转移酶表达。罗小泉等发现枳壳醇提脂溶性浸膏可降低脑内乙酰胆碱酯酶的活力和丙二醛含量。

2）调控海马区域相关蛋白及因子

刘明等发现蓝布正提取物能上调 VD 大鼠 CA1 区神经营养因子-3、脑源性神经营养因子的表达，抑制神经细胞凋亡。范鹏涛等研究发现仙茅苷通过抑制海马区神经细胞凋亡，下调天冬氨酸蛋白水解酶-3 和多聚腺苷二磷酸核糖聚合酶表达，上调海马雌激素受体表达。熊跃等发现红景天苷可抑制 NF-κB 及环氧化酶 2 表达。杨倩等发现松果菊苷可能是通过上调 VD 大鼠海马脑源性神经营养因子、酪氨酸激酶 B、N-甲基-D-天冬氨酸受体的表达，减轻 VD 大鼠神经元缺血损伤。嵇建刚等发现白藜芦醇改善 VD 大鼠学习、记忆能力机制可能是通过降低 tau 蛋白磷酸化水平，促进神经纤维结构稳定，改善神经递质的合成、转运、摄取和释放。

3）调节氨基酸水平

赵蕾等发现山楂叶总黄酮可延长 VD 大鼠逃避潜伏期，提高选择正确率，促进海马谷氨酸及其 N-甲基-D-天冬氨酸受体的表达。张新春等发现益气活血中药芎芍合剂能够抑制大鼠缺血-再灌注后脑组织中兴奋性氨基酸谷氨酸、天门冬氨酸水平的增高，上调抑制性氨基酸谷氨酰胺、γ-氨基丁酸的水平。

4）调控 VEGF 水平

唐凌雯等发现天智颗粒联合多奈哌齐与养血清脑颗粒治疗 VD 患者能提高 VEGF 水平，促进损伤血管的修复，增强微小静脉的通透性。

5）调控炎症因子

刘明等的动物实验发现蓝布正提取物可降低 NF-κB 表达，抑制炎性因子如白细胞介素 6 的释放。姚鹏发现雷公藤甲素可调控沉默信号调节因子 1 和 NF-κB 的表达。

四、按语

脑卒中认知障碍的病理生理机制尚未完全清楚,中药成分及作用靶点研究也面临诸多困难,给中药防治本病带来巨大挑战,但中医学众多经典文献论述及大量现代研究成果突显了中药防治脑卒中认知障碍的巨大潜力和优势。今后应既要传承传统医学精髓,又要用现代医学科学研究方法,推动传统中医药防治脑卒中认知障碍的临床与基础研究持续发展与提高。

第三节　脑卒中认知障碍的针刺治疗

一、针刺治疗的起源与作用

传统疗法中针刺治疗历史最为悠久,以新石器时代"砭石"治病为最初起源。"砭石"是针刺工具的前身,《山海经》有"高氏之山,有石如玉,可以为箴"的记载,《素问·异法方宜论》则言"东方之域……其病皆为痈疡,其治宜砭石",记录了砭石治病排脓、泻血逐瘀的功用。随着石针、骨针、竹针的相继出现,尤其是冶炼术不断进步,金属针具的兴起大大推动了刺法的发展,先民也在运用针刺防治疾病的实践中积累了丰富的经验。《黄帝内经》的成书,标志着以经络学说为核心的理论框架与刺法、灸法等技术不断更新完善,初步形成了针灸学系统的理论体系。在对人体生理、病理与疾病治疗方面,经络理论与针刺治疗发挥了不可替代的作用。《灵枢·经脉》记载:"经脉者,所以能决死生,处百病,调虚实,不可不通。"通过针刺体表一定腧穴,激发经气,经络可以将其治疗性刺激传导到相应脏腑或病灶局部,起到调节人体脏腑气血的作用,使阴阳趋于平和,从而发挥正常功能,达到治疗疾病的目的。

二、认知障碍的针刺治疗方法

1. 基本认识与治疗　脑位于颅内,为元神之府,由髓汇聚而成,主宰人体的生命活动,起到调控精神、意识、思维功能的枢纽作用。脑主神明的功能正常,则精神饱满,意识清楚,思维敏捷,记忆力强,言语清晰,情志正常;反之,便会出现精神意识失常的表现,如记忆缺损,注意力和执行能力下降等。

脑卒中认知障碍主要由气滞、痰浊、肝火、血瘀诸邪内阻,上扰清窍或因气虚、精亏、髓海失充,脑失所养所致,其病位在脑,与心、肝、脾、肾功能失调有关。病变多见虚实夹杂证，本虚为肾精、气血亏虚，标实为痰瘀内生，痹阻脑窍。基本病机为髓海不足，神机失用。故针刺治疗取头部督脉穴以发挥通督调神，补脑生髓的作用。

主穴：百会、神庭、四神聪、印堂、太溪、悬钟。

方义：督脉入络脑，百会为督脉穴，位居巅顶，是督脉与手足阳经之交会穴。《道藏》云："天脑者，一身之宗，百神之会也。"故百会为治疗头部诸病总穴，调理全身之神识也。神庭在脑海前庭，为神识所在，其功用在治神。配伍印堂、四神聪，可通督脉，调脑神，健脑益聪，恢复神机。太溪为足太阴肾经腧穴、原穴，出间隙大深之处，具有滋肾阴、退虚热、壮元阳、利三焦，补命火、理胞宫、补肝肾、强腰膝之功用。悬钟为疏调气机，填髓壮骨，补益强壮的要穴。

操作：毫针刺，按虚补实泻操作。头部穴位间歇捻转行针，或加用电针。

2. 辨证配穴　　中老年人群为本病好发人群，其原因为元气亏虚，气为血之帅，气虚无力鼓动血脉运行，血行不畅而瘀滞脑络，故神机失用，可见转盼遗忘、多忘善误等认知功能损伤症状。瘀血久滞不去致津液失调，聚而生痰，痰瘀交结，上扰清空，致脑窍失养，败坏脑髓，元神失用，《石室秘录》云："痰气最盛，呆气最深"。同时痰瘀之邪不断耗损正气，阻滞气血运行，痰瘀之势更胜，损及脑络，导致病情恶化，反之痰瘀亦可加重疾病的本虚表现，最终导致阴阳俱虚。故针对痰浊、瘀血、气血不足及肝肾亏虚的主要证型表现，辨证论治取穴如下：

1）痰浊蒙窍

症状表现：表情呆钝，行动迟缓，终日寡言，坐卧不起，记忆力丧失，口多涎沫，脘腹胀满，二便不知，舌质淡胖有齿痕，苔白厚而腻，脉滑。

治则：豁痰开窍，健脾化浊。

病性取穴：中脘、丰隆、足三里、神门。

方义：中脘为任脉穴、胃之募穴、腑会穴，又为任脉与手太阳、手少阳与足阳明经之交会穴，具有调理中焦，化湿祛痰的功效。丰隆为足阳明胃经络穴，别走足太阴经，脾为生痰之源，丰隆沟通脾、胃二经，主治胸膈痰滞，一切头脑不清，如云雾蒙蔽之状。配伍足三里，健运脾胃，和中化湿效强。神门为手少阴心经之腧穴、原穴，心主藏神，神门是元气所居，神明出入通道，以泻法开心气之郁结，使神志得舒。

操作：针刺泻法，足三里予平补平泻。

2）瘀血内阻

症状表现：神情淡漠，反应迟钝，常默默不语，或离奇幻想，健忘易惊，肌肤甲错，面色黧黑，甚者唇甲紫黯，双目晦暗，舌质暗，有瘀点或瘀斑，脉细涩。

治则：活血化瘀，通络开窍。

病性取穴：膈俞、血海、太冲、心俞。

方义：膈俞为足太阳膀胱经穴，膀胱经多血，同时膈俞又为血会，能理气化瘀，和血养血，清热止血，为治疗血证要穴。血海为足太阴脾经腧穴，为脾穴归聚之海，并善治血分病而名。太冲为足厥阴肝经腧穴、原穴，肝主疏泄，故配伍本穴起到行气活血，化瘀通络之效。心俞为心之俞穴，具有疏通心络，调畅心脉，安神定志之功。

操作：针刺泻法，可点刺放血。

3）气血不足

症状表现：行为表情异常，终日不语或忽笑忽歌，喜怒无常，记忆力减退甚至丧失，步态不稳，面色淡白，气短乏力，舌淡，苔白，脉细弱无力。

治则：补气养血，安神宁志。

病性取穴：脾俞、足三里、气海、巨阙。

方义：脾俞为足太阴脾经经气输注的背俞穴，脾胃为后天之本，气血生化之源，故有健脾和胃，益气养血之功。足三里为足阳明胃经合穴、下合穴，阳明为多气多血之经，故本穴具有健脾和胃，补中益气，调和气血，强壮保健之功。二穴相伍，使气血生化有源，益气补血之功益彰。气海为任脉穴，肓之原穴，大气所归，犹百川之汇海者，能够助全身百脉沟通，"气为血之帅"，益气补虚以回阳固脱。巨阙为任脉腧穴、心募穴，具有疏通心脉，调补心气，养心安神的功用。

操作：针刺补法，宜灸。

4）肝肾亏虚

症状表现：善忘，言行颠倒，暴发性哭笑，易怒，易狂，伴有头昏眩晕、手足发麻、震颤、失眠，重者发作癫痫，舌质红，苔薄黄，脉沉细或弦数。

治则：滋补肝肾，填精益髓。

病性取穴：肝俞、肾俞、关元、悬钟。

方义：肝俞为膀胱经肝之背俞穴，肝藏血，具有补肝血益肝阴的作用。肾俞为膀胱经肾之精气输注所在，肾藏精，为先天之本，具有补肾益精，滋补脑髓，固涩下元的作用；"精血同源""肝肾同源"，故两穴配伍使肝肾精血互生而得充。关元为任脉腧穴，小肠募穴，为足三阴经与任脉交会，位居少腹，藏精蓄血，可培补元气，温补真阳，三穴共用，于阳中求阴，使阴平阳秘，精髓得以充填。悬钟为足少阳胆经腧穴，为八会穴之髓会，脑为髓海，且胆经循行于颞侧部，具有疏调肝胆气机，益髓壮骨，通经活络的作用。

操作：针刺补法，宜灸。

3. 其他治法

1）头针法

头针法为临床改善脑卒中认知障碍的常用针刺方法。《素问·脉要精微论》云："头者，精明之府。"《难经·第四十七难》又言："头者，诸阳之会也。"手足六阳经皆上循头面，所有阴经经别和阳经相合后亦上达于头面。头针依据中医脏腑经络理论和大脑皮质功能定位，对患者认知、语言、日常活动能力方面均有较大改善治疗作用。

方法：取标准头皮针定位额中线、顶中线、颞前线、颞后线。长毫针逐层刺入皮下、肌层，后至帽状腱膜下层，深度 0.5～0.8 寸，快速提插捻转行针，使局部有紧滞或发热感，或可采用电针刺激，留针 20～30 min。

2）穴位注射法

穴位注射结合药物药理作用和注射方法，发挥穴位和药物对疾病的双重作用。常选取头部腧穴，以促进清阳上升，百脉调和，改善脑部血液循环，提高大脑摄氧量，有益于大脑皮质的功能调节，起到益智健脑的作用。

方法：取百会、四神聪、风府、风池、肾俞、足三里、三阴交等穴。选用核苷衍生物益智药或营养神经，促神经生长类注射液，每次每穴注射 1～2 ml，隔日 1 次。

3）耳针法

耳针法以耳郭特定区域为刺激部位，发挥耳对经络的联系和治疗调节作用。《灵枢·口问》所言："耳者，宗脉之所聚也。"十二经脉都直接或间接上达于耳。《证治准绳》认为："肾为耳窍之主，心为耳窍之客。"耳与脏腑的生理功能、病理变化也联系紧密。人体脏腑或躯体有病变时，往往在耳郭的相应位置出现异常反应。临床观察发现，贴压耳穴可以有序化唤醒、调控大脑的网状系统，使大脑皮质的兴奋和抑制状态得以调节，进而改善患者的情志、认知功能。

方法：取耳穴对应区包括心、脑点、肝、肾、枕点、神门、肾上腺。每次选用 3～5 穴，毫针浅刺、轻刺，留针 30 min；或选用耳穴压籽法，嘱患者每日揉按。

三、古今应用辑要

1. 古代文献摘录

（1）《针灸甲乙经·卷七》："面赤皮热，热病汗不出，卒中热，目赤黄，肘挛腋肿，实则心暴痛，虚则烦心，心惕惕然不能动，失智，内关主之。"

（2）《针灸资生经第四·心气》："心俞，疗心气乱。百会疗无心力，忘前失后。百会治卒中心烦，惊悸健忘。神道、幽门、列缺、膏肓俞治健忘。百会、天府、曲池、列缺主恶风邪气，泣出喜忘。健忘，刺足少阴。心松少力，灸大横五十。百会、巨阙疗无心力。上管疗心中闷。委阳治失志。秦承祖云：中冲疗神气不足失志。内关主失志。"

（3）《扁鹊神应针灸玉龙经》："痴呆一症少精神，不识尊卑最苦人，神门独治痴呆病，转手骨开得穴真。"

（4）《针灸大成·诸风门》："不识人：水沟、临泣、合谷。"

《针灸大成·心脾胃门》："思虑过多，无心力，忘前失后：灸百会。心恍惚：天井、巨阙、心俞。"

《针灸大成·心邪癫狂门》："呆痴：神门、少商、涌泉、心俞。"

《针灸大成·治症总要》："失志痴呆：神门、鬼眼、百会、鸠尾。健忘失记：列缺、心俞、神门、少海。问曰：此症缘何而得？答曰：忧愁思虑，内动于心，外感于情，或有痰涎灌心窍，七情所感，故有此症。复刺后穴：中脘、三里。"

（5）《灸法秘传·健忘》："忘前失后，曰健忘也。皆由精神短少、神志不交所致，亦有因思虑过度者，或因所愿不遂者，或因痰涸心包者。病因虽异，皆当灸百会一穴而记忆自强矣。"

2. 现代研究进展

（1）石学敏团队对"调神益智"针法治疗血管性痴呆进行临床研究，选取水沟、内关、三阴交、风池、完骨、天柱、百会、四神聪等穴。注重调补兼施，关注"醒脑、补脑、调神、促智"，治疗脑卒中轻度认知障碍取得良好效果，研究表明该法可有效改善血管性痴呆患者的记忆生活能力，激活功能低下的神经细胞，加强脑功能代偿，提高拮抗氧化应激反应，调节中枢神经递质水平，促进记忆恢复。

（2）李伟等以"十四经脉均直接或间接到达头部，头部是经络的中枢，头针通过治疗调节头部经络激活大脑皮质的功能从而改善患者的认知"立论，通过"百会透刺悬厘、神庭透刺百会、曲差透刺承光"，起到一经带多经，一穴带多穴的整合作用。治疗时针刺百会、神庭、曲差，结合口服尼莫地平，与单纯口服尼莫地平比较，3个月治疗后，评估MMSE、改良长谷川痴呆量表（HDS-R）、日常生活能力量表（BI）的疗效：针药组总有效率66.7%，优于药物组30.4%。

（3）侯小兵等选用针刺百会、四神聪、本神为主穴，本神采用LH202型韩氏神经刺激仪治疗，观察针刺对脑白质疏松症轻度认知障碍患者 MRI 成像的影响。研究显示针刺前活跃的脑区以颞叶为主，包括颞上回、颞中回、颞极区的多个部位，针刺后被激活的脑区以前额叶皮质区为主，包括额眶回、额极回、额叶被盖及颞叶的额上回。提示针刺该组穴位能够激活与执行能力相关的额叶前皮质，反馈性抑制了与听觉有关的额叶，一定程度上证实了针刺治疗认知障碍的神经影像学表现，显示了针刺的双向调节作用。

（4）王澍欣等将 50 例非痴呆型血管性认知障碍患者分为对照组和治疗组，对照组予以靳三针疗法（智三针、颞三针、四神针），治疗组在对照组基础上加用耳针（选取心、肝、肾、皮质下、耳中），4 周后评估疗效，结果两组患者的认知功能和日常生活能力均得到了明显提升，且治疗组优于对照组（$P<0.05$）。

（5）王婧吉等观察"通督调神"针法对非痴呆型血管性认知障碍患者 P300 电位的作用，63 例患者分别入治疗组和对照组，对照组口服奥拉西坦胶囊，治疗组在西药基础上增加通督调神针法，取穴百会、神庭、命门、至阳、夹脊穴等，针刺得气后，予捻转补法，治疗 8 周后，两组 P300 潜伏期均较治疗前有所缩短，且波幅均有增高（$P<0.05$），针刺组总有效率是 93.75%，高于对照组 70%。

（6）程红亮等观察针刺井穴治疗血管性认知障碍的临床研究，治疗组主穴选用中冲、涌泉，加辨证配穴治疗，对照组口服尼莫地平，分别于治疗前、治疗后 14d、28d 和 35d 后记录并评估蒙特利尔认知量表、简易精神状态检查量表、日常生活自理能力量表、中医证型量表。结果表明针刺井穴组治疗 35d 后，各量表得分较治疗前改变明显优于对照组。

四、按语

（1）针刺疗法对脑卒中认知障碍早期治疗临床疗效肯定，治疗方法多样，副作用小，能够控制和延缓疾病进展，改善患者的记忆力、智能水平，值得临床推广。2019 中国康复临床实践指南推荐脑卒中认知障碍临床常见的有肝肾阴虚证、脾肾两虚证、痰浊蒙窍证、瘀血内阻证 4 种类型，临证取穴应注意辨证施治。

（2）注意事项：治疗期间患者应戒烟酒，减少对安眠镇静药物的依赖，注意精神调摄，配合认知与日常生活活动能力训练，重视生活方式的调整，发挥主动性，勤于动手、动脑。

（3）本病属顽疾，针灸疗程一般较长，以 4~12 周为疗效评估，家属与患者应有长期治疗准备。

（4）治疗机制：改善脑循环，促进血肿吸收，调节神经递质释放、血管活性物质功能，抗自由基损伤，促进神经营养因子，降低炎性因子表达和 Ca^{2+} 含量，减少细胞毒性水肿，抑制神经细胞凋亡，兴奋抑制的脑神经细胞，保护神经内部结构等。

第四节　脑卒中认知障碍的功法治疗

一、养生功法的起源及功用

在中国浩瀚几千年历史发展长河中，人们在生活中总结提炼了各种益寿之道，其间孕育而生了以"动"为主的养生理论与方法，使延年养生典籍灿若星海，养生功法贯穿始末。养生功法起源于古代劳作，形成于导引疗法的发展，兴起于导引套路的形成，完善于功法结构的多样，成熟于开始进行功法编创，兴盛于术势的不断丰富，发展于健身功能的挖掘。

养生功法起源于劳动，《素问·移精变气论》载"远古民人居禽兽之间，动作以避寒，阴居以避暑"，其中所述"动作"与"阴居"，是指人们劳动或模仿劳动的运动和静息两种方式。作为原始的形态，劳动尚不能称之为真正意义上的功法技术或术式，但在劳动动作与阴居基础上，发展起来的模仿动物或其他运动形式的"引舞宣导"式的气功疗法，就构成了养生功法的最初原始术式。《吕氏春秋·古乐篇》记载"昔阴康氏之始，阴多滞伏而湛积，水道壅塞，不行其原，民气郁阏而滞着，筋骨瑟缩不达，故作为舞而宣导之"。《素问·遗篇刺法论》记载一则导引治病方法："肾有久病者，可以寅时面向南，净神不乱思，闭气不息七遍，以引颈咽气顺之，如咽甚硬物。如此七遍后，饵舌下津令无数。"

养生功法又称"导引"，导引一词始见于《庄子·刻意》："吹呴呼吸，吐故纳新，熊经鸟申，为寿而已矣。此导引之士，养形之人，彭祖寿考者之所好也。"养生功法通过"三调"：呼吸（调息）、身体活动（调形）、意识（调神）为手段，达到强身健体、防病治病、健身延年的目的。"正气存内，邪不可干"，功法锻炼可以调整阴阳相对平衡，从而维护了正气，所以能祛病延年。动则生阳，静则生阴，动静适中，则阴阳互生，消长转化，生化不息。导引功法是以肢体运动为主而配合呼吸吐纳的一种运动方式，具有养生功效的同时还与医学也有着密不可分的联系，不仅是养生术，还是一种体育医疗方法。

二、脑卒中认知障碍的功法作用及练习要求

中医功法训练强调"调神""调息""调形"三者结合，使练习者达到"心全于中、形全于外"的和谐身心状态。这种身心结合的运动模式从理念到实践都包含了对身体协调性及认知功能的锻炼，与中医形神一体观高度契合。身心运动作为传统中医理论的一个重要概念，强调了大脑、思维和身体之间的相互作用。它的基本理论是个体可以通过自己的意念调节呼吸、心境和身体活动，从而增强身心健康。功法训练具有以下作用：①调整阴阳，使阴阳偏盛偏衰的情况得到纠正。②疏通经络，使气血正常运行。③协调脏腑，使脏腑之气平静祥和生生相依。④积精、聚气、全神。

中医认为人的精神意识思维活动由心神所主，而脑卒中认知障碍即属于神失内守、气机逆乱的范畴。《灵枢·调经论》"血并于下，气并于上乱而善忘"；《临证指南医案》"卒中初起，神呆遗尿，老人厥中显然"等皆有关于脑卒中认知障碍的论述；该病归属于中医"呆病""善忘"等病症表现。王永炎教授认为脑卒中认知障碍病机为痰、热、瘀毒互结，气机逆乱，损伤脑络，破坏脑髓；病位主要在脑，涉及心、肝、脾、肾；治法应疏利气机、散瘀化痰为要。《素问·阴阳应象大论》曰"血实宜决之，气虚宜掣引之"，即言气功导引是治疗此类疾病的良方。

适宜功法训练的人群：患者需符合《中国脑血管病防治指南》"脑卒中"诊断标准，并伴有轻度认知障碍（按照《美国精神障碍诊断与统计手册》第 V 版中"轻度血管性神经认知障碍"的诊断标准），病情稳定，意识清醒，生命体征稳定，肌力 3 级以上，在无外力和辅助器具帮助下能独立安全步行 10 m 及以上。

不适宜功法训练的人群：患有痴呆、脑肿瘤、脑外伤、脑寄生虫病等可引起认知障碍并存在严重言语、视力、听力障碍或精神障碍等影响功法练习者；合并有严重的心、肝、肾、内分泌系统和造血系统等疾病，生命体征不稳定者。

目前应用于治疗脑卒中认知障碍的功法训练主要有太极拳及八段锦，通过功法训练患者的记忆力、计算力、思维逻辑能力、动作协调等皆有改善。

三、脑卒中认知障碍的八段锦练习

八段锦属中医传统身心健身运动，至今已有七百多年历史，动作缓慢、协调、连贯，是一种比较柔和的中等强度的有氧运动。八段锦练习强调呼吸、体势、意念相结合，能有效调节患者生理功能，通过对意念和呼吸的调整，使练

习者经络疏通、周身气血流畅、养精摄神，从而达到"恬淡虚无、精神内守、病安从来"身心健康的和谐状态。八段锦包括"两手托天理三焦、左右开弓似射雕、调理脾胃须单举、五劳七伤往后瞧、摇头摆尾去心火、双手攀足固肾腰、攒拳怒目增力气、背后七颠百病消"8式。

八段锦站式动作及口诀如下。

1）八段锦预备式口诀

两足分开平行站，横步要与肩同宽，头正身直腰松腹，两膝微屈对足尖，双臂松沉掌下按，手指伸直要自然凝神调息垂双目，静默呼吸守丹田。

2）两手托天理三焦口诀及练习要点

口诀：十字交叉小腹前，翻掌向上意托天，左右分掌拨云式，双手捧抱式还原，式随气走要缓慢，一呼一吸一周旋，呼气尽时停片刻，随气而成要自然。

练习要点：双手托天理三焦，自然站立，两足平开，与肩同宽，含胸收腹，腰脊放松。正头平视，口齿轻闭，宁神调息，气沉丹田。双手自体侧缓缓举至头顶，转掌心向上，用力向上托举，足跟亦随双手的托举而起落。托举数次后，双手转掌心朝下，沿体前缓缓按至小腹，还原。

3）左右开弓似射雕口诀及练习要点

口诀：马步下蹲要稳健，双手交叉左胸前，左推右拉似射箭，左手食指指朝天，势随腰转换右式，双手交叉右胸前，右推左拉眼观指，双手收回式还原。

练习要点：自然站立，左脚向左侧横开一步，身体下蹲成骑马步，双手虚握于两髋之外侧，随后自胸前向上划弧提于与乳平高处。右手向右拉至与右乳平高，与乳距约两拳许，意如拉紧弓弦，开弓如满月；左手捏剑诀，向左侧伸出，顺势转头向左，视线通过左手食指凝视远方，意如弓箭在手，等机而射。停顿一会儿后，随即将身体上起，顺势将两手向下划弧收回胸前，并同时收回左腿，还原成自然站立。此为左式，右式反之。左右调换练习十数次。

4）调理脾胃臂单举口诀及练习要点

口诀：双手重叠掌朝天，右上左下臂捧圆，右掌旋臂托天去，左掌翻转至脾关，双掌均沿胃经走，换臂托按一循环，呼尽吸足勿用力，收式双掌回丹田。

练习要点：自然站立，左手缓缓自体侧上举至头，翻转掌心向上，并向左外方用力举托，同时右手下按附应。举按数次后，左手沿体前缓缓下落，还原至体侧。右手举按动作同左手，惟方向相反。

5）五劳七伤往后瞧口诀及练习要点

口诀：双掌捧抱似托盘，翻掌封按臂内旋，头应随手向左转，引气向下至涌泉，呼气尽时平松静，双臂收回掌朝天，继续运转成右式，收式提气回丹田。

练习要点：自然站立，双脚与肩同宽，双手自然下垂，宁神调息，气沉丹田。头部微微向左转动，两眼目视左后方，稍停顿后，缓缓转正，再缓缓转向右侧，目视右后方稍停顿，转正。如此十数次。

6）摇头摆尾去心火口诀及练习要点

口诀：马步扑步可自选，双掌扶于膝上边，头随呼气宜向左，双目却看右足尖，吸气还原接右式，摇头斜看左足尖，如此往返随气练，气不可浮意要专。

练习要点：两足横开，双膝下蹲，成骑马步。上体正下，稍向前探，两目平视，双手反按在膝盖上，双肘外撑。以腰为轴，头脊要正，将躯干划弧摇转至左前方，左臂弯曲，右臂绷直，肘臂外撑，头与左膝呈一垂线，臀部向右下方撑劲，目视右足尖；稍停顿后，随即向相反方向，划弧摇至右前方。反复十数次。

7）两手攀足固肾腰口诀及练习要点

口诀：两足横开一步宽，两手平扶小腹前，平分左右向后转，吸气藏腰撑腰间，式随气走定深浅，呼气弯腰盘足圆，手势引导勿用力，松腰收腹守涌泉。

练习要点：松静站立，两足平开，与肩同宽。两臂平举自体侧缓缓抬起至头顶上方转掌心朝上，向上作托举劲。稍停顿，两腿绷直，以腰为轴，身体前俯，双手顺势攀足，停顿一会儿，将身体缓缓直起，双手右势起于头顶之上，两臂伸直，掌心向前，再自身体两侧缓缓下落于体侧。

8）攒拳怒目增气力口诀及练习要点

口诀：马步下蹲眼睁圆，双拳束抱在胸前，拳引内气随腰转，前打后拉两臂旋，吸气收回呼气放，左右轮换眼看拳，两拳收回胸前抱，收脚按掌式还原。

练习要点：两足横开，两膝下蹲，呈骑刀步。双手握拳，拳眼向下。左拳向前方击出，顺势头稍向左转，两眼通过左拳凝视远方，右拳同时后拉。与左拳出击形成一种争力。随后，收回左拳，击出右拳，要领同前。反复十数次。

9）背后七颠百病消口诀及练习要点

口诀：两腿并立撇足尖，足尖用力足跟悬，呼气上顶手下按，落足呼气一周天，如此反复共七遍，全身气走回丹田，全身放松做颤抖，自然呼吸态怡然。

练习要点：两足并拢，两腿直立、身体放松，两手臂自然下垂，手指并拢，掌指向前。随后双手平掌下按，顺势将两脚跟向上提起，停顿一会儿，将两脚跟下落着地。反复练习十数次。

10）八段锦练习对脑卒中认知障碍的作用

八段锦在每个去繁就简的导引动作下，都能达到祛疾养生的效果，起到增强心肺功能，协调四肢运动，调节脑神经系统等积极作用。①"两手托天理三焦"通过身体纵向拉伸，通调水道，调理气机。②"左右开弓似射雕"通过横向的拉伸，使肺叶布举，华盖张开，以利气机。③"调理脾胃须单举"模拟脾升胃降的龙虎回环，以形导气，调理脾胃气机，以助脾之运化，胃之受纳。④"五劳七伤往后瞧"通过颈部的旋转配合双臂外展，引导经气向两侧上肢循行，充养手之三阴三阳经脉，以疗五劳七伤。⑤"摇头摆尾去心火"通过首尾相对运动，导心火从上下两端而去。⑥"两手攀足固肾腰"通过两手按摩督脉、膀胱经，循经导气，使肾气布于两侧下肢，以充养足之三阴三阳经脉。⑦"攒拳怒目增气力"通过怒目外放，泄去肝经郁火，调畅气机，以增气力。⑧"背后七颠百病消"通过振动鼓荡全身阳气，疏通脏腑经络气机。收势再次意守丹田，放松周身。八段锦可能通过调理整体的脏腑、气血及经络对改善脑卒中认知障碍患者的认知功能具有一定的疗效。

八段锦锻炼促进认知功能的提高，其原因如下：①尽管八段锦只有八个动作，每个动作都是针对身体的不同区域（尤其是脏器或系统）和传统医学中"气"运行的经络。八段锦使心肾相交、水火相济达到平衡状态，促进脑、心与肾共主神明的环节，维持脑部的认知功能。与其他有氧运动不同，八段锦锻炼时需集中注意力，将意志、呼吸、形体活动融合在一体，疏通经络系统，促进经气运行，调节阴阳平衡，通过控制"气"在身体中的运动从而达到"形神合一"的效果。②八段锦功法注重意念活动的管理与控制，配合平稳的呼吸运动，进行缓慢柔和的四肢运动，在动态姿势控制、动作技巧与运动模式的学习、动作转换的过程中，提高练习者的学习、记忆、注意力和执行功能，从而改善认知功能。③在作用机制研究方面，八段锦可能通过影响神经系统的功能，使海马、额叶、基底神经节及相关脑区的神经连接发生增强，提高突触可塑性、大脑神经营养因子的有效性以提高认知功能。

一项为期12周的八段锦锻炼的临床观察显示：练习12周后左内侧颞叶（MTL），包括海马、海马旁和杏仁核的GMV显著增加。内侧颞叶（MTL），包括海马和相邻的海马旁，鼻周皮质和鼻内皮质对于记忆处理至关重要。MTL中灰质体积的减少可能导致随后的认知能力下降和轻度认知障碍的出现，保存 GMV 可能对维持记忆功能非常关键。壳核在运动相关功能中、执行功能、工作记忆，以及刺激、反应和结果之间的联系的学习中起作用。壳核可能是通过基底神经节和一系列与认知功能相关的额叶非运动区的相连环路对认知功能发挥作用。八段锦可能首先调节壳核的运动相关网络，然后加强壳核与记忆相关区域如额叶的功能连接。脑岛是涉及认知、情感和调节功能的大脑结构，是记忆过程中起重要作用的关键中枢。八段锦可能通过影响神经系统的功能，使海马、额叶、基底神经节及相关脑区的神经连接发生增强，提高突触可塑性以及大脑神经营养因子的有效性以提高认知功能。

四、脑卒中认知障碍的太极拳练习

太极拳运动起源于中国，与中华文化息息相关，其"太极"一名源于《易经·系辞》："易有太极，是生两仪，两仪生四象，四象生八卦。"太极拳迄今已发展数百年，在近数十年间随着我国的改革开放，中华传统文化与世界接轨，迈出国门，逐渐走向世界。太极拳松、静结合，以双手、双足、手眼运动及动作动静互为阴阳；动作缓慢、举重若轻，轻而不浮、重而不滞，在精神内守、运气达于四末的同时意识放松、意随身走，处于平和的状态；记忆动作内容和顺序，高度集中注意力，持续地转换，对记忆力和控制手眼协调能力、思维转换等执行功能大有裨益；其"动""静"结合的康复观体现了中医"形神合一"思维模式。

太极拳种类繁多，有陈氏、杨氏等多种类别，因脑卒中人群身体状况特殊，临床多采用杨氏 24 式太极拳中典型且简单易学的部分动作进行练习，主要涵盖：杨氏太极拳中倒卷肱、搂膝拗步、野马分鬃、云手、手挥琵琶、揽雀尾共 6 个动作。分为 3 个阶段进行练习。

第一阶段（1～6 周）：单个动作练习，此阶段以倒卷肱、搂膝拗步、野马分鬃、云手、手挥琵琶、揽雀尾单个动作为主要练习动作，并辅以太极呼吸操、太极桩功、重心转换等练习，采用轮椅上、站姿等练习形式，此阶段的太极拳练习是在意识的支配下运用意识引导动作。使患者自我意念控制能力不断提高，旨在提高脑卒中患者的单个动作认知能力。

第二阶段（7～14 周）：组合动作练习，此阶段通过倒卷肱、搂膝拗步、野马分鬃、云手、手挥琵琶、揽雀尾三大组合练习，采用动作模仿练习、多方位练习、规定时间练习等练习形式，旨在提高受试者动作时空认知能力。并在练习过程中营造一种互信、互帮、互助的氛围。

第三阶段（15～24 周）：整套动作练习，此阶段通过起势、倒卷肱、搂膝拗步、野马分鬃、云手、手挥琵琶、揽雀尾、收势完整动作练习；采用单方位和多方位口令提示练习；多方位伴奏音乐练习；意动训练；推手等练习形式，旨在提高受试者动作整体协调能力。太极拳练习的此阶段能够培养其积极性、养成锻炼的良好习惯。要求做到姿势正确、步法稳定、动作协调、注意力高度集中、呼吸与动作能自然的结合。如此能起到锻炼和提高大脑神经功能的作用，提高脑卒中患者的执行控制能力。

太极拳操作技术动作如下。

1）野马分鬃

左右野马分鬃共有三个动作：左野马分鬃→右野马分鬃→左野马分鬃。

①左野马分鬃：重心右移，右手提，收左脚的同时，两个手掌心斜相对，叫抱球；抱球的时候，（对于上手）肘不能高过手腕，手腕不能高过肩，手腕与身体的距离大概是一个小臂的距离，大臂基本上跟身体成45°，两个掌心斜相对；接着向左转45°，左脚向侧后45°上步，脚跟落地，先把脚放平，（左腿）弓好了位置，脚趾抓住地，分左手按右掌，同时蹬右脚转右腿，弓步分手，左手的掌心斜朝上，掌指朝前，右手向下按，按到膝盖前方和胯侧的斜前方。第一个野马分鬃，动作完成。②右野马分鬃：重心后坐，尾巴骨去找后脚跟，同时左脚尖翘起来；向左转身抱球掰脚，重心向前移，把后脚跟提起来，收右脚左抱球，眼睛大致上看向左手斜前方的位置；身体向右转，提大腿展小腿，脚跟落地，脚掌放平，前腿弓好了位置，脚趾抓住地，按左手分右掌的同时，蹬左脚，弓步分手，左手向下按，按在自己的左胯侧斜前方，不超过自己的右膝盖，右手的掌心斜朝上，掌指朝前，手腕不超过自己的肩。第二个野马分鬃，动作完成。③左野马分鬃：右脚蹬地，左腿微微弯曲，重心向后坐，右脚尖翘起来；掰右脚转身抱球，右脚落平以后，身体继续向右转，收左脚；向左转身，斜前45°，脚跟落地，脚掌放平，（前腿）弓好了位置，脚抓地，按右手，分左掌，蹬右脚。第三个野马分鬃，动作完成。

左右野马分鬃的步法动作练习要点：两脚与肩同宽，两膝微曲，可以把两手放在自己的身后。①重心左移掰右脚；重心右移收左脚；然后向左转，提大腿展小腿，脚跟落地，脚掌放平以后，弓步蹬脚，这是一个野马分鬃的步法。②然后重心后坐，后坐的时候，尾巴骨去找后脚跟，把左脚翘起来；掰左脚转身，掰脚就转身，脚放平，身向左转，膝盖却要向里合，身向右转，膝盖同样要向里合；重心向前移，踩实了再收脚；然后转身，提大腿，展小腿，脚放平，弓好了位置，蹬脚转身，这又是一个野马分鬃的步法。③掰（右）脚，重心向前移，收左脚，转身，蹬脚（出步），落脚，弓步蹬脚，这又是一个野马分鬃的步法。

2）搂膝拗步

左右搂膝拗步共有三个动作：左搂膝拗步→右搂膝拗步→左搂膝拗步。

①左搂膝拗步：身向左转，右手摆到自己的肩和胸之间的位置，手腕不超过身体中线；接着右手下落，左手上提，抱球，收脚；向侧后转身摆臂，左手放在自己右肘内侧下方；卷右臂，按左掌，左脚向前上步，脚掌落地以后，抓住地，膝盖不超过脚踝的同时左手搂，右手推，然后蹬右脚，弓步，右手向前推在自己的肩和胸之间的位置，掌指向上，力在掌根，左手向下按，按在自己膝盖的旁边稍微偏内侧一点，后脚要蹬，左腿弓，右腿绷。第一个搂膝拗步，动作完成。②右搂膝拗步：后坐，先把后腿放松弯曲，蹬左脚，重心后坐，尾巴骨去找后脚跟，同时左脚尖翘起来；掰左脚，转身抱球，左脚放平，重心前移，收右脚，向左摆臂，身要向左后转；屈左臂按右掌，右脚向前上步；脚放平，脚趾抓住地，弓好了位置，搂右手推左掌蹬左腿。第二个搂膝拗步，动作完成。③左搂膝拗步：后腿放松（后坐），右脚尖翘起来；转身，抱球，掰脚；左脚放平，脚抓住地，膝盖要找自己的大脚趾，重心向前移，把左脚跟提起来，收左脚，摆右臂；屈右臂，按左掌，左脚向前上步，眼看着前方；左脚放平，弓好了位置，搂左手推右掌蹬右腿。第三个搂膝拗步，动作完成。

3）手挥琵琶

接上式左右搂膝拗步：重心向前移，右脚一蹬，身体向前送；跟半步，身体有一个微微向左转；扣右脚，先把后脚放平，左脚一推，身体向后坐同时向右转身，把左手提起来摆臂，这时右手在左肘内侧下方；接着把左脚跟提起来，脚尖一翘，然后蹬左脚，转正合臂，两个掌心斜相对，右手放在左肘内侧下方，左手手腕基本在肩的内侧，右手手腕不超过身体中线，眼看着左手指的前方，左手在前，右手在下在内；手挥琵琶，动作完成。

4）倒卷肱

左右倒卷肱共有四个动作：右倒卷肱→左倒卷肱→右倒卷肱→左倒卷肱。

①右倒卷肱：身向右转，左手变掌心朝下，右手下落；继续向右转，转身摆臂；然后卷臂翻掌撤左脚。撤脚其实就是正着撤（相对于身体），不需要向侧后什么的。因为我们身体转向了右前，所以我们的脚直接向后撤就可以。左脚向后一撤，脚掌点地，扣脚，后坐同时转身，此时右手放在左肘臂弯处的上方；右脚跟提起来，推右手身向左转，左手自然向下回收，收到右肘的内侧下方。第一个倒卷肱，动作完成。②左倒卷肱：左手；左转，摆臂向侧后45°角；卷左臂，翻右掌，撤右脚；扣脚后坐；虚步推掌，左脚跟提起来，为虚。第二个倒卷肱，动作完成。③右倒卷肱：（右手）向下落；转身摆臂；卷臂翻掌撤步；扣脚后坐，虚步推掌。第三个倒卷肱，动作完成。④左倒卷肱：（左手）

向下落；转身摆臂；卷臂翻掌撤步，记得要转头，眼睛要看着前方；扣脚后坐，虚步推掌，此时身体（上下）有左右（相对反向的扭）转。第四个倒卷肱，动作完成。

倒卷肱的动作要点：①转身。撤步要转身，转身幅度大致在左右斜前45°之间切换。②两手。两手展开时，手臂之间的角度基本上是90°，可大可小，但大开不过90°，小不能拘。③卷臂。要沉肩坠肘，前手要翻掌，撤步卷臂翻掌是同步的。④撤步。撤步要相对于身体正后撤步。⑤眼神。身体虽然左右转，但是眼神却始终看着前方，百会穴始终是顶着的。转身撤步时腰胯颈椎都会转动，但是要把眼神留住朝着正前方，不能左右晃头。

5）揽雀尾

左揽雀尾：接上式倒卷肱。①掤。右手下落；收左脚右转抱球；左转正前方上步，脚跟落地；脚放平，左腿弓步弓好了位置后，掤左手按右掌蹬右脚。②捋。转身向左（把两手）送出去，两掌心斜相对；后腿放松，左脚一蹬推送身体向后坐，双手向下向外捋下来走到腹前，左手在腰之间，右手在腹和胯之间；接着继续向右转身摆臂。③挤。转正，左手屈臂到自己身前，右手搭在左手腕；左腿弯曲，弓好了位置蹬右脚，右手推挤左手腕，向前挤出，高度就在胸高。④按。穿抹，两个掌心向下；两手臂分开的同时后腿弯曲，蹬左脚，双手把左脚脚掌拉起来，走到胸前；按下去，左脚的脚掌完全落地；前腿弓好了位置蹬后腿，右腿蹬左腿撑，双手向正前方推出。

右揽雀尾：接上式左揽雀尾。（过式），后腿放松，双手放平，重心后坐；打开右手扣左脚，左脚要尽量扣；两条腿类似于小内八字一样，左膝要找自己的左大脚趾；右脚跟提起来，重心完全移到左腿，身向右转，辗转我们的右脚（掌），收右脚左抱球，（右脚尖）可以点地也可以不点地。①掤。向右转，（右腿）横开，正落；脚放平，弓好位置，蹬左脚掤右手，右手屈臂在自己的胸前，左手按在自己的左胯侧的斜前方，右手的高度不超过或低于自己的胸，基本上在胸高，掌心对着自己。②捋。蹬左脚向右转，双手送出去，两掌心斜相对，这里的转是指的身转；后腿放松，右脚一蹬，双手向下捋，同时向左转；继续向左转摆臂，尾巴骨去找后脚跟。③挤。（转正），右手曲臂在身前，左手搭在右手手腕，掌心推着我自己的右手腕；右腿弯曲弓好了位置，蹬左脚，同时左手推着右手向前挤出。④按。两个掌心朝下十字搭腕；后腿放松，蹬右腿的同时，双臂打开；再后坐的时候，尾巴骨去找后脚跟，双手把右脚尖拉起来；接着双手（下按的同时）把右脚放平；（右腿）弓好了位置，右脚要抓地，蹬左腿双手向前推出去，推的位置不低过胸不高过肩。

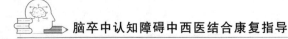

6）云手

云手一共做三个，双手走到左侧为一个。

①接上式单鞭，后腿放松，左腿一蹬，重心向后坐，左手向下按，扣左脚，左脚要扣正，完全朝向正前方（向起势的方向）；左腿弯曲，右手勾变掌；重心向左移的同时，左手上提右手下按，向左转身，按（左）掌的同时收（右）脚；第一个云手，动作完成。②右手上提左手下按；右手掤在身前，同时（向右）转身，按（右）掌，出（左）脚，脚掌点地；左手上提，掤在自己身前，向左转身，按（左）掌并步；第二个云手，动作完成。③右手上提（左手下按）；向右转身，按（右）掌出步；左手上提（右手下按），重心向左移，向左转身，按（左）掌并步；第三个云手，动作完成。

五、养生功法治疗脑卒中认知障碍研究

陈立典教授团队在太极拳的 fMRI 研究方面做出了大量工作，12 周的太极拳和八段锦练习干预前后分别对被试者进行了静息态 fMRI 扫描，并评估了被试者的记忆功能，旨在探究其能否改善记忆功能和调节海马的静息态功能连接，而研究结果显示太极拳和八段锦均能显著增强被试者记忆功能，且太极拳组双侧海马与内侧前额叶皮质功能连接强度显著增加，这一功能连接的变化与被试者的记忆功能改善具有显著的相关性，从中枢神经系统的层面部分说明了太极拳改善记忆功能的内在效应机制。

第七章 脑卒中认知障碍治疗进展

第一节 康复治疗技术研究进展

一、计算机辅助认知训练

在早期康复治疗中，认知训练已作为脑卒中认知障碍患者的重要康复内容之一，但传统人工认知训练耗时长、手段单一、效率低下，往往需要一对一地对患者进行训练，一直未能取得突破性的进展。近年来，随着科学技术的发展，依靠多媒体技术的图、声像动画进行人机交互的计算机辅助认知训练（computer-aided cognitive training，CACT）已成为认知康复治疗的主要手段之一。如今的计算机辅助认知训练系统不仅有认知评估功能，还可以根据评估结果自动化推送训练方案以供选择。现代化计算机认知训练系统与时俱进，可以不断更新和融入时代讯息，丰富训练内容，形式多样且娱乐性强，让患者参与性高，极大提高训练积极性和训练效果。大量研究发现在计算机辅助训练过程中，患者通过学习数字化的程序，对不同认知领域的缺损进行个体化刺激与训练，得到患者广泛的认可与接受。

目前计算机辅助认知训练的内容主要包括注意力、记忆力、执行能力、眼手协调能力和视空间能力五个方面。临床上应用的大多数认知训练软件，主要是通过利用计算机技术开发的一系列可以刺激认知领域的各个方面的软件，如Attention Process Training（APT-3）、Cogmed QM、CogniPlus、Lumosity 及RehaCom 等，每个软件均有各自不同的特点。APT-3 和 Cogmed QM 注重在注意力和工作记忆等方面。CogniPlus 主要训练患者注意力、记忆力等方面，训练方式以进行游戏任务为主，如注意力训练时，让受试者注意屏幕中正在行驶的摩托车或汽车，当障碍物出现时，按下反应键。同样，Lumosity 也是以游戏的形式，通过设计不同的游戏任务训练患者的注意力、记忆力、执行功能。RehaCom 系统主要对患者进行注意力、记忆、执行功能和解决问题能力等方面的训练，旨在恢复患者的认知功能。目前，支持认知康复的理论有信息加工理论、自然恢复理论、情景聚焦理论和神经可塑性理论等。这些理论均和脑功能区、认知的神经心理学等有着密切的联系。近年来，有研究团队基于信息加工理论的计算机辅助认知训练，研发集感知觉训练、视空间训练、注意训练、工作记忆训练、心理旋转、认知控制等认知功能为一体的综合认知康复训练软件，以此来激发大脑功能的重组，促进皮质环路系统的重新建立，从而改善患者的认知功能。结果发现该治疗方法对 PSCI 患者的认知功能和基础性日常生活有改善作用，尤其对脑卒中认知障碍患者的执行功能、注意力、记忆力的康复效果显著，且其效果较优于人工认知训练。

二、非侵入性脑刺激技术

非侵入性脑刺激技术（non-invasive brain stimulation，NBS）是利用磁场或电场作用于大脑的特定部位，通过改变大脑皮质的兴奋性，调节大脑皮质神经元活动的技术，是一种新的康复策略。NBS 主要包括经颅磁刺激、经颅直流电刺激、经颅脉冲刺激、经颅交流电刺激及经颅超声刺激等。

（一）经颅磁刺激

经颅磁刺激（transcranial magnetic stimulation，TMS）技术是 20 世纪 80 年代中期发展起来的一种利用时变的脉冲磁场作用于中枢神经系统，将低频或高频脉冲磁场经过大脑皮质或神经系统，改变皮质神经细胞的膜电位，从而改变局部大脑皮质兴奋性，使之产生感应电流，影响脑内代谢和神经电活动，进而引起一系列生理功能反应的磁刺激技术。通过 TMS 可以检测运动诱发电位（MEP）、中枢运动传导时间（CMCT）、皮质静息期、运动皮质兴奋性等，对中枢神经系统疾病的诊断、评价和监测有重要意义，可提供疾病病理生理机制方面的重要信息。临床上常用于抑郁、精神分裂等精神疾病的治疗，近年来也广泛应用于认知功能康复治疗。

根据 TMS 刺激脉冲形式不同，可将 TMS 分为 4 种模式：单脉冲经颅磁刺激（sTMS）、成对脉冲经颅磁刺激（paired pulsed magnetic stimulation，ppTMS）、重复经颅磁刺激（repetitive transcranial magnetic stimulation，rTMS）和爆发模式脉冲刺激（theta burst stimulation，TBS）。其中 rTMS 在目前的临床应用研究中最为广泛。

重复经颅磁刺激是在 TMS 基础上发展起来的新的神经电生理技术，rTMS 需要特殊设备在同一部位给予重复刺激，根据频率不同，可分为 1Hz 及以下的低频 rTMS 和高于 1Hz 的高频 rTMS，通过不同频率的刺激来调节皮质的兴奋性，从而产生不同强度的刺激，达到不同的治疗效果，一般而言，高频

rTMS 提高大脑皮质兴奋性，而低频 rTMS 降低皮质的兴奋性，其最终治疗效果是由刺激频率、刺激强度、刺激串时程、刺激脉冲数、刺激部位等因素共同决定的。rTMS 不仅能够引起生物学效应，影响刺激局部和功能相关的远隔皮质功能，实现皮质功能区域性重建，而且其产生的生物学效应能够持续至刺激停止之后一段时间，提示其对脑皮质网络系统具有重塑作用，成为研究神经网络功能重建的良好工具。

rTMS 无创无痛的优势，以及对认知障碍的治疗效果已经展现出令人期待的前景。目前 rTMS 对认知障碍的治疗作用及其机制是国内外的研究热点，由于个体的差异性，rTMS 刺激的频率、强度、持续时间、刺激间隔、总刺激次数以及治疗部位等重要参数的选择目前国内外尚无统一标准，现总结近年来国内外相关参数研究，分析结果如下。

1. 刺激部位　刺激部位的选择在很大程度上决定了治疗的效果。大量研究显示，脑卒中认知障碍如注意力、记忆力、语言能力、执行力等的有效刺激部位多在双侧前额叶及背外侧；而脑卒中视空间功能障碍一般多选择国际 EEG 10-20 标准的右侧顶叶 P3、P5 点，该部位可以影响皮质前额叶相关大脑网络的脑功能连接、脑供血和脑代谢等从而达到改善认知的目的；有研究表明前扣带回皮质、背内侧前额叶皮质、后扣带回皮质、角回、颞中回、楔前叶等区域与情景记忆的提取、对周围环境和自我内省状态的监控，以及持续进行的认知和情感过程有关；也有观点认为，背外侧前额叶回路与执行能力相关，前扣带回环路与主动性和驱动力相关，眶额叶回路与社会行为相关。综上所述，对认知障碍特定的功能区进行 rTMS 刺激有助于认知功能的恢复，可以提高注意力、记忆力、语言、执行功能等。

2. 刺激频率　刺激频率是指在特定头皮部位上每秒传递的脉冲数或赫兹（Hz）。有研究对失语症患者使用高频（10Hz）rTMS 刺激患者受损侧半球额下回三角区，治疗 3 周，监测治疗前后脑电图、失语症测试等，结果提示 rTMS 改善了患者的皮质兴奋性及复述、命名、理解、语言流畅性等方面能力。另一项研究将 40 例脑卒中失语症患者随机分为实验组和对照组，每组各 20 例，实验组给予低频（1Hz）rTMS，在治疗后 3 d 及 2 个月时分别进行了 MoCA 评分、Loewenstein 职业治疗认知评估和 Rivermead 行为记忆测试评分的测定。结果证实，经 rTMS 治疗后的 20 例患者各项认知评定量表评分均较对照组有不同程度的改善。国内有学者将 90 例脑梗死后认知障碍患者进行 rTMS 研究，采用随机数字表法将其分为 3 组，分别为低频（0.5 Hz）、高频

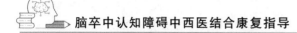

（3Hz）及对照组。3组患者均给予常规药物治疗及认知功能训练，在此基础之上高频组及低频组分别给予相应频率的重复磁刺激，对照组给予伪刺激治疗，均持续治疗4周。结果发现，高、低频rTMS刺激均可显著提高脑梗死患者MoCA评分及MBI评分，并且高频rTMS组患者MoCA评分及MBI评分均较低频rTMS组有进一步改善趋势（但组间差异无统计学意义），提示3Hz和0.5Hz rTMS均有助于改善脑梗死患者认知功能及ADL能力。上述结果证实，rTMS除可改善认知功能外，对患者日常生活能力、情感功能及言语功能等的改善效果也是显著明显的。目前高频、低频均有报道能改善认知功能，但其疗效优劣有待进一步研究。

3. 刺激强度 运动阈值（MT）反映了使运动皮质细胞和神经元兴奋的最小刺激强度。国际临床神经生理学联合会已将运动阈值定义为TMS刺激诱发靶向肌肉产生动作电位所需的最小刺激强度。通常使用大于MT的强度或使用超阈值刺激强度，会激发神经元的兴奋性，而使用MT以下的刺激强度将会抑制神经元的兴奋性。有研究将大鼠分为三组，用刺激频率为20Hz，刺激强度分别为80%运动阈值（MT）、100%MT和120%MT的rTMS刺激大鼠，发现中等强度尤其是100%MT强度、20Hz的rTMS刺激能改善大鼠神经功能，可能与脑损伤后胶质瘢痕的形成减少有关。Berger等研究者以刺激强度分别为40%MT、80%MT、100%MT的1Hz rTMS刺激大脑的运动皮质，发现40%MT、100%MT的刺激强度分别对大脑皮质的兴奋性有明显抑制和兴奋作用，80%MT的刺激强度对脑皮质的兴奋性无明显效果。国内有研究予以刺激组雄性大鼠40%MT、60%MT和80%MT的rTMS刺激，另外模型组及假手术组置于相同磁场，但不予以刺激。治疗5d后发现刺激组大鼠的记忆随着刺激强度的增大，记忆能力恢复程度越好，这可能与星型胶质细胞的迁移有关。研究结果表明刺激强度的不同对认知障碍的影响亦不同。

4. 刺激时间 有研究采用低频1Hz rTMS刺激右侧大脑半球运动性失语区（额下回后部），两组刺激时间不同，高强度组每天刺激2次，低强度组每天刺激1次，每次均为10 min，治疗2个月后发现高强度刺激组失语症状较低强度组明显改善，且治疗效果维持时间更长。有研究采用10Hz的rTMS刺激健康人的运动皮质区，当刺激时间为1.5s时，发现刺激侧的运动诱发电位的波幅有所增大；将刺激时间增加到5s时，刺激侧的运动诱发电位的波幅较之前有所下降，实验研究说明当刺激时间延长时，rTMS对皮质的兴奋性产生抑制；目前临床上关于刺激时间长短以及刺激频次多少对脑卒中认知障碍的临床疗效研究较少，仍有待进一步研究。

（二）经颅直流电刺激

经颅直流电刺激（transcranial direct current stimulation，tDCS）是一种非侵入性脑刺激技术，具有操作简单、携带方便、应用广泛等诸多优点，主要是通过在头皮上施加两个弱电极，以弱直流电流施加于相应脑区，改变脑部神经细胞膜电位的电荷分布，从而发生去极化或超极化，改变大脑皮质的兴奋性以调节脑功能的一种技术。tDCS 治疗仪包括三部分：刺激仪、电极片、输出装置。刺激仪不断输出恒定直流电（0～2 mA）对电极片放置的脑区进行刺激，通过电极将微弱电流作用到特定的脑区，使脑皮质神经元电荷活动及兴奋性发生改变，以诱发脑功能的变化。对于 tDCS 的基本机制，主流观点是 tDCS 调节神经元静息膜电位的亚阈值，诱导 N-甲基-D-天冬氨酸，其参与突触可塑性的形成。NMDA 受体功能经历极性依赖性修饰，导致神经修复，其在刺激期间增加或降低皮质兴奋性，从而影响人的认知功能。多项研究报道 tDCS 可调节大脑局部供血变化，阳极 tDCS 作用于前额叶背外侧皮质（dorsolateral prefrontal cortex，DLPFC）时，可以增加该区域电极下的脑血流灌注。同时，有学者在动物实验中发现，阴极 tDCS 可以诱导局部组织血供减少，并且血流减低区域并不局限于刺激部位。当进行阳极 tDCS 刺激相关脑区时，其兴奋作用可能促使突触后膜上 NMDAR 与谷氨酸相结合，促使 Ca^{2+} 内流，酪氨酸激酶活化，蛋白激酶 C 和钙调蛋白依赖性蛋白激酶途径，后者进一步促进 Ca^{2+} 内流，从而产生 LTP。与其他神经调节技术（如经颅磁刺激）相比，tDCS 的特点是成本低，携带方便，操作相对简便，在神经科学和神经病理学等领域得到了广泛的研究和应用。21 世纪初以来，经过几十年的发展，tDCS 已广泛应用于神经科学和神经病理学领域，不仅用于神经系统疾病患者康复研究，还被大量地应用于脑卒中认知障碍，如学习、记忆、注意力、感知、情绪和健康人的决策等，并且取得了一定的成果。目前临床上脑卒中认知障碍的治疗手段有限，康复治疗经济消耗大，治疗周期长，经颅直流电技术的出现无疑给临床提供了一个令人激动的治疗手段。

目前对于 tDCS 的刺激模式、刺激部位、刺激参数等尚无定论。早期研究表明，tDCS 可以影响大脑神经元兴奋性，具体而言，阳极可使神经元动作电位阈值降低，从而提高大脑兴奋性；阴极可使神经元超极化，提高神经元动作电位阈值，降低大脑兴奋性。目前在脑卒中的康复研究中，有两种模式，一种是阳极 tDCS 刺激患侧大脑，引起患侧大脑皮质兴奋性提高，另一种是阴极

tDCS 刺激健侧，以降低健侧大脑兴奋性。由于胼胝体的存在，正常成年人大脑左右半球处于功能的平衡状态，通过胼胝体的相互抑制维持大脑左右半球的功能平衡。但是当脑卒中这一临床事件发生后，由于患侧大脑结构受损，胼胝体的交互抑制作用失衡，出现患侧兴奋性降低，健侧兴奋性增强，双侧大脑兴奋性处于失衡状态。由于患侧大脑结构受损，兴奋性较健侧降低，若要维持双侧大脑半球功能平衡则需提高患侧兴奋性，故本研究刺激模式选择阳极置于患侧大脑皮质，阴极置于对侧眶上缘。tDCS 常用阳极刺激部位有左背外侧前额叶、枕叶、初级运动皮质等，阴极刺激部位有眶上缘、中央区等，由于背外侧前额叶被认为与学习记忆等认知功能密切相关，且本区与大脑其他功能区联系紧密，因此临床上多选择背外侧前额叶进行刺激。一项研究应用阳极 tDCS 刺激健康人的左背外侧前额叶，结果提示 tDCS 除了提高受试者工作记忆外，同时还可以调节大脑局部区域电活动。也有部分研究选择初级运动皮质进行刺激，主要运用在动作学习的研究中，国外有研究发现，将 tDCS 阳极置于初级运动皮质，能够显著提升受试者动作学习的表现。

三、虚拟现实技术

虚拟现实（virtual reality，VR）技术是一种利用计算机生成模拟环境，用户可以通过多种传感设备进入到该环境中，从而使用户能够直接与环境进行交互的技术。虚拟现实技术有两种应用方式：即沉浸式和非沉浸式。沉浸模式大致包含三种：大屏幕投影、视频捕捉系统和头盔式显示器。非沉浸模式不同于沉浸模式在于，直接通过传感系统在电脑屏幕上模拟出虚拟场景让应用者在二维或三维的虚拟环境中完成任务。并且在康复训练的应用中，按照患者的具体功能情况，治疗师能够很容易地对训练的内容和难度进行适当的调整。虚拟现实疗法作为一种运动和认知障碍的治疗手段，其理念是通过多感官训练提高大脑的神经可塑性，从而促进神经功能恢复。一篇系统综述中明确认为，虚拟现实训练能够提高患者记忆、执行等各方面认知功能。美国已研制出了针对认知、语言、注意力和记忆缺失的"鹦鹉软件"，主要应用于脑卒中与脑缺损患者的治疗中，并取得了良好的效果；英国已成功研制出双眼交互 I-Bi T 系统并且已得到国际认证；西班牙的 Top Vision 专业视觉治疗及评测系统即 visual training 已被用于家用电脑；Canada Train INC 建立了 Brain Train 的认知训练软件主要用于治疗多动症、学习障碍、听力障碍、精神分裂症以及其他认知修复问题。有研究表明，VR 对注意缺失和冲动的康复有显著的效果，值得进一步深入研究。

虚拟现实（VR）系统运用计算机来模拟没有伤害风险的虚拟环境，不仅能够在医院运用，而且能方便患者在家里进行康复训练。首先，计算机生成的虚拟环境使患者沉浸其中体验到存在感，通过营造的虚拟环境与模拟真实生活的刺激共同作用于患者的感官。在模拟出的虚拟环境中，患者会被调动多种感官刺激（包括视觉、触觉、本体感觉）。患者与虚拟环境和情境之间的交互作用存在多种形式，主要是选择执行不同的任务或者完成不同的活动（如日常生活活动），为不同身体情况和不同需求的患者提供检测、执行活动、完成任务等虚拟环境。VR系统的刺激次数、虚拟刺激保真度、交互水平和质量，以及系统隔绝外部刺激的能力对患者的沉浸水平起决定性作用。一项研究对全身性沉浸式三维虚拟环境和沉浸程度较弱的二维虚拟环境做了对比研究，神经功能和行为顺序方面结果显示全沉浸式三维环境可以使患者感受到更强的存在感，并且功能恢复得更好。再者，通过屏幕的视觉反馈给大脑可以激活小的神经元（即当观察运动时，在执行运动中所涉及的脑细胞），其作用机制可能是相较对照组，受到干预的训练组患者大脑的左侧楔前叶、右额内侧回、右侧额下回、左侧颞中回等与左侧海马功能连接增强；右侧额中回、左侧额下回、右侧额上回、小脑后叶、左侧楔前叶等与右侧海马功能连接增强。这些都与记忆功能、情感意志、专注力有关。总之，患者所感受到的带入感越高、存在感越强就说明VR系统沉浸水平越高，也就越发加强患者主动学习的动机，康复效果也越好。

VR技术目前在康复领域应用存在一定优势，首先，VR技术能将患者安置于一个相对比较安全的虚拟环境中，避免了因功能障碍、行动不便所遇到的风险，并且程序可以根据患者功能受损特点、任务难易程度，以及反馈方式来选定最优训练方案。尽管有报道部分患者在VR技术的应用过程中出现运动恶心反应，具体表现为晕眩、恶心等临床表现，这主要跟沉浸水平和视觉的效果有关，此种反应可于沉浸时或沉浸后加重，适应后会减轻，一般并不需要特别处理。其次，VR技术在安全可靠的治疗环境中为患者提供有特定任务的重复训练。在执行任务的过程中，患者可以得到持续的反馈，在主观意识的驱动下对训练方式进行不断调整和改进。另外，VR康复训练使患者可以体验不同的场景和不同的新鲜有趣的任务。精美的图片、优美的音乐和积极的暗示也可以让患者身心愉悦，从而提高训练的参与度和积极性。

目前，虚拟现实技术在康复应用方面仍存在一些挑战。首先，目前所应用的 VR 系统对轻度认知损害和痴呆患者的临床诊断、认知功能的康复训练还不够成熟。其次，到目前为止，VR 技术还不能为患者提供足够的身临其境的沉浸感觉和信息数据的人机交互能力，不能模拟出超越简单的非沉浸式或半沉浸式虚拟现实情境的质感。相信未来工程师会设计出应用更优的辅助评估诊断认知障碍程序的新设备，实现能完全沉浸式体感设计的交互技术。

四、作业治疗

作业疗法（occupational therapy，OT）是康复医学治疗技术的重要组成部分，是指通过特殊的、出色的人类活动，减轻或消除躯体与精神疾患，促使患者功能恢复或好转，增强独立行动的能力，改善生活质量。特殊的人类活动是指为了适应日常生活活动及职业劳动而编排的运动或行为，如木工、陶土制作、电气装配、皮工、手工编织、雕塑、书法绘画等。作业疗法是脑卒中认知障碍的重要康复手段之一，因其对治疗条件的要求不高，可就地取材，因陋就简，约 95％的脑卒中康复器材均可用于认知康复，而日常活动中有更多的手工、艺术等项目可被用于认知疗法。有研究指出个体化作业治疗对脑卒中认知障碍的积极影响，实验中治疗组接受个体化作业治疗配合常规康复治疗，对照组接受针对受损认知领域的单一认知功能训练配合常规康复治疗，经过 6 个月的康复治疗，发现治疗组的 MoCA 和 ADL 得分较对照组提升更为明显，效果优于对照组。大量的研究表明通过系统的娱乐治疗有助于脑卒中认知障碍患者的认知功能情况改善，值得进一步研究。因此个体化作业治疗对于脑卒中认知障碍的改善得到普遍认可，对于提高患者的日常生活能力和改善精神状态具有独特疗效，值得临床进一步推广使用。

五、高压氧治疗

高压氧（hyperbaric oxygen，HBO）治疗能增加体内氧气的扩散，有效缓解脑组织的缺血缺氧程度，对神经细胞功能恢复具有显著作用。高气压环境中吸入高浓度氧或纯氧就是 HBO 治疗疾病的原理。该疗法可以提高血氧含量，从而改善组织深部缺氧，减轻和阻断缺氧性损害的发生和继续，以此促进神经功能恢复，其机制可能与高压氧能提高损伤后脑组织氧分压、降低颅内压，减轻损伤后炎症反应，抑制损伤后氧自由基生成，抑制损伤处兴奋氨基酸的产生，抑制损伤后细胞凋亡，促进内源性神经干细胞增殖、分化等有关。有学者通过基础实验研究发现，高压氧可通过抑制新生缺氧缺血大鼠的细胞凋亡，增加机体对氧的摄取和利用，减轻脑损伤，改善行为功能及神经功能缺损程度。大量研究发现 HBO 治疗能有效地改善脑卒中患者的记忆损害。近年来 HBO 治疗在脑梗死康复治疗中越来越受到关注，有研究比较了 HBO 联合重复经颅磁刺激治疗对脑梗死后患者认知功能的改善情况，4 周的 HBO 治疗后，脑梗死患者的 MoCA 评分及 P300 潜伏期明显缩短，P300 波幅明显升高，其机制尚待深入研究。目前大量研究认为高压氧治疗有助于改善脑卒中认知障碍，但其介入时间、治疗疗程仍有待进一步研究。

六、健康宣教

（一）监护人员教育计划

目前，大多数认知障碍的康复治疗方案主要针对 PSCI 患者而不是护理人员，并且对护理人员的教育需求常常缺乏关注。有研究显示，个性化教育及心理护理等护理人员教育对 PSCI 患者的认知恢复有积极影响。监护人员教育计划（intensive caregiver education program，ICEP）具体内容主要分为两个阶段：医院阶段，每周在医院对护理者进行个性化的面对面培训，每次培训持续 1 h。患者出院后（出院阶段），护理人员每两周被邀请到医院接受由训练有素的护士进行的个性化教育课程，每次课程持续 90 min。每次培训之后（在住院阶段和出院阶段），护理人员都要额外进行 30 min 的心理护理，在此期间，训练有素的护士将与护理人员真诚地沟通并尝试倾听，了解并安慰他们，帮助他们建立信心以及解决他们的麻烦和问题。教育课程包括以下六个主题：①卒中知识。向护理人员介绍了卒中；其中包括症状、原因、风险、影响、预后、治疗、药物使用、药物副作用，针对各种卒中并发症的预防措施，以及预防继发性卒中。②家庭在照顾患者方面的作用。向照顾者告知了患者康复中的潜在问题，强调了家庭成员及其自身在协助患者康复中的作用及重要性。③患者的被动情绪管理。为护理人员提供有关患者压力、情绪不稳定、焦虑和抑郁的管理技术，以及有效的沟通方法。④认知康复训练。向护理人员讲授了帮助患者进行日常康复训练的方法，包括注意力、记忆、定向、计算和解决问题的训练。⑤患者的康复活动。向护理人员讲授了在三个阶段帮助患者康复的必要技能。第一阶段帮助患者改善关节和肌肉状况，完成肌肉强化，平衡训练和耐力训练；第二阶段用补偿性训练方法协助患者完成每个功能的特定任务训练，并鼓励患者练习日常生活中的活动；第三阶段提供监督和协助，以防止患者进行有氧运动时跌倒。⑥饮食保健。向护理人员讲授健康饮食及健康的烹饪方法、吞咽困难的识别和处理、通过鼻胃管喂养和照管，以及增加食欲的方法。通过对护理人员的健康教育培训，可以提高其信心并维持心理健康，以帮助他们更好地进行基本护理，从而提高 PSCI 患者的认知功能。

（二）家庭成员教育计划

脑卒中患者及其家属对疾病的全面认知程度相对较差，尤其是对康复方面的知识及康复技术了解甚少。患者在医院度过急性期后，多数患者出院回家继续进行康复，而家属与患者对疾病的康复知识缺乏，这必将影响患者的康复。由于脑卒中患者及家属对疾病知识的缺乏，使居家康复过程存在随意性和盲目性，造成患者出现了一系列的护理问题，不仅阻碍了患者的顺利康复，还严重影响着患者的生活质量。一项纳入 144 名脑卒中认知障碍患者的研究发现，与对照组相比，家庭成员教育计划（family education program，FMEP）组的 MOCA 评分增高，而焦虑和抑郁量表评分降低，FMEP 可以改善脑卒中患者的认知障碍，减轻焦虑和抑郁。

七、居家康复

随着重症监护技术和综合抢救技术的提高，脑卒中患者急性期死亡率已有显著下降，但由于各种因素的制约，患者不可能在医院长期接受治疗，家庭及社区便成为脑卒中患者延续康复治疗的重要场所，实施有效的家庭康复训练对提高脑卒中患者的生活质量，减少致残率，减轻家庭和社会负担是非常重要的。国外的居家康复护理服务发展较早，服务模式与服务机构相对完善，如为慢性患者设有护理院或护理之家、专门的康复机构等，患者出院以后，通常先进入护理院或专门的康复机构进行康复，再逐步过渡回归到家庭中，并有专门的康复团队，包括医生、专科护士、康复医师、志愿者等对居家康复的患者进行专业的指导，对患者存在的问题，由康复团队共同进行决策，并取得了较好的效果。

近年来，认知远程居家康复成为国内外研究热点，目前的远程居家康复主要是由治疗师通过神经心理学的评估结果来定制患者不同难易程度的康复方案，主要通过远程视频指导、手机 APP 或康复医技护专业人员每周上门在家中帮助患者进行康复训练，一项研究对治疗组进行每天 1 h，5 d/周，连续 6 周的认知远程居家康复训练，结果发现认知远程居家康复训练可能会改善慢性脑卒中患者的认知功能，并改善他们的生活质量。大量研究也表明了居家康复可以有效地改善患者的身心功能，促进患者的认知功能恢复，同时有利于患者接触社会、重返社会，具有重要的社会效益和良好的经济效益。因此，居家康复是 PSCI 患者康复过程中的重要阶段。

八、新型康复治疗技术

（一）深部脑刺激

脑深部电刺激术（deep brain stimulation，DBS）是通过立体定向手术将刺激电极植入脑深部神经核团或其他神经组织并进行高频电刺激的一种技术，是一种侵入性的、通过电刺激形式调节大脑功能的神经调控手术，自 20 世纪 80 年代 DBS 开始应用于治疗帕金森病和特发性震颤以来，经过近 30 年的飞速发展，DBS 在治疗神经性厌食症、强迫症、抑郁症、精神分裂症、抽动秽语综合征、侵略性行为、肥胖症、慢性顽固性疼痛、难治性癫痫、植物状态、认知障碍、耳鸣和物质成瘾等非运动障碍性疾病方面也取得了一定成果。

DBS 用来治疗脑卒中认知障碍的想法来源于在 2008 年报道了 1 例肥胖症患者在通过 DBS 电刺激下丘脑治疗肥胖症的过程中偶然发现：电刺激丘脑能改善患者的记忆，持续电刺激 3 周能改善患者语言学习能力和空间相关的学习能力，同时还能增加同侧颞叶内侧面主要是海马和海马旁回的活动。但目前的研究大多以阿尔茨海默病为主，且对于 AD 的研究，DBS 治疗的评估仅限于早期的临床结果，缺乏进一步的随访观察结果。对于 DBS 能否真正提高认知障碍患者的生存时间．改善患者的远期生活质量，还待更进一步、更大样本量的病例治疗随访结果。

（二）干细胞技术

干细胞临床研究是当今医学研究最热门、最前沿的医学项目之一，近年来迅速发展，在治疗内分泌疾病、心血管疾病，以及肿瘤等疾病上都取得了重大进展，具有广阔的市场前景和规模。许多研究表明，脐血干细胞在脑组织中可分化神经元替代受损神经元，达到修复神经功能的作用。有研究发现脐血干细胞移植能够明显改善胆碱能系统功能，调节脑内的生理代谢，从而提高记忆，改善脑卒中认知障碍。但是由于伦理学要求，目前国内外关于干细胞移植的临床试验研究仍较少。干细胞移植是脑卒中认知障碍治疗的一个新方向，随着研究的深入，其应用前景将越来越广阔。

（三）脑机接口

脑机接口（brain-computer interface，BCI）是一种前沿的中枢神经干预新方法，通过大脑神经活动来控制一些外部辅助设备（如外骨骼机器人、功能性电刺激、轮椅、服务机器人、虚拟现实技术等），从而达到治疗目的。大脑基本的功能是通过神经反射来完成的，反射弧的完整性确保了大脑作为人体中枢和指挥系统的地位。信息的反馈和功能的再学习可以让神经反射更加灵敏继而使脑功能强大。而脑机接口根据这一原理利用人工智能设备操控脑电信息的外周成分，代替人类部分神经功能，使中枢神经系统与外周神经系统之间形成"闭环通路"，并保证其完整性。这种人工重建的"闭环通路"来替代损伤的大脑完成其中枢指挥的功能，借助人工智能设备使人类大脑与外界进行信息的交流与沟通，它不同于通过人类神经、血管、肌肉等传统的信息交换渠道，而是通过采集、分析人类发出的脑电信号，将人的运动等意志转换成电子信号，使人类直接通过脑电信号与外界进行实时互动的一种人工智能设备。目前脑机接口在促进脑卒中和脊髓损伤康复方面是研究热点，在康复上有良好的应用前景。

近年来，脑机接口不仅应用于脑卒中认知障碍的治疗，还可应用脑电信号进行脑卒中认知障碍的评定，对于了解认知和思维过程，揭示大脑工作机制具有重要意义，在认知康复上有着广阔的发展前景，国内外已有多个课题组正在开展相关研究。国外有学者开发了脑电神经反馈式数字游戏软件训练平台，有助于提高脑卒中认知障碍患者的记忆力。Anguera J 等在 2013 年开发的脑电反馈式多任务视频游戏式 BCI，可帮助老年人增强持续注意力和工作记忆。BCI 的恢复认知功能也可应用于卒中患者失语症康复，有研究针对失语症患者使用 BCI，结果发现 BCI 可能涉及通过激活语言回路，促进失语症恢复来改善神经可塑性。也有研究基于虚拟现实技术研发了 BCI 系统进行注意力训练，结果显示该方法对改善脑卒中认知障碍获益明显，值得推广。总体而言，多种康复技术的融入，使 BCI 系统不断创新，今后可通过开发低成本和便携式系统，对患者家属进行基础 BCI 的培训，开展居家康复，以便提供对认知功能的更深入、有效和长期的治疗。

第二节　药物治疗研究进展

目前认知障碍的药物治疗中，胆碱酯酶抑制剂（多奈哌齐、加兰他敏、卡巴拉汀等）和非竞争性 N-甲基-D-天冬氨酸受体拮抗剂（美金刚）是已经批准治疗 AD 的两类药物，而脑卒中认知障碍缺乏各国指南一致推荐的治疗药物。

一、胆碱酯酶抑制剂

多奈哌齐（donepezil）属于第二代胆碱酯酶抑制剂，能够可逆性抑制乙酰胆碱酯酶介导的乙酰胆碱水解反应，对胆碱神经能可起到强化作用，加快提升人体内乙酰胆碱水平，使其能达到恢复记忆力、提高患者认知能力与日常生活能力的目的。一项随机、双盲、安慰剂对照的国际多中心研究纳入 885 名诊断为可能及很可能发生血管性痴呆且未诊断为阿尔茨海默病的患者，所有患者在 6 周内均接受多奈哌齐 5 mg/d，后根据临床医生医嘱调整为 10 mg/d，结果发现多奈哌齐可改善 PSCI 患者长达 54 周的认知能力，其最常见的不良反应是恶心和腹泻。

加兰他敏（galanthamine）是可逆性乙酰胆碱酯酶抑制剂，也是烟碱受体调节剂，不但通过抑制胆碱酯酶而增加乙酰胆碱的水平，而且可以调节中枢烟碱受体而增加乙酰胆碱的效力，该药目前批准用于轻、中度 AD，但针对 PSCI 患者的治疗目前仍存在争议。一项多中心、双盲的研究纳入 592 例单纯血管性痴呆患者且伴有脑血管病的 AD 患者，对 PSCI 亚组进行分析，其中治疗组予以加兰他敏 24 mg/d（$n=396$），对照组予以安慰剂治疗（$n=196$），结果发现加兰他敏相对于安慰剂并不能显著改善患者 ADAS-Cog 评分，但可改善患者认知功能、精神行为症状和日常生活能力。一项单中心、双盲、三向交叉研究共纳入 30 例 PSCI 患者，所有患者在三个独立的研究中随机接受单剂量的哌甲酯（10 mg）、加兰他敏（16 mg）和安慰剂治疗，研究发现，哌甲酯耐受性良好，可改善 PSCI 患者的执行功能，但加兰他敏不能改善记忆或执行功能障碍，且在多数患者中出现了胃肠道副作用。在《2017 年中国脑卒中认知障碍管理专家共识》中，推荐胆碱酯酶抑制剂多奈哌齐、加兰他敏用于脑卒中认知障碍的治疗，改善患者的认知功能和日常生活能力（Ⅰ级推荐，A 级证据）。

卡巴拉汀（rivastigmine）是毒扁豆碱的氨基磺酸衍生物，为一种选择性作用于脑部的长效非竞争性胆碱酯酶抑制剂，主要抑制中枢神经系统乙酰胆碱酯酶及丁酰胆碱酯酶，其对皮革和海马区的胆碱酯酶抑制作用相对较强，而对纹状体、脑桥、髓质及心脏中的胆碱酯酶活性抑制力较弱。提示该药可通过增加皮革和海马区神经细胞突触间隙乙酰胆碱含量，提高认知识别能力和记忆力，不会引起皮质-小脑突触接触的紊乱。但其对血管性痴呆治疗是否有效，目前尚未有明确结论。一项纳入 12 个临床研究的 Meta 分析发现，多奈哌齐、加兰他敏、卡巴拉汀和美金刚作为单一疗法治疗血管性认知障碍，其中多奈哌齐、加兰他敏和美金刚对认知具有显著改善作用，但多奈哌齐增加了不良事件风险，加兰他敏增加了恶心的风险，卡巴拉汀增加了呕吐的风险，但其疗效并未得出阳性结果。Servello 等纳入了 70 名 PSCI 患者进行 6 个月的随访研究，结果发现相对于对照组，应用卡巴拉汀的治疗组患者认知障碍得到显著改善，但日常生活能力及精神行为异常没有明显改善。

二、非竞争性 N-甲基-D-天冬氨酸（NMDA）受体拮抗剂

美金刚（memantine）是一种新型的低中度亲和力、非竞争性、电压依赖型 NMDA 受体拮抗剂，能非竞争性地与 NMDA 受体结合，减少谷氨酸所致的 NMDA 受体过度兴奋，防止细胞凋亡，从而达到保护脑功能和改善意识能力等作用。目前已被推荐用于中、重度 AD。Demaerschalk 等分析了 8 项系统评价和随机对照试验，观察乙酰胆碱酯酶抑制剂（多奈哌齐、加兰他敏和卡巴拉汀）和非竞争性 N-甲基-D-天冬氨酸（NMDA）受体拮抗剂（美金刚）是否比安慰剂有效改善认知功能，结果发现美金刚虽然安全且药物耐受性良好，但并未在所有认知结果和临床总体指标中显示出有效性，最有效的循证治疗是多奈哌齐和加兰他敏。一项纳入 44 个试验，近 10000 名参与者的数据分析中发现轻度至中度血管性痴呆，美金刚对其认知功能、临床总体评分，以及日常生活能力的临床获益可能很小，因此疗效存在争议，在 2017 年中国脑卒中认知障碍管理专家共识中推荐美金刚虽然安全性和耐受性好，但认知及总体改善不显著，仅作为 IIa 级推荐，B 级证据。

三、其他药物

尼麦角林（nicergoline）是一种麦角生物碱，包括乙酰胆碱、去甲肾上腺素和多巴胺等，具有 α1 受体阻滞作用，可扩张脑血管，降低脑血管阻力，增加脑血流量，抑制腺苷酸环化酶活性，减少 ATP 的分解，增加脑细胞对氧和葡萄糖的摄取和利用，从而改善脑细胞能量代谢，起到降低颅内血管血流阻力的作用，使循环血流、提供氧分增高，进一步促进脑卒中的颅神经功能的恢复。此外，尼麦角林还明显促进神经递质多巴胺的转化，从而增加颅内神经传导，且抑制前列环素，减少血小板的聚集，增强红细胞变形性，降低血浆黏度，以及抗血栓形成。此外，尼麦角林主要是口服给药，吸收相对较快，3 h 后达到峰值浓度，半衰期长约 15 h。尼麦角林片的临床药物作用，目前研究已明确尼麦角林能有效地扩张血管，增加脑组织血液循环，可以改善脑卒中的行为、情感、认知等方面的症状，同时可增加大脑皮质、海马区域的乙酰胆碱，

促进多巴胺的转化，并在一定程度上改善情绪障碍。国内大量研究已证实，尼麦角林具有抗氧自由基，改善脑血液循环和颅内神经的营养作用。有研究发现对于血管性痴呆患者，给予一定剂量的尼麦角林后，总效率达到近61%。大量研究认为给予在安全剂量范围内，大剂量尼麦角林的疗效，要优于小剂量的患者。一项包括了11项尼麦角林临床试验的荟萃分析纳入了近1 300例受试者，一项研究对261例患者进行了3～12个月的随访，发现尼麦角林可显著改善血管性痴呆患者MMSE评分及临床总体评分，但在ADAS-cog评分方面无显著性差异。基于以上临床研究，尼麦角林对于脑卒中认知障碍患者可能有效。

尼莫地平（nimodipine）为选择性二氢吡啶类钙通道阻滞剂，其二氢吡啶环的酯基结构决定了它有对脑血管有选择性扩张作用，能够逆转血管痉挛，明显增加血流量，且无盗血现象。尼莫地平、双氧吡啶环脂溶性高，容易通过血脑屏障，其活性物质在颅内组织的分布优于其他钙离子拮抗剂，在脑血管周围更易发挥作用。有研究发现，尼莫地平治疗组，在治疗前后时间定向力、记忆力、计算力、执行力项目上治疗差异有显著性，提示尼莫地平对血管性认知障碍治疗的有效性。Cochrane中心权威结论证实了尼莫地平90 mg/d，治疗12～24周，安全有效防治认知障碍，降低认知功能衰退的危险达39%，改善指标包括记忆力、注意力、定向力和情绪波动等。有研究提出，尼莫地平联合阿托伐他汀钙片不仅可以改善患者的认知功能，还可以降低脑卒中复发率，对轻度认知障碍的患者应尽早治疗，效果较显著。但是，也有一项包含4个试验的409例患者的Meta分析显示，尼莫地平治疗12周、24周时，对认知功能的改善并不理想，且未见日常生活能力提高。

双氢麦角毒碱（hydergine）于1949年正式用于临床。多年来基础与临床的研究表明，此药可增加脑血流量和氧供给量，改善脑微循环，抑制红细胞聚集，促进纤维蛋白溶解，降低二磷酸腺苷诱导的血小板聚集，改善血液动力学，起到调节凝血功能、降纤和抗小板的作用，用于缺血性脑血管病的预防及治疗；还具有调节多种神经递质的作用，可拮抗肾上腺素能亢进，具有类多巴胺激动、5-羟色胺激动作用；还可影响脑代谢、促进脑细胞对葡萄糖和氧的利用，可用于老年性痴呆、血管性痴呆及认知障碍患者的治疗。两项有关双氢麦角毒碱治疗血管性痴呆的小样本临床研究表明，虽然在总体认知方面有一定改善趋势，但差异并无显著性。

胞磷胆碱（CDP-choline）：一项包括了14项随机、双盲、安慰剂对照试验的荟萃分析，结果证实了胞磷胆碱可以改善血管性痴呆患者记忆、行为和整体认知功能。但由于这些研究在受试患者、诊断标准，以及预后判断方法方面的差异性，目前仍无法评估胞磷胆碱是否可用于治疗脑卒中认知障碍。

丁苯酞（dl-3-n-butylphthalide）：一项贾建平教授等主持进行的丁苯酞治疗非痴呆型血管性认知障碍临床研究，是全球第一项针对非痴呆性血管性认知障碍的大规模临床试验。该项研究纳入了 281 例 50～70 岁的患者，旨在评估丁苯酞治疗皮质下非痴呆性血管性认知障碍的有效性和安全性，结果发现丁苯酞能够改善皮质下非痴呆性血管性认知障碍患者的认知功能和整体功能，并具有良好的安全性和耐受性。

四、中药

目前用于治疗脑卒中认知障碍的中成药制剂有丹参酮、银杏叶注射液、银杏叶提取物注射液等。有研究者进行丹参酮对临床血管性认知障碍患者认知功能的影响研究，治疗 2 周后以 MMSE、FAQ 量表评分，结果显示治疗后与治疗前相比 MMSE 评分升高，FAQ 量表评分降低，且治疗组治疗前后差值较对照组明显。据报道，银杏具有促进记忆作用，张兰等研究注射用银杏叶对老年轻度认知障碍患者的疗效及可能机制，结果显示银杏叶注射液能延缓老年轻度认知障碍的发展。韩立志等探讨银杏叶提取物治疗脑梗死后认知障碍的疗效，对照组仅予内科常规治疗，治疗组在此基础上加用银杏叶提取物注射液，观察两组 MMSE 评分中定向力、记忆力、计算力、语言能力及总体评分比较，结果发现治疗组均优于对照组，且差异具有统计学意义（$P < 0.05$）。有学者评价中医综合方案治疗脑卒中轻度认知障碍，提出脑卒中认知障碍预防及治疗应重视"补益"治疗大法，兼以化痰开窍、活血化瘀。但是基于这些研究的样本量少、未进行长时间随访及研究之间的异质性，故不能做出评估及推荐。

第八章 脑卒中认知障碍的防治措施

中国是脑卒中和痴呆高发的国家，脑卒中认知障碍是脑卒中常见的并发症，不仅严重影响患者生活质量，而且显著降低脑卒中患者的生存时间，给家庭及社会带来了沉重的负担。脑卒中早期干预可以减少血管性痴呆的发生，血管性因素的可控性为痴呆的治疗提供了新的思路。我国最新发表的一篇以社区人群为基础的研究，共计纳入 599 例脑卒中患者，结果提示：PSCI 的总体发病率高达 80.97％，其中 PSCI 患者占 48.91％，脑卒中痴呆患者占 32.05％。脑卒中痴呆患者的病死率较非痴呆的脑卒中患者显著增高。所以，如何规范管理 PSCI，通过早期筛查、早期干预和管理，对于脑卒中患者的康复，改善患者预后以及脑卒中整体医疗质量的提高都有非常积极的作用。

PSCI 患者既患有脑卒中，又患有认知障碍，所以对 PSCI 的防治应同时包括针对脑卒中和认知障碍的防治。因此，当前对脑卒中的防治指南同样适用于 PSCI，控制脑卒中的危险因素（如高血压、糖尿病、高脂血症等）、减少脑卒中的发生，是 PSCI 预防的基石［详见《卒中后认知障碍管理专家共识》］。在这些脑卒中认知障碍危险因素中，不可干预因素包括年龄、性别与种族、遗传因素、教育水平等；可干预因素包括高血压、糖尿病、心肌梗死、充血性心力衰竭、心房颤动、脑卒中病史、肥胖、代谢综合征、生活方式如吸烟、饮酒、饮食结构、体力活动等。本章主要介绍 PSCI 的药物治疗及可干预因素的防治措施。

第一节 高血压与脑卒中认知障碍

流行病学研究提示，在所有脑卒中危险因素中，高血压排第一位。近年来，高血压在认知障碍和血管性痴呆发生中的作用正被日益关注。高血压与大血管的动脉粥样硬化有关，有脑血管病的高血压患者其脑卒中复发的风险更高。另外，高血压也影响小血管的完整性，通过降低微小动脉壁的抵抗力使其易于破裂而导致脑出血，以及伴随性损伤（如小血管病）。高血压还可以通过改变动脉直径引起低血压，使脑灌注不足而导致老年人认知功能下降，这种作用对动脉远端分支供血区的影响最大（如脑深部核团、海马和分水岭区等），其中一些结构与学习和记忆密切相关。

一、高血压与认知障碍的关系

高血压特别是收缩压升高是引起血管性痴呆的最重要的危险因素。高血压引起认知障碍主要是由于一系列血管事件的血压负荷作用于脑循环的大、小血管。大血管病变主要是由于动脉粥样硬化、动脉硬化及血管壁的持续变化引起脑部病变，如脑卒中（缺血性或出血性），导致脑组织的缺失，认知逐渐下降。小血管病变主要是引起血管重塑、血管内皮功能障碍、损害脑血流量的自动调节功能。

第一个研究高血压与认知障碍发生之间关系的实验是基于瑞典社区的队列研究，观察了75岁以上的人群，接受降压治疗者较没有接受降压治疗的患者认知障碍发生率下降，在基线期有痴呆而未服利尿剂的患者认知功能下降速率是服药者的2倍。但由于其设计目标不是评价高血压治疗的效果，且药物观察时期有限，因此结论需进一步证实。但是，该实验首次提出应用利尿剂可能预防认知障碍的发生。近来Sharp等系统回顾了有关痴呆与高血压关系的纵向和横断面前瞻性研究，均选择已确诊的VCI和符合高血压标准的人群，对照组为正常人群。共有11个符合条件的研究入选，6个纵向研究的荟萃分析提示高血压与痴呆危险性增加显著相关，另5个横断面研究也发现了类似的结果。提示有效降压对预防痴呆的发生具有重要意义。血压变异性是老年人发生小血管病、动脉内膜增厚、颈动脉粥样硬化的危险因素。

研究表明，60岁以上老年人中，收缩压（systolic pressure，SBP）大于150 mmHg者，全脑认知功能会下降，而SBP140～149 mmHg者，主要表现为注意力及执行功能下降。85岁以上老年人中，与SBP介于126～139 mmHg之间者相比，SBP大于165 mmHg或小于125 mmHg者认知功能显著下降。血压水平过高和过低都是认知功能损害和痴呆发生的危险因素，血压对认知功能的影响作用与年龄有关。中年期高血压、老年期极高SBP（大于180 mmHg）和低舒张压（diastolic pressure，DBP，小于70 mmHg）者发生痴呆危险性大。血压的调控在不同时期意义不同。研究表明，痴呆患者较认知功能正常的老年人，在中老年过渡期的血压上升过程及老年期血压下降过程更加明显，特别是VD患者。晚年高血压可增加血管病变的风险，适当降低血压是有益的。大脑是高度活跃而自身又无能量储备的器官，所以中年高血压患者，晚年时再长期降低血压，可能使脑血流量、血流速度一直处于较低状态，从而引起血管性痴呆。

二、高血压引起血管性认知障碍的可能机制

1. 脑血流量减少　脑是高血压时易受损伤的靶器官，高血压是血管性痴呆的最主要危险因素。高血压可致脑动脉玻璃样变，进一步可造成腔隙性梗死及皮质下动脉硬化性脑病引起痴呆。高血压可加速动脉粥样硬化进程，导致血管闭塞或栓塞。以上原因均可造成多发性脑梗死及重要部位脑梗死伴痴呆。另外，长期高血压可使脑血流自动调节线右移，脑对低血压的耐受性减弱，当心脏或其他原因包括服用降压药引起血压降低时造成脑灌注不良。脑部血流供应是完成各种脑功能的物质基础，Watanbe 等应用单光子发射计算机扫描技术检测人大脑血液流量，发现为保证大脑完成各种功能活动，每 100 g 脑组织血流量不应少于 50 ml/min。高血压引起的颅内外动脉粥样硬化、小动脉硬化、痉挛、管壁增厚、管腔狭窄，以及降压治疗本身均可导致颅内血流量的减少。高血压患者常常存在的胰岛素抵抗对脑组织葡萄糖的摄取和利用亦可能产生不利影响。

2. 并发心脏疾病　长期高血压易引起心室肥厚、心肌缺血、心律失常及心功能下降，并发心绞痛、心肌梗死，上述病变通过慢性脑缺氧等机制，对脑卒中认知障碍的发生和发展产生影响。

3. 小血管病变　有研究观察到长期高血压患者的终末小动脉和毛细血管呈灶性收缩，平滑肌细胞形态不规则、排列紊乱导致管腔呈不规则性狭窄，而对照组无这种改变，提示痴呆患者的大脑皮质神经元丧失与微血管循环障碍有关。这种小动脉病变与高血压有诸多相似之处。

4. 神经元纤维缠结和神经炎斑　神经元纤维缠结是大脑受损的标志之一，可见于 AD、VD、混合性痴呆及某些神经系统退变疾病，有研究发现在生前患有高血压的患者，尸检结果中可观察到神经元纤维缠结和神经炎斑的病理变化。

三、降压治疗与认知障碍的关系

降压治疗主要是通过对动脉硬化过程的缓解，减少血管受损程度，不仅预防脑血管疾病的发生，而且对脑灌注产生有效的改善。平稳的血压控制能够改善血压变异性，降低 SBP 晨峰水平，血压波动小，保持充足的脑灌注，保护认知功能。血压控制稳定的高血压患者认知损伤程度远远低于未治疗的高血压患者，尽管中年期降压治疗可减轻认知功能损害，但老年期的降压治疗对认知功能的改善并不显著。

肾素-血管紧张素系统（renin-angiotensin system，RAS）是生理功能颇为

复杂的内分泌系统，在调节人体血压及电解质平衡等方面起重要作用。脑组织有完整的局部 RAS 存在。血管紧张素转化酶抑制剂（angioten-sin converting enzyme inhibitors，ACEI）可通过提高中枢神经系统（central nervous system，CNS）缓激肽水平，触发乙酰胆碱（aeelyleholine，ACh）、兴奋性氨基酸等神经递质的释放，可不同程度地改善学习和记忆功能，提高一氧化氮合酶的活性，增加脑组织的血液供应，改善学习和记忆功能；抑制血管紧张素（angio-tensin，Ang）Ⅱ的生成，改善认知功能；减少脑内啡肽的释放、促进促肾上腺皮质激素的释放等途径改善认知功能"血管紧张素Ⅱ受体拮抗剂（angiotensin II receptor blockers，ARBs）能通过 BBB，与 CNS 内的血管紧张素Ⅰ（angiotensin I，AT1）受体特异性结合，阻断 AngD 作用于 ATI 受体，而不影响 AngⅡ与血管紧张素Ⅱ（angiotensin U，AT2）受体的作用，从而发挥神经保护作用。

钙离子通道阻滞剂能够增加脑血流量，改善脑缺血，又能够消除细胞内钙超载，免除细胞死亡，抑制脂质过氧化，清除自由基的作用。研究表明早晨服用钙离子通道阻滞剂对血压节律无明显影响，而傍晚则能有效降低平均 SBP，逆转非构型、构型血压构造，调整服用降压药物时间，能明显改善血压变异率，恢复正常血压节律，在不同时间服用降压药物能抑制晨峰效应，能有效减少靶器官损害，延缓对认知功能损害。然而，也有研究指出，无论是利尿剂、钙离子通道阻滞剂、β受体阻滞剂，还是血管紧张素转换酶抑制剂、ARB 等降压药物，并不能有效调节血压变异与 VCI 之间的这种关系。

利尿剂及β受体阻滞剂对认知功能影响的研究较少，且抗高血压药物对认知障碍的影响尚不清楚。部分研究者认为抗高血压治疗有益于认知功能。但过度降压可能对认知功能不利。老年高血压患者大多伴有心肌缺血等心血管疾病，脑血流自我调节能力减弱，夜间血压较低的构型较非构型血压模式的脑灌注较低，更易发生脑血管病，进而引起 VCI。因此努力调控平稳正常血压水平是 VC1 患者预防、治疗的首要目标。

第二节　糖尿病与脑卒中认知障碍

糖尿病（DM）是一种以糖代谢紊乱为特征的综合征，随着全球进入老龄化社会，2 型糖尿病的发病率逐年升高且趋于年轻化。糖尿病常累及全身多系统，重症者可出现中枢神经系统并发症，导致认知障碍，以血管性认知障碍为主，已成为认知障碍的独立危险因素之一。糖尿病引起的认知功能减退常合并多种并发症，起病隐匿，危害极大，血糖控制欠佳、血脂代谢紊乱、心理因素、肠道菌群失调等均是其危险因素。糖尿病已成为继心血管疾病、恶性肿瘤之后排名第 3 位威胁人类健康的慢性代谢性疾病，常累及全身多系统，对心脑血管、胃肠系统、免疫系统以及神经系统均有影响，出现各种不同的并发症，降低患者的生活质量，甚至可危及患者生命。对老年患者的研究中发现，2 型糖尿病患者发生血管性痴呆的风险是非糖尿病患者的 2～3 倍。不同类型糖尿病对认知损害可能有所不同，1 型糖尿病患者易有精神运动、反应速度减慢和心理适应能力降低；而 2 型糖尿病患者则有学习、记忆、心理适应性和精神运动反应速度的损害。

一、糖尿病与认知障碍的关系

研究发现 1 型糖尿病可使患者思维的速度和灵活性出现轻至中度下降。2 型糖尿病造成的认知改变主要影响学习和记忆，以及思维的灵活性和速度。一个关于双胞胎的研究中，观察了认知下降与多种血管性危险因素的关系（包括糖尿病，高胆固醇血症，高血压和体质指数增高等），发现只有糖尿病与痴呆恶化显著相关。来自动物试验的有力证据表明糖尿病可逐渐增强血脑屏障的通透性。Kangsholmen 的研究报道，糖尿病和高血压（收缩压≥180 mmHg）相互作用，影响认知，特别是 VD 的进展。Rotterdam 研究发现 2 型糖尿病患者出现痴呆的危险比正常人高 3 倍，且在 VD 与 AD 患者中均发现这一趋势。有学者报道中年期罹患糖尿病患者高度提示老年后发生痴呆的危险。上海复旦大学一项对上海社区 40 岁以上常住居民 483 人（男性 234 人，女性 249 人）调查显示，糖尿病患者中痴呆患病率为 4.45％，高于非糖尿病患者中痴呆患病率 2.00％。糖尿病组与非糖尿病组痴呆患病率均随着年龄增大而升高，糖尿病组 60～69 岁、70～79 岁和 80 岁以上患者的痴呆患病率分别为 1.94％、4.95％、12.20％；非糖尿病且相应年龄组痴呆患病率分别为 0.00％、3.35％、5.00％。非糖尿病组女性和男性痴呆患病率分别为 6.4％、0.52％。糖尿病组女性和男性痴呆患病率分别为 2.93％、0.52％。糖尿病患者痴呆患病率高于非糖尿病患者痴呆患病率，两组痴呆患病率均随年龄增大而升高，并且女性痴呆患病率高于男性。

二、糖尿病导致认知障碍的可能机制

1. 血糖代谢紊乱　血糖代谢紊乱是 DM 对机体产生损害的前提和基础，正常情况下，线粒体利用葡萄糖为大脑提供能量支持，但在高浓度血糖状态下，线粒体利用葡萄糖产生大量的活性氧自由基，使机体发生氧化应激，脑功能受损，影响认知功能，且高糖状态持续时间越长，认知障碍越严重。磁共振成像研究发现，血糖水平较高的患者海马区和纹状体结构萎缩的程度明显高于无 DM 人群。此外，高血糖状态下糖基化终末产物（adanced gdycation end products，ACEs）增多，其可诱导 BBB 基底膜肥厚，刺激血管内皮细胞分泌相关刺激因子，破坏 BBB 结构，损伤大脑功能，导致认知障碍。相比高血糖的危害，低血糖引起的脑功能障碍严重程度可能更甚。低血糖可导致大脑能量供应不足，造成神经元不可逆性损伤，认知功能发生障碍。持续低血糖甚至可导致低血糖昏迷，危害生命。一项前瞻性队列研究发现，在患有 2 型 DM 的老年患者中，发生 1 次严重低血糖事件，痴呆的风险增加 26%，发生第 2 次严重低血糖，痴呆的风险增加 80%，发生 3 次及以上严重低血糖事件，痴呆的风险将增加 90% 以上。

2. 胰岛素抵抗　胰岛素抵抗是 2 型 DM 的另一基本特征。胰岛素对 CNS 有重要的营养和保护作用，胰岛素缺乏对于学习和记忆力功能有明显影响。胰岛素主要通过胰岛素受体/胰岛素样生长因子受体传导信息到胞内，激活 APK、PBK/AKt 等信号通路，进一步激活下游信号分子发挥调节血糖作用。因此，对胰岛素抵抗致认知障碍的发病机制研究大多集中在胰岛素信号通路异常方面。胰岛素信号转导的任何环节出现障碍，均会使胰岛素的生理作用减弱，导致胰岛素抵抗。在侧脑室注射链脲佐菌素（streptozotocin，STZ）诱导的 DM 动物模型，对中枢产生胰岛素抵抗，胰岛素信号通路发生改变，出现了 AD 特征性的 β-淀粉样蛋白（amyloidβprotein，Aβ）沉积和 Tau 蛋白过度磷酸化病理改变，因此有学者提出 AD 可能是 "3 型 DM"。导致胰岛素信号转导异常的因素分为先天性与后天性因素，前者包括遗传因素及基因突变等，ApoEε-4 基因型是 AD 发病的主要遗传因素，可能与其表达的载脂蛋白减少，从而清除 Aβ 减少有关。后者主要包括生活方式、肥胖、环境等因素，导致胰岛素利用率下降，形成胰岛素抵抗。

3. 血脂代谢紊乱　2 型糖尿病患者由于糖利用障碍，常导致血脂代谢紊乱，主要表现为高胆固醇、高甘油三酯、低密度脂蛋白异常升高和高密度脂蛋白异常降低。有观点认为血脂代谢紊乱引起体内大量自由基的积累，导致机体氧化应激反应明显，引起微血管病变和血流动力学改变，并使血管中的纤维玻璃样物质代替中层平滑肌，管壁增厚，甚至闭塞，最终引起缺血、缺氧及神经损害。有不少实验结果发现血中胆固醇水平升高会增加 Aβ 和淀粉样前体蛋白的生成，形成 AD 特征性病理改变，增加了认知障碍的风险。亦有研究表明低密度脂蛋白受体家族异常导致细胞内吞作用异常，脂蛋白信号通路异常及突触功能失调均会引起大脑功能受损，认知功能下降。此外，大量的临床研究发现老年人群中 2 型糖尿病患者血脂紊乱，是以高密度脂蛋白的降低为主，高密度脂蛋白及其主要的载脂蛋白可以从体内清除多余的胆固醇，有保护血管的作用。因此，高密度脂蛋白越少，认知障碍程度越重。

4. 氧化应激　糖尿病引起器官损害可能与过氧化物增加、抗氧化剂下降有关，氧化应激产物主要由细胞线粒体内电子传递链功能异常，产生过氧化物增加，神经元能量消耗巨大，神经元富含多不饱和脂肪酸，抗氧化剂含量减少，因此易受到氧化应激损伤。机制：①激活多元醇途径，增加 AGEs 及其受体。②氧化应激会直接引起生物膜脂过氧化、胞内蛋白变性和 DNA 损害，导致神经元死亡、轴突变性、纤维神经脱髓鞘。③氧化应激可使细胞内钙离子浓度增加，调节蛋白激酶-C 等凋亡相关的信号通路，且可改变线粒体膜通透性，引起细胞凋亡。④活化氧簇激活磷脂酰肌醇-3-激酶-丝氨酸/（PBK-Akt）通路，引起神经退行性病变。褪黑素以及其代谢产物、脱氢表雄酮可能通过抗氧化应激改善记忆力，成为治疗糖尿病神经损伤的新方法。

5. 慢性炎症　大量研究表明，慢性炎症反应与糖尿病相关认知障碍的发生发展有密切的联系，许多炎症因子水平升高可能促使 Tau 蛋白过度磷酸化，还可能造成 Aβ 沉积及营养不良的神经突触形成，进而造成认知功能下降。糖尿病小鼠海马组织中，C-反应蛋白（CRP）、白细胞介素 6（IL-6）、肿瘤坏死因子 α（TNF-α）等炎症因子增加。CRP 急性升高，可直接导致认知功能发生障碍，但是对于高 CRP 水平是否是通过引起脑白质疏松而造成认知障碍存在争议。1 项纳入 5217 人随访 10 年的队列研究发现，高 IL-6 水平会增加 1.81 倍认知功能降低的风险。实验研究发现，TNF-α 可能通过促进海马组织胰岛素受体丝氨酸磷酸化，促进认知障碍。有研究发现 TNF-α 缺乏的小鼠中神经生长因子表达增加，小鼠焦虑样行为随之减少，海马神经元表达增强，小鼠认知功能改善。

6. 一氧化氮与自噬　高血糖可导致一氧化氮过度表达，从而损伤神经组织。机制：①产生过多硝酸盐，造成大量 DNA 损伤，过度激活修复 DNA 损伤的核酶 ADP 聚合酶，消耗大量 ATP，导致神经元能量匮乏，引起线粒体释放细胞凋亡诱导因子，而致细胞凋亡。②可能使许多细胞蛋白亚硝基化，其中包括胰岛素降解酶降低突触的可塑性，导致学习、记忆能力的异常。应激时 Bcl-2 的 S-亚硝酸化，抑制自噬泛素化，从而抑制自噬信号的传导，过度表达的一氧化氮合成酶可能通过 JNK1-Bc-2 通路来破坏自噬体的形成。NO 作为第二信使与 S-亚硝化的 IKKβ 结合，解除对西罗莫司靶蛋白 1 的抑制，以达到抑制自噬的作用。自噬主要清除未折叠的或错误折叠的蛋白及损伤的细胞器，促进细胞内的稳态。神经元是极化细胞体的分化细胞，以至于损伤的细胞成分更加聚集，更需自噬来维持细胞功能。当神经元自噬受到抑制时，胞内会积累许多损伤的细胞成分，如 tau 蛋白异常聚集可导致神经退行性改变；β-淀粉样蛋白沉积使溶酶体释放其中的酶类，导致神经元死亡；功能障碍的线粒体在细胞内聚集，进一步抑制自噬。

7. 小血管病变 糖尿病患者血糖水平高，血黏度高，易损伤血管壁，引起微血管病变。脑微血管病变，包括微血管出血、微梗死灶等，从而发生血管壁损伤及慢性脑供血不足，导致脑白质纤维束发生脱髓鞘或轴索损伤等脑白质病变，有研究显示脑白质病变严重程度可以独立预测认知功能减退，而糖尿病是脑白质病变的危险因素。2 型糖尿病亦可引起肾脏血管病变，造成肾损害，促进血管紧张素分泌大大增加，进而导致血压升高，引起大脑动脉粥样硬化，降低脑血流灌注，影响脑代谢水平，导致神经元变性、死亡，从而导致认知功能下降。

8. 心理因素 调查研究显示，2 型 DM 患者罹患抑郁症的风险很高。研究发现，DM 病程长、社会支持水平低、较少运动，肥胖自卑的体型、失业或者退休、合并多种慢性疾病等，均为抑郁症发病的诱导因素。DM 患者血糖控制不佳，易出现情绪波动，罹患抑郁症的风险很高，会影响血糖调节，降低患者治疗的依从性，损害脑功能，进而影响患者的认知功能。因此，现代提倡的是身心同治的方法。

9. 肠道菌群失调 微生物肠-脑轴学说发现肠道菌群失调会诱导慢性炎症反应，进而 DM 的患病率大大增加。而且，肠道菌群失调会导致乳酸杆菌和双歧杆菌等益生菌受抑制，革兰阴性菌产生的多种有毒物质，通过肠道吸收进入血液，一部分可透过 BBB，造成神经毒性，引起神经功能损害，认知能力下降。

10. 其他因素 已证实，肾脏疾病（chronic renal disease，CKD）是 DM 最常见的并发症之一，相关研究发现，2 型 DM 并发 CKD 的患者，蒙特利尔认知评估量表（MoCA）得分与尿白蛋白排泄率呈负相关，而与肾小球滤过率呈正相关，并且，随着尿白蛋白/肌酐比值升高，WMLs 区扩大，脑灰质区减少，患者的反应速度和记忆能力越差。

糖尿病合并视网膜病变患者，认知功能下降的风险增加。其机制可能与视力减退，外界对患者的刺激减少有关。视网膜病变也可作为脑微循环血流动力学改变的观察指标，预测微血管病变的进展。

三、早期控制血糖对预防认知障碍的重要作用

1. 早期干预糖耐量减低，是防治糖尿病的新里程碑 2 型糖尿病是一个进

行性发展的疾病，以胰岛素 B 细胞功能受损为主要特征。糖耐量异常（IGT）是 2 型糖尿病发生、发展过程的一个中间阶段，是发生糖尿病和心血管疾病的高危因素。在确诊为 2 型糖尿病前多年，糖耐量异常患者，已经具有多种心血管病的危险。糖耐量异常者出现大血管病变的发病率为 40％，胰岛 B 细胞功能丧失 50％。所以糖耐量异常患者是直接导致心血管事件发生和死亡的高危人群，尽早对糖耐量异常者进行生活方式干预和给予能有效保护胰岛 B 细胞功能、能增加胰岛素的敏感性、降低胰岛素抵抗的药物治疗，可防治糖尿病发展，减少心血管事件［49％及新发高血压（34％的危险）］。研究表明，胰岛素敏感的葡萄糖转运体在与学习和记忆有关的脑区表达，而且在试验条件下，胰岛素治疗可显著调节认知功能。

2. 积极综合性治疗，减少心脑血管危险事件　2 型糖尿病因心脑血管病致死率占 70％。世界卫生组织估计糖尿病患者中高血压占 20％～40％。我国上海和北京报道住院糖尿病患者高血压患病率为一般人群的 4～5 倍。糖尿病合并高血压加重对心脏的损害，增加心血管事件和脑卒中的危险性。全球防治糖尿病三个大型临床研究结果，改变了既往对"三高"患者的治疗方案。在治疗糖尿病时不仅注意降血糖，还应同时关注降压、调脂。据研究，服用调脂药后心脏病危险事件和脑卒中的发生率可降低 1/4；服用降压药可显著降低心血管病死亡、脑卒中的危险性，并保护肾脏，降低肾脏疾病进一步恶化的危险性。所以，通过降压、降糖、调脂的综合性治疗，可有效地防治心脑血管并发症的发生、发展，挽救高危因素患者的生命，延长了糖尿病患者的寿命。以上研究结果提示，在患糖尿病初期就应给予高度重视并加以预防，首先应积极干预糖耐量减低，同时注重综合性治疗，在治疗糖尿病的同时还应关注降压和调脂治疗，以减少脑血管病事件的发生。

第三节　高血脂与脑卒中认知障碍

血脂异常与认知障碍之间的关系非常复杂和矛盾。鉴于预期寿命的增加，迫切需要控制血管危险因素，寻找预防和治疗认知障碍和痴呆的方法。关于血脂和认知功能的研究很多，但尚无定论，其机制可能是破坏 BBB、影响脑小血管、导致淀粉样蛋白的过度沉积，以及神经保护功能下降。迄今为止，大多数关于他汀类药物和认知功能的研究都是观察性研究，很少有随机对照试验。因此，关于中期或长期使用他汀类药物是否会改善认知功能和痴呆仍然难以确定，同时他汀类药物可能导致认知障碍的不良反应也不容忽视。未来的研究旨在确定血脂和他汀类药物对认知功能影响的机制，不仅将为认知障碍和痴呆的病因和相互关系提供重要见解，而且还将激发治疗和预防认知障碍的新策略。

一、血脂异常对认知功能的影响

血脂与认知功能的关系非常复杂和矛盾。最近的研究指出晚期高总胆固醇（total cholesterol，TC）水平与 MCI、AD、VD、任何一种痴呆或认知能力下降无关。与之相反，对 1159 名中国老年人的纵向研究发现，高胆固醇和 LDL 加速认知功能的下降。这与高血压和认知关系的不一致，可能反映了胆固醇测量与年龄及痴呆的临床发作相关，年龄越大，人们越不太可能接受降脂治疗。高甘油三酯血症诱发动脉粥样硬化可能导致 2 型 DM 患者的认知功能下降。LDL 升高可导致 AS，可能与 VD 密切相关。包括年龄超过 75 岁的受试者在内的大多数横断面研究显示，高密度脂蛋白胆固醇（highdensity lipoprotein cholesterol，HDL-C）水平升高与较好的认知测试表现有关。与之相反，对老年人进行的其他大型研究发现高 TC 和高 LDL 与更好的认知功能之间相关。此外，近期对 192 名成年 AD 患者进行的纵向研究表明，LDL 水平升高与认知功能改善的趋势相关。最新研究显示，晚期测量的 HDL-C 和 TG 与 VD 风险增加无关，而 HDL-C 与 MCI，AD 或任何痴呆的风险无关。对两项芬兰人群前瞻性队列研究（$n=13\ 275$）的汇总分析发现，基线载脂蛋白 B（apolipoprotein B，ApoB）水平与 10 年后事件性 AD 或痴呆无关。除此之外，一项前瞻性研究证实了降低载脂蛋白 A-I（apolipoprotein A-I，ApoA-I）水平与痴呆风险增加的相关性。高 ApoB/ApoA-I 比值增加了认知正常个体超过 2 年认知下降的风险。因此，ApoA-I 水平越高和 ApoB/ApoA-I 比值越低，则痴呆风险越低。最近一项研究表明，ApoB/LDL 比值可能是 VCI 潜在的临床预警因子。

二、血脂异常导致认知障碍的可能机制

1. 破坏血脑屏障 脑内胆固醇与突触形成、树突分化、轴突伸长和长时程增强息息相关。在成人大脑中，初级胆固醇的合成主要在星形胶质细胞中，而较少在神经元中。胆固醇通过局部脂蛋白在脑内进行转运。因为 CNS 和血浆胆固醇、脂蛋白被 BBB 严格隔离，因此脑内胆固醇代谢与外周组织胆固醇的代谢无关。

BBB 是由毛细血管内皮细胞、星形胶质细胞的足突，以及脑微血管组织内皮细胞之间的紧密连接构成。目前认为 BBB 损伤可能是认知障碍发生和进展的促成因素。最近，在多项研究中观察到，喂食高能量饮食（特别是富含饱

和脂肪和胆固醇的饮食）的大鼠，BBB 通透性增加，伴随着认知障碍。尽管正常老化也能增加 BBB 的通透性，但是氧化低密度脂蛋白（oxidized low-density lipoprotein，oxLDL）可促进内皮细胞活化，包括增加单核细胞与血管壁的黏附和诱导 NF-kB 因子的产生。最近研究表明，用 LDL 激活微血管内皮细胞可以增加炎性介质 TNF-α 和 IL-6 的分泌，并降低紧密连接蛋白 ZO-1 的膜定位。从高胆固醇血症患者中分离出的 LDL 比从健康年龄相匹配的患者中分离出的 LDL 更易氧化和炎性化内皮细胞。另一项研究也表明，抗炎和降脂药可以逆转高脂诱导的大鼠 BBB 损伤。因此 BBB 损伤的逆转可能伴随着认知功能的改善。炎症和脂质氧化可能在 VD 的发展中起重要作用。

HDL-C 可能参与了载脂蛋白 E（apolipoprotein E，ApoE）和硫酸肝素蛋白多糖介导的脑微血管内皮下间隙中大量的胆固醇的清除。此外，HDL 颗粒逆转了 oxLDL 颗粒对内皮依赖性动脉舒张的抑制作用，也抑制了细胞因子诱导的内皮细胞黏附分子的表达。对氧磷酶（paraoxonase，PON）是 HDL 表面存在的具有过氧化物酶样活性的 A-酯酶，其降低了 LDL 的过氧化作用。这可能与 HDL 防止认知下降有关。

2. 影响脑小血管 尽管一些研究指出低密度脂蛋白胆固醇（low-density lipoprotein cholesterol，LDL-C）与脑小血管病的磁共振指标之间无相关性，但一项队列研究（$n=1$ 919）指出 HDL-C 增加、LDL-C 降低与 WMH 进展之间存在显著相关性。此外，在 1 135 例急性缺血性脑卒中患者中，高胆固醇血症、高甘油三酯血症或使用降脂药物与 WMH 的严重程度降低相关。不幸的是，作者无法评估他汀类药物治疗对上述结论的贡献，这可能导致研究结果出现偏差。虽然一个较小的队列研究（$n=112$）发现中期 TC 水平与 20 年后的 WMH 之间没有联系，但降脂治疗降低了晚期 WMH 的风险。此外，低 HDL 水平会增加 WMH 的严重程度。

3. 导致淀粉样蛋白的过度沉积 最近的研究表明脑内胆固醇稳态的变化与 AD 的主要病理特征（特别是血管内 Aβ）有关。有研究表明，APP 加工可能优先发生在膜的富含胆固醇的区域中，并且胆固醇水平的改变可以通过改变膜内 APP 裂解酶的分布来发挥其作用。功能性细胞生物学研究进一步支持脂筏胆固醇的参与，通过 β-分泌酶和 γ-分泌酶调节 Aβ 前体蛋白的加工，导致 Aβ 产生改变。胆固醇水平降低可抑制 β-分泌酶活性，但增加 α-分泌酶（参与 APP 代谢的主要蛋白水解酶）的活性。实验研究表明，高胆固醇通过将 APP 代谢从 α 变为 β 的裂解产物，加速了 AD 中 Aβ 的产生。动物研究表明，高胆固醇饮食导致记忆缺陷，增加氧化应激，使海马中 Aβ 浓度加倍。有研究表明，AD 和 AD 伴有 VD 患者的 LDL 对内皮屏障特性和炎性细胞因子释放的影响更大。然而，HDL-C 可以防止 Aβ 的聚集和聚合，从而减缓甚至阻止 AD 的发展。同时 HDL-C 也具有抗炎特性。ApoEε 4 是参与脑胆固醇转运的重要载脂蛋白，影响 Aβ 的聚集和清除。ApoEε4 等位基因在纯合子和杂合子中增加了发生 AD 的风险。ApoEε4 等位基因与高 AS 的风险，以及血浆 TC 和 LDL-C 水平升高有关。

4. 神经保护功能下降 体外研究表明，胆固醇作为一种抗氧化剂，可能通过拦截促氧化剂，产生比自由基毒性小的氧代甾醇，从而对痴呆有保护作用。另一种解释着眼于胆固醇的潜在的神经保护特性。据推测，高胆固醇可能通过增加 γ 谷氨酰转移酶而具有保护作用，这种酶在氨基酸摄取和运输中起着重要的作用，可以降低氨基酸的神经毒性作用。

三、血脂异常导致血管性认知障碍的治疗

（一）非药物治疗

1. 健康教育 健康教育先行，防治关口前移，健康教育显得尤为重要。通过早期的宣传教育，帮助高血脂患者认清健康问题及其危害，及时进行健康指导，促使他们修正自己的健康观念，规范行为和生活方式，并逐步养成全面科学的生活方式，达到促进健康、维护健康的目的。

2. 饮食治疗 无论哪一型高脂血症，饮食治疗都是首要的基本治疗措施，都应长期坚持。有研究表明，常吃豆制品、黑木耳、香菇、大蒜、洋葱、鱼类、燕麦、山楂、海带等均可降低血脂。要合理膳食，控制热量的摄入，限制糖类食品，少吃甜食和零食，多吃水果蔬菜。

3. 合理的运动 目前推荐的高血脂的一线治疗是减轻体重，增加体育锻炼，控制饮食等生活方式的改变。适宜的体力活动可以促进糖和脂肪的代谢，提高体内一些酶的活性，如脂蛋白酯酶，有助于 TC 的运输及分解，从而降低血中脂质含量。运动方式以有氧运动为主，大多为快走及跑步。除了传统的有氧训练外，力量训练在降压、降脂方面也有一定疗效。虽然每周 3 次的频率即已达标，但从养成良好的运动习惯上说，每周 7 次也未尝不可。但是要注意运动的循序渐进及持之以恒，以保证良好的训练效果及较高的训练安全性。

（二）药物治疗

药物治疗常用的为他汀类和贝特类，如阿托伐他汀、辛伐他汀、普伐他汀等，以及非诺贝特、吉非贝齐等。他汀类药物主要降低 LDL，贝特类药物则主要降低 TC。他汀类药物是一类抑制 HMG-CoA 还原酶的药物。HMC-CoA

还原酶是细胞胆固醇生物合成级联反应中的限速酶。他汀类药物可减少 LDL-C 的形成及进入血液循环并上调 LDL 受体活性，同时降低 LDL-C 和 TG 并增加 HDL-C 的含量。目前，关于中期或长期使用他汀类药物是否会改善认知功能和痴呆仍然难以确定。他汀类药物可通过多种机制发挥神经保护作用，同时他汀类药物所导致的认知问题也不容忽视。

迄今为止，大多数关于他汀类药物和认知功能的研究都是观察性研究，很少有随机对照试验。在一项大规模双盲安慰剂对照的他汀类随机对照试验——普伐他汀对老年人危险性的前瞻性研究（prospective study of pravastatin in the elderly at risk，PROSPER）试验中，结果表明普伐他汀治疗与认知测试的改变无关。几项观察性研究（几乎完全在 65 岁以上的老年人中进行）考虑了基线研究随访时他汀类药物的使用与随后认知功能下降或痴呆的问题，同样的，在随访 7 年的三城市的研究中也指出，他汀类药物（不论它们的亲脂性）的使用与痴呆之间没有关联。通过对纵向健康保险数据库 2000（中国台湾）的电子医疗记录数据进行分析，发现随访期间新的他汀类药物的使用与痴呆风险降低有关。他汀类药物试验评估认知功能和痴呆的相关研究很少，而一些观察性研究已经观察到他汀类药物使用和痴呆之间的关联。许多作者对这些研究进行了系统性的审查，发现所有这些研究都存在着异质性，并指出观察性研究常常出现的偏倚和混杂因素，因此研究结果并不可信而且对临床实践参考意义不大。

许多研究已经证实了他汀类药物对内皮功能障碍和慢性炎症的有益作用。但是，他汀类药物也可能通过其他机制发挥神经保护作用。例如，他汀类药物（特别是亲脂性他汀类药物）可穿过 BBB，在 CNS 内发挥抗氧化和抗炎作用，或者调节脑内的胆固醇代谢。AD 的动物和细胞模型实验也表明他汀类药物调节 Aβ，然而目前很少有证据支持人类中具有类似的作用。此外，他汀类药物可能调节脑部 tau 蛋白的代谢。

然而，他汀类药物可能导致认知下降的问题也逐渐引起人们的重视。随机试验、病例报告、观察性研究和药物上市后的监测都提出了服用他汀类药物者认知障碍的数据。有的研究指出在开始治疗的几天内就出现混乱、健忘和记忆丧失的症状，而另一些研究则在开始使用他汀类药物后出现症状。总体而言，症状在停用他汀类药物治疗的几周内并不严重并且出现逆转。随后，至少有三个研究系统地评估了这种情况，发现并没有明显的证据表明他汀类药物会导致认知障碍。所有最近研究发现的一致性进一步表明，迄今为止，并有可信证据表明他汀类药物对认知功能的不利影响。此外，这些不良反应似乎很少见，并且可能代表易感人群中尚未确定的易感性。

第四节　脑卒中认知障碍的其他可干预因素

一、高同型半胱氨酸血症

血浆同型半胱氨酸（Hcy）是一种含硫氨基酸，是甲硫氨酸脱甲基的代谢产物。20 世纪 90 年代以来，大量的报道提示，血浆高 Hcy 与认知障碍的发生相关。Carcia 报告 281 例≥65 岁认知正常社区居民，发现反映血清钴胺素（维生素 B₂）水平、甲基枸橼盐酸水平及半胱氨酸水平与认知功能显著相关，甲基枸橼盐酸、半胱氨酸水平较高者，认知分数低于半胱氨酸水平正常者。牛津大学一项关于老年人的流行病学调查，指出高 Hcy 同时是 AD 和 VD 的危险因素，7 项现状研究和 33 项前瞻性研究均提示了血浆同型半胱氨酸水平升高与认知功能缺损之间的相关性。Clarke 等认为血浆 Hcy 水平升高可作为老年人早期认知损害的标志物。一项探索性研究发现 VD 和 AD 患者的血清 Hcy 浓度显著升高，低叶酸浓度、高 Hcy 与认知功能降低显著相关，补充叶酸可能是降低痴呆患者升高的高半胱氨酸的既经济又有效的方法。Maike 等的研究发现，高 Hcy 与认知功能损伤之间存在着正相关。且通过 6 个月的复合维生素的补充，可以提高认知功能评分。

二、吸烟

吸烟与认知障碍的关系目前尚存在争论。有研究认为，吸烟时烟草中的尼古丁等有害物质吸入后会刺激自主神经，使血管痉挛，血小板聚集、血压升高，并直接损害血管内皮，激活凝血因子，加速 AS、升高 Fg 水平、促使血小板聚集、降低 HDL 水平等影响全身血管，使之易发生缺血性脑损害，这些都是发生血管性痴呆的病理基础。Donman GA 指出年龄在 60 岁以上，烟龄超过 40 年以上者，其 VCI 患病率大约是不吸烟者的 3.5 倍。即使是长期被动吸烟者，VCI 的发病危险也比不暴露于吸烟环境者的相对危险增加 3 倍。长期吸烟还可致慢性一氧化碳中毒，由于一氧化碳对血红蛋白的亲和力比氧气高 200 倍以上，改变了氧离曲线，而所导致的缺氧可引起红细胞生成增多，血液黏度增高。但也有研究认为吸烟可降低 VCI 的发生，一项为期 10 年的随访研究中，经常吸烟者患 VCI 的概率只是从来不吸烟者的 1/3。在不区分痴呆类型及认知损害原因的情况下，刘向红等人的研究结论为在男性、文盲的老年人无论高龄与否，吸烟对其认知功能下降都有一定的保护作用，但是，这个结论不适用于女性和非文盲，认为吸烟没有教育程度、激素水平等对认知的影响大；吸烟的保护作用 依赖于吸烟的剂量和时间，仅中等量吸烟对认知能力下降具有保护作用。而有人认为，吸烟与老年人认知障碍的关系可能还取决于吸烟者的遗传素质。戒烟可能会降低脑卒中发生 VCI 的风险。

三、饮酒

研究发现，饮酒和 VCI 之间呈"J"形曲线关系，即与不饮酒者及大量饮酒者相比，轻中度饮酒者认知下降程度更轻。一般认为，适量饮酒是防止脑血管病及 VCI 发生的保护因素，可降低 VCI 发生的危险性，并降低冠心病、DM、心力衰竭的发病率、心肌梗死的死亡率、及缺血性脑卒中的发病风险。其原因在于：适量的酒精摄入可以增加血浆 HDL 含量、增加组织型纤溶酶原激活物（tissue type plasminogen activator，1-PA）的含量且不引起纤溶酶原激活物抑制剂 1（plasminogen activator inhibitor-1，PAL-1）增加、降低 Fg 水平、降低血小板聚集率，还可减少胰岛素抵抗、降低 CRP 和内皮素 1（endothelins1，ET-1）的含量等。或者通过释放海马部位的 Ach 来改善认知功能。但是这一结论尚未得到进一步的证实，不主张既往无饮酒嗜好的人为治疗而去习惯性饮酒。

但过量饮酒尤其是酗酒则是诱发 VCI 的危险因素。有调查发现，中度以上饮酒者比非饮酒者脑卒中痴呆发生早，认知障碍程度严重。而酒精性脑萎缩亦与 VCI 有相关性。酒精可通过 BBB 直接损害大脑皮质和皮质下区，改变血液黏滞度，降低脑血流，造成脑细胞脱水、变性、坏死，造成神经细胞体萎缩和引起脑毛细血管阻力增加，血流量下降，以及深部小动脉闭塞。大脑在长期缺血缺氧状态下发生形态及功能改变，导致弥漫性脑萎缩和 VCI。酒精可致血管痉挛、低血糖、B 族维生素缺乏，而对大脑造成损害。此外，长期大量饮酒者易发生脑梗死。固然与血液中乙醇含量增高后直接而迅速地通过 BBB 改变血液黏滞度，降低脑血流和造成脑细胞脱水、变性、坏死、脑萎缩有一定的关系，但临床更常见的情况是易并发脑出血，与酗酒易引起血管痉挛、血压增高有关。日本 Hisayama 地区 26 年的随访发现，男性脑出血发病率随着饮酒量的增加而明显上升。低度饮酒者的脑梗死发病率低于不饮酒者；对于女性饮酒者的脑出血率稍增加，而脑梗死则稍降低。2010 年美国心脏病协会/脑卒中协会脑卒中二级预防指南关于饮酒的观点为：①大量饮酒的缺血性脑卒中或 TIA 患者应停止或减少饮酒；②轻中度饮酒是合适的，男性每天低于 2 杯，女性每天低于 1 杯（一杯含 11 g 酒精），但不应建议不饮酒者开始饮酒。提示降低饮酒量、适量饮酒可降低缺血性脑卒中患者产生认知障碍的发病率。

四、肥胖

我国的肥胖人口已逐渐超越欧美等国家，肥胖不仅会导致人体基础代谢下降、高血压、高血糖、高血脂等生理疾病，还会导致抑郁、焦虑、自卑等更为严重的心理疾病，从而影响正常的生活和学习。多项研究表明，儿童、青少年、成年人、老年人中的肥胖人群均有认知受损的表现。

肥胖影响认知的机制如下。①胰岛素抵抗：老年人中心性肥胖和胰岛素抵抗与认知障碍密切相关，目前已有的研究认为中心性肥胖会导致内脏脂肪细胞增生，胰岛素受体树突减少、活性降低，从而使胰岛素受体的敏感性下降，产生胰岛素抵抗，引发体内代偿性高胰岛素血症，而这些症状的发生会导致胰岛素及其信号通路的异常，从而对大脑组织特别是海马、额叶皮质神经突触、电位传导和神经保护等机制产生影响，最终导致认知功能受损甚至痴呆的形成。②多巴胺受体：有学者还发现了多巴胺受体也能够影响肥胖与认知功能的关系。Volkow等人对肥胖个体多巴胺受体与抑制控制的关系进行了探究，结果发现与正常体重相比，肥胖个体在背外侧前额叶、内侧眶、前扣带回和感觉皮质区中多巴胺 D2 受体含量较低，并且多巴胺受体与新陈代谢有关，因此他们认为多巴胺 D2 受体的增加可能会影响前额叶纹状体通路的代谢，从而导致肥胖。③炎症反应：还有学者认为炎症是肥胖影响认知功能的潜在机制。Millra等认为肥胖会产生全身性炎症反应和过多的游离脂肪酸，而这些过多的游离脂肪酸和免疫细胞到达下丘脑区域会引起局部炎症（包括小胶质细胞增殖），这种局部炎症反应会使下丘脑突触出现重塑和神经退化，从而改变下丘脑内部电路和对大脑其他区域的输出，最终导致海马区、杏仁核等区域对认知功能和奖励处理中心的调节出现异常。④脑萎缩：脑萎缩是指与正常大脑相比，由于各种突触密度、树突分支、神经元和神经胶质的血容量的减少，以及细胞坏死所导致的脑组织容量和皮质厚度的减少。Willet等发现所有的年龄段中肥胖都与前额灰质萎缩有关，尤其是前额叶皮质，而前额叶皮质是与认知功能相关的重要脑区，因此肥胖可能会使前额叶萎缩，从而产生认知障碍。因此，减重是肥胖患者的首要任务。

五、受教育水平

研究表明，文化程度与 VCI 的发病率呈负相关，即文化程度愈高，其 VCI 的发病率愈低，低教育水平是痴呆的一个独立危险因素。Thomas 等发现受教育程度与痴呆的发病比例依次为：教育年限 ≤8 年，痴呆发病率为 20.4%，9～11 年为 15%，高中为 13.2%，大学或大学以上为 11.2%。研究发现，教育过程增加了脑血流量，同时，也增加了神经活动所需的氧和葡萄糖，降低了细胞对外毒素的敏感性，并减少糖皮质激素的不良反应，可有效地防止自由基等所致的神经细胞的损伤，从而对细胞起保护作用，降低了痴呆的发病率。早期发育时如果缺少教育和学习刺激，可导致神经突触数量减少，而高的教育水平有更高的认知保留和增加神经元突触连接的复杂性，因而对认知功能减退有较大的抵抗力。因而，有人认为相对较高的学历是痴呆免于发生的一个保护因素。受教育的时间越长，神经损伤的自我保护能力越强。其他研究结果也支持该假说，认为 VCI 患者受教育年限与认知能力下降程度间存在相关性，受教育程度越高，发生认知障碍的比例越低。但是，教育作为痴呆的一个保护因素，同时还受到其他一些社会经济特征的影响，如职业、收入或早年的生活经历等。低教育水平患者因所从事的工作、经济水平、生活方式、对脑卒中危险因素的重视程度及医疗保健方面均不如高教育水平患者，反映知识储备不足，承受认知损伤的能力较差。而文化程度较高者，反映了更好的认知储备，在年龄相关的病理生理改变中具有较强的代偿能力，能相对承受脑血管病所致的多次认知损伤。因此，教育对认知障碍的保护作用，是许多因素综合作用的结果。

六、抑郁症

淡漠和抑郁是脑卒中常见的神经精神症状，发病率可达 28%～40%，同时伴随生活质量的下降及长期的恢复。Nys 等分析了脑卒中抑郁（poststroke depression，PSD）者认知损害的神经心理学特点后发现：中重度 PSD 患者常伴有认知功能损害，主要表现在视觉、知觉、记忆及语言方面，而执行功能、推理能力及注意力损害则不显著。认为这种语言、记忆、视觉空间能力的损害比执行功能、推理能力及注意力受损对患者日常生活能力影响更大，所以更容易发生抑郁。抑郁与 VCI 的关系非常密切，患抑郁症与不患抑郁症的老年人中，前者患 VCI 的相对危险度是后者的 91 倍；不参加集体活动的患者患 VCI 的可能性是参加者的 3.65 倍。而不良生活事件、心理不健康、对生活不满意的老人患 VCI 的可能性都有提高。提示心理因素对 VCI 发生有一定的影响。抑郁可能是 VCI 的一个预兆，并且增加了患 VCI 的危险性。保健专业医生应该意识到许多神经精神症状，特别是淡漠，并不是仅出现在病程早期，而是不断进展变化。而对抑郁的治疗也是 VCI 预防的措施之一，但是 VCI 的危险因素主要以生物学因素为主，社会心理因素对其可能起到协同作用。PSD 患者经抗抑郁药物治疗，抑郁和认知损害均有所改善。

七、饮食

现有研究发现饮食习惯对于认知功能有一定影响，可能在痴呆的防治中具有重要作用。美国的最新医学研究显示，地中海饮食习惯将减缓痴呆的病情恶化。所谓的地中海饮食是指食用大量的水果、蔬菜、豆类、谷物和摄入橄榄油之类的非饱和脂肪酸，少食乳类产品、肉类、鸡鸭，适当的多吃鱼类。

有研究发现高钠饮食能够降低认知功能，过多摄入动物油脂与轻度认知障碍的发生率之间具有显著相关性。高钾、高镁食物能起到中和钠的作用，对抗由钠引起的血压升高和血管损伤。有研究证实，DASH饮食可减低认知障碍发生率39%。DASH饮食（控制高血压饮食）简而言之就是要多吃丰富的水果、蔬菜、全谷类食物，肉食上优先选择鱼类，次之禽类，肉类再次之。此外，还要限制盐、含糖食物、饱和脂肪酸的摄入量。

富含辣椒素的饮食在世界普遍流行，既往研究表明辣椒素对多种疾病具有保护作用（其中包括动脉粥样硬化、肥胖症、心血管疾病、脑卒中、高血压病、癌症、胃肠道疾病、感染性疾病、疼痛等），以及能够降低总体死亡率和特定的死亡率。一项横断面研究，对重庆市渝中区大坪社区及七星岗社区40岁以上人群进行调查，结论研究表明在中老年人群中，辣椒饮食可能具有降低痴呆相关的血液标志物，并对认知功能具有保护性作用。但也有研究发现，辣椒素摄入量与认知功能呈负相关，更容易导致痴呆症，高辣椒摄入量与中国成年人的认知能力下降有关，特别是体重正常的人群。因此，辣椒摄入量与认知功能的关系尚需进一步研究。

国内外大量研究表明饮用绿茶能够有效地防治各类认知障碍性疾病，多数研究表明绿茶中许多成分如绿茶中的茶多酚、茶氨酸、咖啡因等成分均已证明对认知功能有较好的保护与提高功能。绿茶的主要成分是茶多酚，茶多酚的主要组成是儿茶素，占比70%～80%，占绿茶干重的30%～40%，儿茶素能够透过血脑屏障进入脑组织，作为天然的还原剂能够清除体内过量的超氧化物与羟基化合物，对黄嘌呤氧化酶活性产生抑制，螯合金属离子且形成无活性的复合物阻止自由基发生氧化性损伤，还能够通过调节相关酶的活性、抑制 Aβ 的聚集或破坏纤维状 Aβ、抑制 tau 蛋白磷酸化，通过对神经递质水平进行调节及抗氧化应激等方式调节 AD 疾病进程。

八、运动

运动可改善认知功能，即帮助人们选择与环境相宜的行为、抑制不合时宜的行为，以及在受干扰情况下全神贯注于手头工作的能力。运动能延缓增龄相关额皮质萎缩，额皮质与执行功能有关。另外运动可改善心血管功能，亦有助于防止心脑血管病对大脑的损伤。体育锻炼可以增加脑源性神经生长因子水平，坚持经常运动，可以激发大脑活动，长期运动可增加大脑供血，补充氧和葡萄糖，氧和葡萄糖对发挥大脑的功能起着关键性的作用，这会促使形成新的毛细血管向神经细胞供血，增加神经递质的合成与释放，加强对神经细胞的保护，改善新的神经细胞突触的连接，提高注意力和警觉能力，因而有助于改善记忆及认知功能。

早些年，神经科学家们一直相信大脑一旦发育成熟就会失去产生新神经元的能力，从而认为大脑的衰退和损伤是不可逆的。但是，现在越来越多的研究证据表明，成年人的大脑仍然能够生长出新的神经元，而运动就是促进神经元再生的有效方式。一项动物实验研究发现，仅仅让小鼠在轮子上跑步，就可以促进海马体中神经元再生。进一步的研究证实，运动不仅能促进神经元再生，还可以扩大前额叶皮质（实现认知功能中重要的一部分，包括计划、决策和多重任务处理等），进而提升执行力。以上均说明运动对防治痴呆确有一定作用，但必须长期坚持方能发挥最大效益。

附　　录

附录一　卒中后认知障碍管理专家共识

2016 年《中国脑卒中防治报告》报道：我国现有脑卒中患者 7 000 万人，不同地区脑卒中年龄标准化患病率为（260～719）/10 万人，每年新发脑卒中 200 万人，即每 12s 新发 1 例脑卒中；而每年因脑卒中致死达 165 万人，即每 21s 就有一人死于脑卒中。每年因脑卒中致死者占所有死亡原因的 22.45%。2016 年 5 月中国脑卒中大会的报告显示：脑卒中导致我国人群的残疾率高达 75%，且目前我国脑卒中的发病率正以每年 8.7% 的速度上升。脑卒中不仅具有发病率高、死亡率高、致残率高等特点，脑卒中认知障碍还是严重影响患者生活质量及生存时间的重要因素。随着脑卒中及其相关认知障碍研究结果的陆续发表，脑卒中认知障碍（post-stroke cognitive impairment，PSCI）已成为当前国际脑卒中研究和干预的热点，因此，2015 年世界卒中日宣言明确提出"脑卒中痴呆是脑卒中医疗不可或缺的一部分"；2016 年 2 月的国际卒中会议也提出了"需将认知障碍和脑卒中干预策略进行整合"的理念。2016 年 5 月，美国心脏协会（American Heart Association，AHA）联合美国卒中协会（American Stroke Association，ASA）联合发布了首部《成人卒中康复指南》，该指南更加强调了记忆与认知评估在脑卒中康复中的重要性，且 IA 级推荐脑卒中患者应进行认知功能训练。

为进一步提升临床对 PSCI 的重视，更有效地指导医生对 PSCI 进行规范管理，强调脑卒中患者的早期筛查评估，规范诊治用药或者及时转诊管理，综合管理脑卒中患者，从而提高患者的生活质量和延长生存时间，中国卒中学会组织多位中国脑卒中和认知领域专家多次讨论并共同撰写专家共识。通过 PubMed、Cochrane Library、Scientific Index 等国际资源及万方、维普、北大医学图书馆等国内资源索引查询了近 10 年发表的与 PSCI 相关的文献共 423 篇，包括 81 篇论著和 5 篇 Meta 分析等，并参照中国卒中学会指南制定标准与撰写规范（附录表 1-1），旨在通过对当前国内外 PSCI 相关研究进行汇总分析，进一步推动 PSCI 的规范评估与管理，为广大医生在临床实践中对于 PSCI 管理提供参考和指导。

附录 1-1　中国卒中学会指南推荐意见分类和证据等级标准

项目	描述
推荐意见分类	
Ⅰ类	有证据和（或）普遍同意给予的程序或治疗是有用的和有效的
Ⅱ类	关于程序或治疗的有用性/有效性存在争议的证据和（或）意见分歧
Ⅱa	证据/意见的效力支持有用性/有效性
Ⅱb	有用性/有效性未被证据/意见很好地证实
Ⅲ类	证据和（或）普遍同意程序/治疗不是有用的/有效的，并且在某些案例中是有害的 没有受益-程序/检查没有帮助 危害-程序/检查导致过度花费或有害
治疗推荐的证据等级	
A级证据	数据来源于多个随机临床试验或 Meta 分析，用于明确证据等级的参考文献必须提供和引用在推荐意见中
B级证据	数据来源于一个随机临床试验或非随机化研究，用于明确证据等级的参考文献必须提供和引用推荐意见
C级证据	专家共识意见，案例研究或标准的护理
诊断性推荐的证据等级	
A级证据	前瞻性、盲法、广泛或具有代表性、完整的评估，筛检方法/参考标准描述充分，筛查结果/研究发现描述充分
B级证据	包括下列条件中的 1 个或多个，回顾性、非盲法、样本代表性差，评估不完整，筛检方法/参考标准的描述不足，筛检结果/研究发现的描述不足
C级证据	包括下列条件中的 2 个或多个，回顾性、非盲法、样本代表性差，评估不完整，实验测试方法/参考标准的描述不足，实验测试结果/研究发现的描述不足

1. 定义和概念

1）脑卒中认知障碍的概念

我国第三次死因抽样调查的结果表明 2004—2005 年，脑卒中成为我国国民第一位死亡病因；截至目前，脑卒中已成为中国首位致残/致死性疾病。认知障碍是脑卒中常见表现，给患者、家庭、社会均带来沉重负担，但长期以来却未得到足够的重视。PSCI 是指在脑卒中这一临床事件后 6 个月内出现达到认知障碍诊断标准的一系列综合征，强调了脑卒中与认知障碍之间潜在的因果关系，以及两者之间临床管理的相关性，包括了多发性梗死、关键部位梗死、皮质下缺血性梗死和脑出血等脑卒中事件引起的认知障碍，同时也包括脑退行性病变如阿尔茨海默病在脑卒中 6 个月内进展引起认知障碍。它包括了从脑卒中认知障碍非痴呆至脑卒中痴呆的不同程度的认知障碍。既往研究多集中在 PSD，然而，国际上新的观点和热点开始关注和识别认知损害程度尚未达到痴呆程度的早期 PSCI，更有助于实现症状的早期干预和改善预后。

2）与血管性认知障碍概念的比较

VCI 是与 PSCI 最为相关的概念。1993 年，Hachinski 教授首次提出了 VCI 的概念，VCI 是指由血管危险因素（血管病变如动脉粥样硬化、脑淀粉样血管病、免疫等血管炎病变，既往脑卒中事件，脑卒中危险因素如高血压、糖尿病、高脂血症等）导致和（或）血管因素相关的认知功能损害，包括从轻度认知功能损害到痴呆的整个过程。VCI 涵盖所有与血管因素相关的认知损害，可单独发生或与 AD 合并存在（附录图 1-1）。

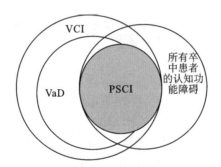

附录图 1-1　VCI 和 PSCI 以及常见定义的关系图

注：VCI：血管性认知障碍；PSCI：脑卒中认知障碍；VD：血管性痴呆

VCI 概念的提出强调了血管因素在认知障碍发生中的重要作用，而这些病因是可预防和可治疗的。但该概念过于宽泛，几乎包括了所有与脑血管病（cerebral vascular disease，CVD）相关的病因和认知障碍的类型。PSCI 将脑卒中事件后 6 个月内发生的各种类型认知障碍明确地区分出来，是 VCI 的一种亚型。VCI 诊断标准中要求有明确的 CVD 证据，但不一定要求有脑卒中病史；而 PSCI 则特指脑卒中事件后 6 个月内出现的认知障碍，后者的病因可以是血管性、退变性或两者兼而有之的混合型。与 VCI 相比，它强调要重视脑卒中人群中常见的认知障碍，并对其进行早期识别和管理，因此临床的操作性和识别度更高，方便医生实际诊断及管理。

2. 危险因素和流行病学

1）PSCI 的危险因素

年龄和教育水平是 PSCI 的相关影响因素。高龄不仅是脑卒中发生的危险因素，亦是导致发生认知障碍的危险因素之一。有研究显示，65 岁以上患者脑卒中认知障碍的发生率显著增加。Elbaz 等对 4010 例 65～85 岁老年人进行研究，结果提示教育水平越高，其认知功能储备越好。

脑卒中类型、病变部位、病灶特点及脑卒中次数等亦是 PSCI 的相关因素。有研究显示，脑梗死患者与脑出血患者相比，其发生认知障碍的概率更高，但结果差异却无显著性（$P > 0.05$）；而病变部位在左半球、病灶为多部位、大面积及再发、复发、多发患者，其 PSCI 的发生率则显著增高（$P < 0.01$）。此外，近期一项研究提示，脑卒中反复发作或存在脑部损伤时将增加认知障碍的发生风险。

除上述相关因素外，还有其他因素亦与 PSCI 显著相关。在这些脑卒中认知障碍危险因素中，不可干预因素包括年龄、性别与种族、遗传因素、教育水平；可干预因素包括高血压、2 型糖尿病、心肌梗死、充血性心力衰竭、心房颤动、脑卒中病史、肥胖、代谢综合征，生活方式如吸烟、饮酒、饮食结构、体力活动等。

2）PSCI 的流行病学

国外有研究显示，大约 1/6 的成人在其一生中会发生脑卒中事件。脑卒中不仅易导致患者发生认知障碍，同时易加速患者认知障碍并最终进展为痴呆。有研究提示，脑卒中使患者发生痴呆的概率增加 4～12 倍。

在英国和瑞士等欧洲国家，依据简易精神状态检查表标准评估，脑卒中 3 个月发生认知障碍的比例为 24%～39%；而若依据综合神经心理测试评估，同类人群中 PSCI 的发病率则高达 96%。一项韩国的大规模、多中心、队列研究纳入 620 例缺血性脑卒中患者，采用 MMSE 评估，结果显示脑卒中 3 个月患者 PSCI 的患病率高达 69.8%。一项包括了 73 项脑卒中痴呆研究的汇总分析共纳入 7 511 例患者（年龄 59～80 岁），将其划分为以医院为基础的研究（5 097 例）和以社区为基础的研究（2 414 例），结果显示，与以社区为基础的研究相比，住院患者中脑卒中痴呆的发病率更高（14.4% vs 9.1%）。该研究表明，10% 的患者在脑卒中前存在痴呆，10% 的患者在首次脑卒中发生痴呆，且超过 1/3 的患者为脑卒中再发后出现痴呆。2014 年贾建平教授团队主持的轻度认知障碍诊断与干预研究，报告了中国北京、上海、广州、长春、贵阳等 7 个地区城乡轻度认知障碍患病率和病因分型。目前我国 65 岁以上老年人群中 MCI 患病率 20.8％，其中，血管因素相关 MCI 最多，占所有 MCI 的 42.0％。另外，我国最新发表的一篇以社区人群为基础的研究共纳入 599 例脑卒中患者，依据蒙特利尔认知评估量表、MMSE、缺血指数量表等评分量表对患者的认知功能进行评估，结果显示，PSCI 的总体发病率高达 80.97％，其中 PSCIND 患者占 48.91％，PSD 患者占 32.05％。总之，PSCI 研究报道的发生率因患者所处区域、人种、诊断标准等不同而存在较大差异，也与评估距脑卒中的时间、脑卒中次数、评估方法相关。

3）PSCI 的危害

有研究报道，PSD 患者的病死率较非痴呆的脑卒中患者显著增高。以 5 年生存率为例，PSD 患者仅为 39％，而同年龄未出现痴呆的脑卒中患者的生存率为 75％。2013 年发表的一篇关于我国脑卒中认知障碍流行病学的汇总分析，共纳入 35 篇文献，结果显示，我国 PSCIND 患者 1.5 年的病死率为 8％，而 PSD 患者 1.5 年的病死率则高达 50％。

PSCI 不仅增加患者病死率，亦严重影响患者的日常生活能力和社会功能。在 Nys 等的研究结果中，早期执行功能障碍、视觉记忆障碍、主观单侧忽略的患者在脑卒中 6 个月，躯体功能、心理健康状况及社会功能均显著下降。且随着认知功能的降低，患者的功能独立性减弱，社会参与能力变差，生活满意度降低。此外脑卒中的认知障碍还将加重患者的残疾情况。我国一项针对 50 例急性脑卒中认知障碍患者进行的观察性研究发现，脑卒中认知障碍与患者偏瘫呈显著正相关，且认知障碍较重的急性脑卒中患者偏瘫程度较重。

总之，PSCI 相关危险因素多，发生率高，危害严重。中国是脑卒中大国，脑卒中认知障碍人群如何早期发现和管理，是目前需要解决的重要课题。

3. PSCI 的筛查和诊断

1）PSCI 筛查和评估

（1）筛查原则：鉴于对脑卒中认知障碍的重视，推荐对 PSCI 的高危人群进行标准化的筛查和评估。脑卒中事件后，在病史和体检过程中关注相应的认知及相关主诉，及时识别 PSCI 高危人群——即那些在采集病史（患者或家属报告）或临床检查过程中（有经验的医生）发现存在显著的认知、感知或日常生活能力下降的脑卒中患者（I 级推荐，B 级证据）。

目前，尚不推荐任何一个评估测验作为通用的工具，而应根据患者人群、康复阶段、个体或家庭的实际需求，以及相应的医疗资源做个体化的选择。本共识推荐了一些在认知障碍患者中常用及脑卒中人群中有证据的认知量表并简述其优势和局限性，便于医务人员在临床实际工作中选用，并鼓励总结更多的应用经验和数据。

（2）临床分型和影像学特征：PSCI 的临床表现异质性高，不仅与脑卒中病灶大小和部位相关，也受到患者的年龄、教育、遗传背景，以及 AD 等共病的影响，大致可以分为以下几种类型：①多发梗死型：皮质和皮质下多发大小不一的梗死灶，主要是由大-中等管径的动脉粥样硬化导致的血栓-栓塞或心源性栓塞造成，是 PSCI 最为经典的一种类型，以突然起病、波动或阶梯样病程、局灶神经功能缺失（运动、感觉、视觉缺损和皮质高级功能损害）为主，认知障碍常表现为斑片状（某一功能明显受累而另一功能相对保留）。②关键部位梗死型：以重要功能脑区的单发或多发梗死为特点，如丘脑、额叶皮质、基底前脑、内侧颞叶和海马、尾状核和角回的梗死，临床表现与损伤的功能区有关，大小血管均可受累。③脑小动脉闭塞型（脑小血管病）：脑卒中以急性腔隙综合征为表现，有穿支动脉供血区域近期梗死神经影像证据，常伴有多发的陈旧性梗死灶和不同程度白质病变，认知表现以注意执行功能的突出受损为特点。④脑出血：认知障碍与脑实质出血的部位和血肿大小相关，也与发病年龄有关；此外，脑小血管病变导致的多发微出血灶也可能与认知障碍相关。⑤混合型：以上几种血管病变的混合。此外，如果患者伴有 AD 等退行病变，也可合并相应的影像学表现。

2016 年新近发表的血管性认知功能损害分类共识研究把血管性痴呆区分为 PSD、皮质下缺血性血管性痴呆、皮质多发梗死性痴呆及混合性痴呆。

2）神经心理量表推荐

（1）认知评估量表：指南根据耗时长短对不同量表的优势和局限性进行阐述，临床医务人员可以根据实际情况选用适合的筛查、单项或全认知域评估测验。

耗时 3～5 min 的评估：记忆障碍自评量表（Alzheimer's disease-8，AD8）是识别早期痴呆的一项简单敏感的筛查工具，常发给知情者自评。以≥2 分为认知损害的界限分值。

简易认知评估量表（Mini-Cog）是极简短的认知筛查工具，满分 5 分，≤3 分认为有认知功能受损。

Kennedy（2014）、香港 Wong 和国内 Chen 等在脑卒中患者中进行了 NINCDS-CSN（记忆神经病协会和加拿大卒中网）5 min 测验（NINDS-CSN 5-Minute Protocol）分别为 12 分制和 30 分制。研究显示该测验可以鉴别被试者有无脑卒中史。

耗时 5～20 min 的评估：MMSE 是国内外应用最广的认知筛查量表。总分 30 分，识别痴呆的划界分为文盲组≤17 分、小学组≤20 分、中学或以上组≤24 分。该表标准化，简单易行，便于大型筛查，对记忆和语言功能诊断敏感，对痴呆诊断的敏感度和特异度较高，但缺乏执行功能的评估，可能对皮质下型痴呆（脑小血管病导致）敏感性差，对中等教育程度以上的对象来说较简单，对 MCI 敏感度相对差。

MoCA 对识别 MCI 及痴呆的敏感性和特异性较高，耗时约 15 min，总分 30 分，在不同地区，不同版本的 MoCA 的划界分有差异，在 22～26 分之间。该表缺点是文盲与低教育老人的适用性较差。Lees 等的荟萃分析显示，针对 PSCI 的识别，MoCA 划界分为＜26 分时，敏感性 0.95，特异性 0.45；划界分为＜22 分时敏感性 0.84，特异性 0.78，后者更合理，故推荐划界分为＜22 分。Salvadori 等报道在脑卒中 5～9 d 采用 MoCA 评估，半年（6～9 个月）后采用标准化全套神经心理测验再次评估，作为确诊是否为 PSCI 的金标准，以 21 为分界值，采用受试者工作特征曲线（receiver operating characteristic curve，ROC）分析，MoCA 预测 PSCI 的敏感性 91.4%，特异性 75.8%，说明 MoCA 可以用于急性期脑卒中患者的认知评估。为了适应低教育水平老人编制的 MoCA 基础量表（MoCA-B）尽可能不选择执笔项目，偏瘫者依然可以使用，可以部分弥补 MoCA 的不足。

耗时 20～60 min 的评估：国际上最常用的是 NINDS-CSN 关于 VCI 标准化神经心理测验的建议（1 h 版），包括动物流畅性测验、受控口语词语联想测验（音韵流畅性）、数字符号转化测验、简单与复杂反应时测验、连线测验、Hopkins 听觉词语学习测验修订版（Hopkins verbal learning test-revised，HVLT-R）、Rey-Osterrieth 复杂图形测验、波士顿命名测验（Boston naming test，BNT）、神经精神问卷（neuropsychiatric inventory-questionnaire NPI-Q）、流调中心抑郁量表（center for epidemiologic studies depression scale，CES-D）、MMSE。由于文化差异，国内并无音韵流畅性测验对应版本，反应时测验也罕有使用，删除这两个分测验，该套测验组合约 40 min 可以完成。

（2）其他相关评估：日常生活能力量表共有 14 项包括两部分内容。一是躯体生活自理量表，共 6 项（上厕所、进食、穿衣、梳洗、行走和洗澡）；二是工具性日常生活能力量表，共 8 项（打电话、购物、备餐、做家务、洗衣、使用交通工具、服药和自理经济 8 项）。每项 4 分，满分 56 分，低于 16 分为完全正常，高于 16 分为有不同程度的功能下降。

神经精神症状问卷是评估患者行为障碍的知情者问卷。对痴呆患者常见的 10 种异常行为的严重程度和频率进行评估。10 个项目，每个项目的得分为发生频率乘以严重度。

汉密顿抑郁量表是临床上评定抑郁状态时应用最为普遍的量表。HAMD 的 17 项划界分分别为重度 24 分、中度 17 分和轻度 7 分。

针对脑卒中语言障碍常用的检查方法包括波士顿命名测验、词语流畅性测验（verbal fluency test，VFT）、Token测验，更详细全面的测验包括各种版本的失语症检查法等，如北京大学第一医院汉语失语成套测验（aphasia battery of Chinese，ABC）和北京医院汉语失语症检查法等，涵盖语言表达、理解、复述、命名、阅读和书写等6项功能，可对失语进行系统评价，根据表现可以确定失语类型，有助于医师进行定位和定性诊断，在国内失语症的临床和研究中广泛应用，反映失语症治疗效果的量表通常增加功能沟通能力评估。

（3）评估注意事项：①评估人员。需接受该量表专业培训。②评估共病。认知评估需考虑脑卒中导致的感觉运动、视听和语言等功能障碍，以及谵妄、淡漠等神经精神症状对认知和日常生活能力的影响，要鉴别出认知成分对功能障碍的贡献。③评估时机：PSCI的认知功能改变是一个动态过程，目前PSCI研究通常采用脑卒中3个月作为认知评估时间，因该时期肢体运动、语言等神经功能缺损症状恢复达到平台期而认知障碍开始凸显。但脑卒中3个月是否为认知评估最佳时间点的观点尚未统一。有研究采用脑卒中1个月、6个月或1年作为评估时间点，也有研究关注脑卒中患者急性期的认知障碍。2016年AHA/ASA成人脑卒中康复指南推荐临床上对所有脑卒中患者出院前均应筛查认知状态（I级推荐）。目前的共识认为，需对PSCI高危个体或PSCI患者早期进行认知功能评估，建议在急性脑卒中事件发生后的住院期间患者有条件进行认知评估的应当尽早评估，同时进行阶段性的认知评定，推荐脑卒中发生后每3个月进行认知评估随访，以明确PSCI的发生及演变，对于一个患者进行多次的评定随访是合理的，但需防止间隔过近的评定以影响练习效应（可以采用同一量表的不同版本）和测试疲劳（I级推荐，B级证据）。

3）PSCI诊断

（1）PSD的诊断：痴呆的诊断必须建立在基于基线的认知功能减退，≥1个认知域受损，严重程度影响到日常生活能力。痴呆诊断必须依据认知测验，至少评估4项认知域——执行功能/注意力、记忆、语言能力、视空间能力。日常生活能力受损应独立于继发血管事件的运动/感觉功能缺损。

（2）PSCIND的诊断：PSCIND的分类必须依据认知测验，至少应评估4个认知域——执行功能/注意力、记忆、语言能力、视空间能力。诊断必须依据基于基线的认知功能减退的假设和至少1个认知域受损。工具性日常生活能力可正常或轻度受损，但应独立于运动/感觉症状。

4. 脑卒中认知障碍的综合干预　对于PSCI提倡及早筛查发现，及时综合干预的原则。综合干预包括了对已知危险因素的干预和预防，药物治疗和康复治疗。

由于 PSCI 尚缺少针对性大型研究，故药物干预参考了血管性痴呆、VCI、AD 相关的研究和证据，根据《中国卒中学会指南制定标准与规范》推荐。

1）脑卒中相关认知障碍的预防

脑卒中认知障碍的主要影响因素包括脑卒中的危险因素（如高血压病、糖尿病、高脂血症等）及脑卒中本身。因此，控制脑卒中的危险因素，减少脑卒中的发生，延缓脑卒中的进展，是脑卒中认知障碍预防的根本方式。

（1）高血压：高血压和认知障碍及痴呆的相关性得到诸多研究证实。一项以人群为基础的前瞻性队列研究共纳入 6 416 例 55 岁以上的受试者，结果发现高血压治疗组相对于安慰剂组，血管性痴呆发生的相对风险性下降了 1/3。一项来自欧洲 19 个国家 106 个研究中心的研究纳入 3 162 例 60 岁以上的高血压患者，随访 2 年后发现尼群地平治疗组痴呆发生率下降了 55％。一项老年高血压患者认知功能评估研究（HY pertension in the very elderly trial cognitive function assessment，HYVET-COG）纳入 3 336 例老年高血压患者和一项包括了 4 项随机对照试验的 Meta 分析纳入 15 936 例高血压患者，结果均证实降压治疗可预防血管性痴呆，主要原因是其预防了脑卒中的发生。虽然高血压控制在预防血管性痴呆方面的研究是有前途的，但仍存在着很多争议。如老年高血压研究（HYpertension in the very elderly trial，HYVET），研究虽尚未得出降压治疗可降低痴呆发生率的结论，但反映出了一定的趋势。美国皮质下小卒中二级预防（secondary prevention of small subcortical stroke，SPS3）研究采用了 2×2 析因设计，比较了 3200 例腔隙性脑梗死患者（平均年龄 63 岁）强效降压和普通降压、双联抗血小板聚集和单用阿司匹林抗血小板聚集的预后，在随访 3 年间，无论是强效降压组和普通降压组之间，还是双联抗血小板聚集组和单用阿司匹林抗血小板聚集组之间，主要终点事件（认知功能和工具性生活能力）差异均无显著性。分析这些研究不难发现其主要的缺点是研究往往过早地停止了，从而错过得出有关认知功能方面结论的机会，因为他们大部分的主要终点事件是心脑血管事件，而这些主要终点事件一般均早于认知障碍的出现，所以需要更多研究去证实。

（2）高脂血症：降低胆固醇能否预防脑卒中认知障碍的发生，近些年来也受到了广泛的关注。Van Vliet 等研究发现中年高胆固醇血症与认知功能下降有关，降脂治疗可以通过减少脑卒中的发生而预防认知功能的下降，但是不能肯定降脂治疗是否也可以预防老年患者认知功能的下降。普伐他汀在具有高血管疾病风险老年患者中的研究（pravastatin in elderly individuals at risk of vascular disease，PROSPER），研究纳入 6 000 例受试者，随机分为普伐他汀治疗组和安慰剂对照组，随访 6 年，并未发现两组认知功能方面差异有显著性。

心脏保护研究（heart protection study，HPS）纳入 20 537 例存在有血管性疾病或糖尿病的受试者，年龄 40～80 岁，随机分为辛伐他汀治疗组和安慰剂对照组，随访 5 年，发现两组认知的发生率几乎相同，均为 0.3% 左右。但是这些研究未能证实降脂治疗对脑卒中认知障碍的预防作用，可能是由于这些研究无法对受试者的认知功能做出准确的评估，还有可能是因为研究包括了一些相对健康的人群但其原本认知功能下降率极低。

（3）糖尿病：是精神症状和痴呆的重要危险因素，但是关于控制血糖可以预防认知障碍发生的证据级别是比较低的。一项随机对照研究纳入 294 例 13～19 岁的 1 型糖尿病患者，并随访 12 年，结果表明有效控制血糖水平可避免认知功能损害。一项随机对照研究纳入 11140 例 2 型糖尿病患者，结果发现联合降糖及降压可有效地降低大血管终点事件及死亡率，并证实认知障碍是 2 型糖尿病患者临床预后的独立预测因素。虽然目前尚无针对控制血糖是否可以预防脑卒中认知障碍的双盲随机对照研究，但是基于以往研究发现，控制血糖可以减少脑卒中事件的发生，由此可推测控制血糖可能对预防脑卒中认知障碍有益。

推荐：

积极控制高血压可减轻认知功能的下降，推荐有高血压的患者积极控制血压。

积极控制高血糖对预防脑卒中后认知障碍可能是合理的（Ⅱa 级推荐，B 级证据）。

积极控制高脂血症对预防脑卒中后认知障碍可能有益（Ⅱb 级推荐，C 级证据）。

2）脑卒中认知障碍的药物治疗

（1）胆碱酯酶抑制剂和非竞争性 N-甲基-D-天冬氨酸受体拮抗剂：相对于 AD，脑卒中认知障碍缺乏各国指南一致推荐的治疗药物。胆碱酯酶抑制剂（多奈哌齐、加兰他敏、卡巴拉汀等）和非竞争性 N-甲基-D-天冬氨酸受体拮抗剂（美金刚）是已经批准治疗 AD 的两类药物。而这类药物能够应用于脑卒中认知障碍的治疗，主要基于 VD 和 AD 在神经病理和神经化学机制方面存在一定重叠性，特别是胆碱能缺失方面。

胆碱酯酶抑制剂多奈哌齐：一项随机、多中心、双盲、安慰剂平行对照研究纳入根据美国国立神经疾病卒中研究所和瑞士神经科学研究国际协会（NINDS-AIREN）的诊断标准，判断可能及很可能血管性痴呆的 603 例患者，评估多奈哌齐治疗血管性痴呆的有效性和安全性，将研究随机分为 5 mg/d 多奈哌齐组（198 例）、10 mg/d 多奈哌齐组（开始 28d 用多奈哌齐 5 mg/d，随后增加为 10 mg/d，206 例）、安慰剂组（199 例），进行为期 24 周的治疗，结果发现其认知功能、日常生活能力均明显改善。一项随机双盲安慰剂对照研究纳入 616 例 NINDS-AIREN 可能及很可能血管性痴呆患者，平均年龄为 75 岁，旨在评估多奈哌齐治疗 VD 疗效及耐受性；结果同样证实多奈哌齐可以改善血管性痴呆患者认知功能，且存在剂量效应关系，10 mg/d 疗效优于5 mg/d。一项包括了两项大型、随机、双盲平行对照试验的荟萃分析纳入 1 219 例轻中度 NINCDS-AIREN 可能及很可能血管性痴呆患者，旨在评估多奈哌治疗轻、中度 VD 患者的临床疗效和耐受性，以及对认知功能、临床整体功能和日常生活能力的影响，结果发现，多奈哌齐在治疗 12 周和 24 周可显著改善患者的阿尔茨海默病评定量表-认知分量表（Alzheimer's disease assessment scale-cognitive subscale，ADAS-cog）、MMSE、ADL、基于临床医生访视的改变印象和阿尔茨海默病功能评定和变化量表评分，经多奈哌齐治疗 6 个月可有效改善 VD 患者的认知功能、临床整体功能和日常生活能力。

加兰他敏：一项为期 6 个月的多中心、双盲、随机研究纳入 592 例单纯血管性痴呆患者和伴有脑血管病的 AD 患者；对单纯血管性痴呆亚组分析，其中 396 例患者接受加兰他敏 24 mg/d 治疗，196 例患者接受安慰剂进行对照，结果发现加兰他敏相对于安慰剂并不能显著改善患者 ADAS-Cog 评分；但对所有患者进行分析，则发现加兰他敏可改善患者认知功能、精神行为症状和日常生活能力。另一项加兰他敏治疗血管性痴呆大型临床研究纳入 786 例血管性痴呆患者，结果表明加兰他敏并不能改善患者总体认知能力、精神行为症状和日常生活能力，但执行功能得到了显著改善。

卡巴拉汀（rivastigmine）：有关卡巴拉汀是否对血管性痴呆治疗有效，目前尚未有明确结论。一项为期 22 个月的随机、双盲开放性研究纳入 16 例血管性痴呆患者，结果发现卡巴拉汀对其执行功能和日常生活能力改善有着一定作用。一项香港的随机对照研究共纳入 40 例威尔斯亲王医院的皮质下血管性痴呆患者，旨在评估卡巴拉汀对中国人群中皮质下血管性痴呆患者的有效性和安全性，但是由于高脱落率，研究并未得出任何阳性结果。一项为期 24 周的多中心、双盲研究纳入 710 例 NINDS-AIREN 可能血管性痴呆患者，结果发现相对于对照组，应用卡巴拉汀的治疗组患者认知障碍得到显著改善，但日常生活能力及精神行为异常没有明显改善。

非竞争性 N-甲基-D-天冬氨酸受体拮抗剂美金刚（memantine）：一项包括了两项随机对照试验的荟萃分析纳入 815 例不同程度的血管性痴呆患者，应用美金刚 20 mg/d 治疗血管性痴呆，结果显示血管性痴呆患者 ADAS-cog 评分明显改善，基于护士观察的异常行为评分有着轻微的改善，而在临床总体评分、基于护士观察的自我照料能力评分方面并未明显改善。Maggiore 等回顾分析了 8 项美金刚对 VD 的随机、双盲、安慰剂对照研究，发现美金刚可轻微改善认知功能，疗效尚不明确。

推荐：

胆碱酯酶抑制剂多奈哌齐、加兰他敏可用于脑卒中认知障碍的治疗，改善患者的认知功能和日常生活能力（Ⅰ级推荐，A 级证据）。

美金刚的安全性和耐受性好，但认知及总体改善不显著（Ⅱa 级推荐，B 级证据）。

卡巴拉汀作用尚需进一步证实（Ⅱb 级推荐，B 级证据）。

（2）其他药物

尼麦角林（nicergoline）：尼麦角林是一种被广泛用于治疗认知、情感及行为异常等疾病的麦角衍化类药物，它可作用于多种神经递质通路，包括乙酰胆碱、去甲肾上腺素和多巴胺等。一项包括了 11 项尼麦角林临床试验的荟萃分析纳入了近 1 300 例受试者，其中有两项临床试验关注多发梗死性痴呆患者，一项关注多发性梗死痴呆及阿尔茨海默病患者。对这 3 项临床试验的 Meta 分析发现，261 例患者随访 3～12 个月，相对于安慰剂，尼麦角林可显著改善MMSE 评分及临床总体评分，而在 ADAS-cog 评分方面差异无显著性。基于以上临床研究，尼麦角林对于脑卒中认知障碍患者可能有效。

尼莫地平（nimodipine）：2002 年，一项包括了 15 项尼莫地平治疗认知障碍的随机、双盲临床试验的荟萃分析证实尼莫地平对于不同类型的认知障碍均可能获益。另一项尼莫地平治疗皮质下血管性痴呆的研究虽然在主要指标方面并未得出阳性结果，但是发现尼莫地平在血管性痴呆患者某些预后评估量表和记忆能力指标方面却有着一定的改善作用。

双氢麦角毒碱（hydergine）：两项有关双氢麦角毒碱治疗血管性痴呆的小样本临床研究，虽然在总体认知方面有一定改善趋势，但差异并无显著性。

胞磷胆碱（CDP-choline）：一项包括了 14 项随机、双盲、安慰剂对照试验的荟萃分析，结果证实了胞磷胆碱可以改善血管性痴呆患者记忆、行为和整体认知功能。但由于这些研究在受试患者、诊断标准，以及预后判断方法方面的差异性，目前仍无法评估胞磷胆碱是否可用于治疗脑卒中认知障碍。

丁苯酞（dl-3-n-butylphthalide）：Alzheimer's & Dementia 发表了一项贾建平教授等主持进行的丁苯酞治疗非痴呆型血管性认知障碍临床研究，该研究是全球第一项针对非痴呆性血管性认知障碍的大规模临床试验。该项全国多中心、随机、双盲、安慰剂对照研究纳入了 281 例 50～70 岁的患者，旨在评估丁苯酞治疗皮质下非痴呆性血管性认知障碍的有效性和安全性，结果发现丁苯酞能够改善皮质下非痴呆性血管性认知障碍患者的认知功能和整体功能，并具有良好的安全性和耐受性。

此外，一些脑活素（cerebrolysin）的研究得出了阳性结果，认为其可以改善血管性痴呆患者认知功能。同时，有报道采用中成药（如银杏制剂）、针灸、理疗等中医方法治疗脑卒中认知障碍。但是基于这些研究的样本量少、未进行长时间随访及研究之间的异质性，故不能做出评估及推荐。

推荐：

尼麦角林、尼莫地平、丁苯酞对改善脑卒中认知障碍可能有效（Ⅱb级推荐，B级证据）。

双氢麦角毒碱、胞磷胆碱、脑活素，以及某些中成药对脑卒中认知障碍的疗效不确切（Ⅲ级推荐，C级证据）。

3）脑卒中认知障碍精神行为症状治疗

脑卒中认知障碍亦可以出现精神行为症状，如抑郁、焦虑、妄想、幻觉、睡眠倒错、激越、冲动攻击行为等。早期症状多轻微，首选非药物治疗。虽然一些脑卒中抑郁干预试验并未得到心理治疗脑卒中抑郁的充分证据，但一项包括了1993—2008年发表的15项研究系统性综述的荟萃研究分析发现，积极的护理干预（包括交谈、护理支持、体育锻炼等）对改善脑卒中抑郁有着积极作用。

若患者因症状加重而痛苦或出现激越、冲动、攻击行为，使患者或他人处于危险之中，则需要药物治疗。抑郁是脑卒中认知障碍患者的常见症状，对出现脑卒中抑郁或情绪不稳的患者，推荐使用选择性5-羟色胺再摄取抑制剂等抗抑郁治疗或心理治疗药物。抗精神病药物常用于妄想、幻觉、激越、冲动攻击行为等症状的治疗，建议首选非典型抗精神病药物。用药前应明确告知患者及家属潜在的获益及风险，特别是死亡的风险。应遵循谨慎使用、个体化用药、低剂量起始、缓慢加量、非典型首选的原则，尽可能选用心血管不良反应小，锥体外系反应少，镇静作用弱和无肝肾毒性的药物。

推荐：

治疗轻微精神行为症状应首选非药物治疗方式（Ⅱb级推荐，B级证据）。

治疗推荐选择性5-羟色胺再摄取抑制剂（Ⅱb级推荐，C级证据）。

抗精神病药物首选非典型抗精神病药物，需充分考虑患者的临床获益和潜在风险（Ⅱb级推荐，C级证据）。

4）脑卒中认知障碍的康复训练

脑卒中认知障碍的康复训练亦十分重要。脑卒中认知功能的恢复有赖于受损神经细胞的修复和皮质重建，而强化功能训练可加速皮质重建过程。对患者的康复训练大致可分为补偿训练策略和直接修复认知训练。

补偿训练策略应重点关注如何教育患者针对特定的活动能力损害，去管理自身的认知障碍，促进其恢复独立的生活，包括生活环境的改变或改变做某件事情的方式。如记忆障碍可以通过某些外在方法（如一些辅助电子或非电子设备）和内在方法（如编码和检索策略、自我记忆训练）进行补偿。

直接修复认知训练应重点关注如何通过某种训练方法直接改善患者损害的认知。它包括实践练习、记忆训练（如缩略词、歌曲）或者基于计算机的针对特定认知域的训练方法等。

推荐：

康复训练应该个体化，并需要一个长期的目标，以尽可能地使患者能够恢复一些生活能力（如自我照料、家庭和经济管理、休闲、驾车及重归工作岗位等）（Ⅱa 级推荐，C 级证据）。

总而言之，PSCI 对脑卒中的康复带来不利影响，应当纳入脑卒中综合管理体系中。对患者进行及时的认知损害评估，并及早采取综合的干预措施是提高脑卒中患者康复管理质量的重要环节。

本 PSCI 管理共识旨在推动神经科、精神科、老年科等相关科室临床医师高度重视脑卒中患者的综合管理和早期认知障碍症状的识别及干预，强调脑卒中患者正确的双向转诊和评估流程，全面加强规范化的脑卒中认知障碍管理与用药、提高脑卒中患者的临床康复效果。

附录二　中国卒中后认识障碍防治研究专家共识

中国卒中学会于 2019 年 5 月 4 日在杭州召开了中国脑血管病圆桌会议第三次全国会议（血管性认知障碍专题）。来自全国各地专家共同讨论了中国脑卒中认知障碍可防可治战略目标研究框架，形成本专家共识。

流行病学调查研究显示，2010 年，全球脑卒中患病率为 502.3/10 万，年发病率为 257.96/10 万，病死率为 88.41/10 万，而我国脑卒中患病率为 1 114.8/10 万，年发病率为 246.8/10 万，病死率为 114.8/10 万，且脑卒中已成为我国首位致死性疾病。脑卒中等脑血管病常导致认知损害，血管性认知障碍成为仅次于阿尔茨海默病的第二大痴呆原因。

PSCI 特指脑卒中发生的认知功能下降，是 VCI 的一个重要亚型，严重影响患者生活质量及生存时间。同 AD 等神经系统退行性疾病引起的痴呆相比，PSCI 有其自身特点，如斑片状认知缺损、病程波动性等，其中可预防和可治疗性是 PSCI 的一个重要特点。2015 年世界卒中日宣言明确提出"脑卒中痴呆是脑卒中医疗不可或缺的一部分"，2016 年的国际卒中大会（international stroke conference）也倡导将脑卒中和痴呆整合的干预策略。

在过去 30 年间，国内外学者通过对 VCI 的临床研究，制定了一系列相关诊疗指南，如我国学者编写的《中国痴呆与认知障碍诊治指南》《中国痴呆诊疗指南》《中国血管性认知障碍诊疗指导规范》《卒中后认知障碍管理专家共识》等。当前对我国 PSCI 的研究有诸多问题需要进行探讨。本次中国卒中学会圆桌会议召集从事脑卒中和认知障碍的同行，对我国 PSCI 的流行病学、发生机制、诊断标准、生物标志物、预防和治疗等方面的未来探索重点进行商讨，推动实现 PSCI 可防可治的目标。

1. 我国脑卒中认知障碍的流行病学现状和挑战 我国脑血管病和痴呆的疾病负担沉重，患病率均呈上升趋势，65 岁以上老年人群中，血管性痴呆（vascular dementia，VD）的患病率为 1.50%，是仅次于 AD 的第二大常见痴呆类型。而 65 岁以上老年人轻度认知障碍总体患病率为 20.8%，其中脑血管病和血管危险因素所致的轻度认知障碍占所有轻度认知障碍的 42.0%。目前我国尚无关于 PSCI 发病率的全国性大规模的流行病学调查报告。2013 年国内 PSCI 流行病学特征系统评价表明，脑卒中 3 个月内 PSCI 和脑卒中痴呆（post-stroke dementia，PSD）的发病率分别为 56.6% 和 23.2%。2015 年，一项我国北京和上海社区人群的研究报道依据 MoCA 量表、MMSE 量表和 Hachinski 缺血指数量表（Hachinski ischemic score，HIS）等对患者的认知功能进行评估，结果显示 PSCI 的总体患病率高达 80.97%，其中 PSCl 非痴呆（post-stroke cognitive impairment no dementia，PSCIND）患者占 48.91%，PSD 患者占 32.05%。国际上 PSCI 研究报道的发病率差异较大，为 19.3%～96%。伴随人类寿命的延长及脑卒中生存率的提高，PSCI 患病人数将继续增加。PSCI 不仅严重影响患者的日常生活能力和社会功能，还将增加患者病死率。有研究报道，PSD 患者的病死率较非痴呆的脑卒中患者显著增高，PSD 患者 5 年生存率仅为 39%，而同龄未出现痴呆的脑卒中患者 5 年生存率为 75%。我国的研究显示，PSD 的 1.5 年死亡率显著高于脑卒中非痴呆患者（50%vs 8%）。

目前 PSCI 流行病学研究存在的主要问题：①不同研究报道的 PSCI 发病率/患病率差异较大。造成较大差异的原因除人口特征、遗传与环境差异及样本量大小外，还有一个主要的原因就是纳入标准不统一，如 PSCI 的诊断标准、评估距脑卒中事件的时间、脑卒中次数、脑卒中前认知功能状态等，另一个影响流行病学调查结果的重要原因是对认知功能的评估方法不统一，如不同的认知评估量表对不同认知域的侧重不同，对认知障碍的诊断敏感度也不同。②当前流行病学研究报道的 PSCI 患病率普遍低于其实际患病率，牛津大学针对导致该偏倚的研究方法学问题进行了系列报道，包括纳入标准不同导致的偏倚，这些研究在纳入研究对象时倾向于排除那些不能参加认知评估或随访的"大卒中"（larger stroke）患者。③失访人群导致的偏倚，在脑卒中 1 个月至 5 年的随访过程中有 8.2％～43.4％的患者因死亡或退出等原因而失访。④认知评估量表的适用性导致的偏倚：流行病学调查研究中最常用的认知评估量表为 MoCA 量表和 MMSE 量表，在完成随访的患者中，12％～24％的患者因语言、视听和感觉运动等功能障碍或淡漠等神经精神症状等原因，不能较好完成认知检测。而在这些排除入组的患者、失访或不能完成认知检测的人群中，痴呆的发生率可能更高。

今后我国 PSCI 流行病学研究的目标是开展全国性 PSCI 流行病学调查研究，明确我国 PSCI 的发病率和患病率及其所带来的社会经济负担。面对目前 PSCI 流行病学研究存在的发病率/患病率差异大、评估不足等问题，在开展我国大规模 PSCI 发病率/患病率的流行病学调查研究前，需先解决以下问题。

（1）统一 PSCI 的诊断标准：见 PSCI 诊断部分。需强调的是，诊断标准中提及的时间点仅适用于 PSCI 的诊断，因为认知功能改变是个动态过程，且与 AD 不同，部分 PSCI 患者的认知障碍是可逆的，在探讨 PSCI 的发生及演变或防治方面需对其进行动态监测。2016 年美国心脏学会（American Heart Association，AHA）/美国卒中学会（American Stroke Association，ASA）成人卒中康复指南推荐临床上对所有脑卒中患者出院前均应筛查认知状态。《卒中后认知障碍管理专家共识》亦指出，需对 PSCI 高危个体或 PSCI 患者早期进行认知功能评估，并推荐脑卒中发生后每 3 个月进行认知评估随访，但在对一个患者进行多次评定随访时，需防止短时间间隔的评定，以避免练习效应和测试疲劳。

（2）开展脑卒中前的认知筛查：当前诊断的 PSCI 患者中不排除有部分患者在脑卒中前即已存在认知功能损害，因 PSCI 包括了脑卒中前已存在认知障碍（pre-stroke cognitive impairment），脑卒中事件加重了其认知下降的患者，这类患者多同时伴发退行性疾病如 AD 等。有研究报道，在 PSD 患者中，约 1/3 患者伴有 AD 病变。对于这类患者，脑卒中前的认知筛查则尤为重要。

（3）编制和选择适合我国 PSCI 诊断的神经心理量表：当前临床采用的神经心理评定量表［详见《卒中后认知障碍管理专家共识》］多是根据 AD 等退行性疾病来编制的。PSCI 与神经系统退行性疾病相比具有自身特点：①PSCI 主要累及脑卒中病灶区域相关的认知功能，一般不引起全面性的认知障碍，甚至可以没有记忆力的下降。②PSCI 可累及皮质和皮质下的认知障碍。③PSCI 患者因脑卒中导致的运动、语言和视觉功能障碍，可显著影响认知功能的评估。④PSCI 可以是暂时性的状态。因此，需要选择和编制适合 PSCI 的量表。

针对 PSCI 的以上特点，在今后神经心理量表的编制工作中需解决以下问题：①编制适合有运动、感觉、言语等神经功能缺损症状患者的评估量表，如，对低教育水平的老人或优势侧偏瘫患者，可选择 MoCA 基础量表（MoCA-B），尽可能不选择执笔项目；针对有失语症和（或）忽略的患者，可选择伯明翰认知筛查量表（Birmingham cognitive screen，BCoS）和牛津认知筛查量表（Oxford cognitive screen，OCS）。②根据患者的教育水平、职业等将全认知域测评量表中各项认知域按权重计算总分，或选择适用的划界值。③国外的部分认知评估量表可能由于存在社会文化背景差异而不适用于中国人群，需根据地域文化修订本土化的版本，如 MoCA 香港版、长沙版，汉化版 OCS 量表等。④在全国范围内统一各种量表的使用，如脑卒中前的筛查，针对低教育水平患者，针对优势侧偏瘫患者，有空间忽略、失语、视野缺损等患者分别统一选择某种量表。此时则要求临床医师熟知各个认知域及各种认知评估量表，在采集病史或临床检查过程中适时选用合适的量表对脑卒中患者进行评估。

2. 脑卒中认知障碍诊断的现状和挑战 2017 年及 2019 年的《卒中后认知障碍管理专家共识》，将 PSCI 定义为"在脑卒中这一临床事件后 6 个月内出现达到认知障碍诊断标准的一系列综合征，强调了脑卒中与认知障碍之间潜在的因果关系，以及两者之间临床管理的相关性，包括了多发性梗死、关键部位梗死、皮质下缺血性梗死和脑出血等脑卒中事件引起的认知障碍，同时也包括了脑退行性病变如 AD 在脑卒中 6 个月内进展引起认知障碍"。它包括了从 PSCIND 至 PSD 的不同程度的认知障碍。PSCI 是 VCI 的一种亚型，特指脑卒中事件后 6 个月内出现的认知障碍，其病因可以是血管性、退变性或两者的混合型。

目前国际上尚无对 PSCI 的明确定义，仅强调了脑卒中事件后发生的或加重的认知障碍，但并未明确以下问题：

（1）流行病学发现，TIA 后也会出现认知下降。这一认知下降是否也属于 PSCI？尽管该命名用的是"卒中后"（post-stroke），但部分临床研究将 TIA 患者纳入研究，亦有部分研究将其排除。

（2）脑卒中事件与认知障碍间的因果关系如何界定？对于该问题，国际上倾向于仅强调二者的时间（发生顺序）关系，用脑卒中 3～6 个月的时间来定义潜在的因果关系是否可靠？

（3）脑卒中事件发生多久后进行认知功能的评估？流行病学研究中对认知的评估在脑卒中事件后 1 个月、3 个月、6 个月或 1 年不等。脑卒中发生后短时间内会出现急性的认知功能下降，并在随后的几周时间内有所恢复。2017年发表于 Stroke 杂志的一项研究表明 PSCI 患者的 MoCA 评分在脑卒中发生后 6 个月较脑卒中 2 个月有所提高，且患病率降低，其可能与血管再通、再灌注及脑的可塑性有关。因此，有研究提出 PSCI 的最终诊断应在脑卒中事件后至少 6 个月后判断，以留有充足的脑功能恢复的时间。那么，对于在脑卒中事件后认知下降，但在随后的一段时间认知功能恢复正常，这部分患者是否应诊断为 PSCI？或可诊断为 PSCI 状态？同年，Nature Reviews Neurology 杂志发表的一篇关于 PSD 的文章按照脑卒中痴呆发生的时间将 PSD 分为早发型 PSD（early-onset PSD）和迟发型 PSD（delayed-onset PSD）。早发型 PSD 指脑卒中事件后 3～6 个月内出现的痴呆；而在该时间窗内未发生痴呆的脑卒中患者在随后的时间里发生痴呆的风险较未发生脑卒中事件的对照人群高 1.6～10.3 倍，这些在脑卒中事件 6 个月后发生的痴呆被定义为迟发型 PSD。根据该分类标准，PSCI 可按照脑卒中事件后认知障碍出现的时间分为早发型 PSCI（early-onset PSCI）（脑卒中事件后 3～6 个月）和迟发型 PSCI（delayed-onset PSCI）（脑卒中事件后 6 个月后）。

（4）各种 PSCI 临床分类的诊断标准需进一步明确。PSCI 具有高度异质性，包括脑卒中病因、脑卒中类型（出血/缺血）、脑卒中发生部位及责任血管等方面的异质性，每种不同类型的 PSCI 其认知障碍发展历程可能不同，治疗方法亦可能不同。因此，今后的 PSCI 诊断除区分认知障碍程度外，还应注明其临床类型或性质。建议在以后的临床研究或临床诊疗中，尽可能明确详细诊断，并标注临床类型，如早发型 PSD（多发梗死型）、晚发型 PSCIND（PSCI-AD 混合型）等。另外，不同类型的 PSCI 其认知功能自然发展史可能不同，今后需在前瞻性队列研究中明确并绘制不同类型的 PSCI 认知功能改变的自然发展历程。

3. 脑卒中认知障碍生物标志物研究的现状和挑战　目前对 PSCI 的诊断主要依赖临床表现、神经心理评估和神经影像学检查。当前也有学者提出从多组学角度寻找 PSCI 的生物标志物是个值得探索的方向。

1）神经影像学标志物

早发型 PSCI 的发生主要与梗死部位及再灌注状态有关。脑内无症状血管病，如脑白质病变、微出血等，是 PSCI 发生的独立危险因素。随着现代神经影像学技术的发展和应用，如动脉自旋标记灌注成像（artery spin labeling，ASL）、SWI、弥散张量成像（diffusion tensor imaging，DTI）等影像技术，有助于对脑低灌注、神经网络损伤和微出血等脑损伤的早期识别，也有助于对 PSCI 的临床类型的分类。神经影像学检查的选择及所检测病灶见附表 2-1。但这些新型影像学检测方法目前尚未在临床常规应用，其标准化模式尚需进一步研究明确。

附表 2-1　脑卒中认知障碍的神经影像检查

病灶	MRI 序列	CT	PET	技术优越性
大面积脑梗死	T_2WI	可检测	不适用	MRI＝CT
小面积脑梗死，腔隙性脑梗死	T_1WI，T_2WI，FLAIR	可检测	不适用	MRI＞CT
脑白质病变	FLAIR	可检测	不适用	MRI＞CT
微出血	SWI	不可检测	不适用	MRI
脑萎缩	T_1WI，FLAIR	可检测	不适用	MRI＝CT
脑白质结构完整性	DTI	不可检测	不适用	MRI
皮质微梗死	DWI	不可检测	不适用	3T MRI
脑血流灌注	ASL	不可检测	不适用	MRI
β-淀粉样蛋白沉积	不可检测	不可检测	amylcid β PFT	PET
病理性 tau 蛋白聚集	不可检测	不可检测	tau PET	PET
神经炎症	不可检测	不可检测	神经炎症 PET	PET
糖代谢	不可检测	不可检测	PDG-PET	PET

2）脑脊液及血液标志物

需要指出的是，不同于其他中枢神经系统退行性疾病所导致的认知障碍，PSCI 除神经影像学可明确的脑卒中病灶外，并无特征性的病理表现；同时，脑卒中一旦病灶稳定后，不再持续释放病理性物质。因此，体液标志物的价值和意义可能在于脑卒中早期体液中脑损害相关分子对 PSCI 发生的预测及早期干预措施对 PSCI 防治的评估。

目前尚无确立的或公认的 PSCI 的脑脊液及血液标志物。脑脊液内 β-淀粉样蛋白（amyloid β，Aβ）42、t-tau、p-tau 是用于 AD 诊断的脑脊液标志物，可用于伴发 AD 的混合型 PSCI 的诊断。有研究报道，VD 患者脑脊液中 MMP-2 和 MMP-9 水平较 AD 患者和健康老年对照者增高，二者与血脑屏障的破坏有关。脑脊液中 α-1 抗胰蛋白酶、纤溶酶原激活物抑制剂-1、载脂蛋白 H 亦可能与 VD 相关。炎症反应是脑卒中神经元损伤的重要影响因素，研究表明血清中增高的 CRP 可预测脑卒中认知功能的下降和痴呆的发生。血清中 β-分泌酶、晚期糖基化终末产物受体（receptor for advanced glycation end products，RAGE）等可能与早期 PSCI 有关；Hcy、维生素 B_{12}、叶酸水平在 PSCI 患者中亦发生改变。然而这些标志物未被广泛证实，且缺乏与发病机制或病理特征及其发展进程的相关性研究。

在 PSCI 的生物标志物研究中，应着重于寻找与 PSCI 病理生理机制密切相关的标志物，包括脑卒中的发生机制及脑卒中导致认知障碍发生的机制。例如，导致 PSCI 发生的直接病理原因为关键脑区的神经元损伤，因此寻找神经元损伤有关的标志物或可预测和反映认知水平下降。脑脊液 tau 或神经丝轻链（neurofilaments light chain，NFL）的浓度反映神经元的损伤，且与认知水平相关，是潜在的 PSCI 的生物标志物。但这些体液标志物可能随脑卒中病程进展而发生动态变化，因此，在确定标志物的同时还需明确其随病程进展的变化历程。因脑脊液采集相对困难，尤其对于脑卒中患者，所以开发血液生物标志物（如外泌体等）则尤为重要，是今后 PSCI 标志物研究的一个重要靶点。

针对以上问题，今后 PSCI 生物标志物研究需解决的重要科学问题：①开展基于影像表型的多组学研究，绘制认知障碍（包括全面和特定认知域功能障碍）相关的关键脑区或脑网络（strategic brain regions and networks）定位图谱。②寻找可预测 PSCI 发生的生物标志物，明确其随病程进展的自然变化历程，以实现对 PSCI 的预测或预后评估，为早期干预提供条件。

4. 脑卒中认知障碍防治的现状和挑战

1）脑卒中认知障碍的危险因素

目前 PSCI 相关研究发现的危险因素包括以下几个方面（至少在 2 项独立的研究中证实）。

（1）脑卒中相关因素：脑卒中病变特征（如脑梗死部位、脑梗死面积），低灌注，脑卒中史（首发/再发），脑卒中发生时临床缺损症状的严重程度。

（2）人口特征：年龄，教育水平。

（3）脑卒中前认知状态。

（4）心血管危险因子：糖尿病、心房颤动、心律失常。

（5）慢性脑病理改变：脑白质病变，脑萎缩（全脑萎缩、颞叶萎缩），无症状梗死，脑淀粉样血管病（cerebral amyloid angiopathy，CAA）。

（6）风险基因：载脂蛋白 Eε4 等。近年在欧美人群中发现了一系列与 VD 相关的易感风险突变。

（7）其他因素：癫痫发作、败血症。

（8）有研究表明，铁、硒等微量元素、脂代谢异常等参与 PSCI 的发生发展，是 PSCI 发生的潜在风险因子。

这些因素通过影响脑卒中的发生或大脑顺应性（详见病理生理机制部分）而影响 PSCI 的发生。针对脑卒中的发生，在今后的危险因素研究中，可尝试寻找预测脑卒中定位损害的危险因素，如心房颤动、局灶性动脉粥样硬化等。除以上危险因素外，心肌梗死、心绞痛、心功能衰竭、高脂血症、肥胖、抑郁、生活方式（如吸烟、缺乏锻炼等）等因素可增加 VCI 发病风险，这些因素是否与 PSCI 有关仍待进一步确认。在后续 PSCI 临床研究中应尽可能详细地收集患者资料，尤其是饮食及运动等生活方式，以利于寻找 PSCI 的危险或保护因子。PSCI 研究中存在的一个主要问题是对照组应选择哪种人群，是未发生脑卒中的健康人群还是发生脑卒中但无认知障碍的人群？目前的研究多为无认知障碍的脑卒中人群，但这样易掩盖脑卒中相关风险因素的作用。

遗传因素在脑卒中和 VCI 中的作用受到重视。针对大样本的临床诊断信息准确的患者，可开展相关的遗传易感关联分析，通过遗传风险评分（polygenic risk score，PRS），评价遗传易感基因和变异在风险预测模型中的效果。基于目前的全基因组遗传关联分析（genome-wide association analysis，GWAS）和全基因组测序等分析，对于脑卒中、血管性病变、VD 和 AD 等，在欧美人群中已开展了相应的研究，发现了系列易感风险基因位点，对于个体临床发病风险预测有一定的参考意义。但由于我国人群和欧美人群在遗传背景方面的差异，基于欧美人群的研究，不能够完全应用到我国人群。因此，迫切需要针对我国 PSCI 群体的遗传分析，识别和鉴定易感风险位点，针对性指导临床用药和干预。

今后 PSCI 生物标志物研究的一项重要任务是明确 PSCI 的危险因素及其对认知障碍的贡献大小，并根据危险因素、生物标志物及遗传风险评分，建立一套对脑卒中患者 PSCI 的风险评估体系。

2）脑卒中认知障碍的预防及治疗

PSCI 是临床异质性较大的一类综合征，PSCI 患者既患有脑卒中，又患有认知障碍，所以对 PSCI 的防治应同时包括针对脑卒中和认知障碍的防治。因此，当前对脑卒中的防治指南同样适用于 PSCI，控制脑卒中的危险因素（如高血压、糖尿病、高脂血症等）、减少脑卒中的发生，是 PSCI 预防的基石〔详见《卒中后认知障碍管理专家共识》〕。除了对高血压、糖尿病、高脂血症的控制，还应积极改善生活方式，如合理膳食、适当运动、戒烟、戒酒等。多模式干预（multidomain intervention）也受到越来越多的关注。芬兰老年人预防认知障碍和残疾的干预研究（Finnish Geriatric Intervention Study to Prevent Cognitive impairment and Disability，FINGER）结果显示，多模式干预（均衡营养、运动、认知训练、控制血管危险因素）可预防认知下降，该研究为 PSCI 的多模式干预临床试验提供了经验借鉴和理论支持。

在 PSCI 的危险因素中，无症状脑血管病，如无症状脑梗死、脑白质病变、微出血等，在老年人群中广泛存在，是脑卒中和 PSCI 的独立危险因素，但目前尚缺乏针对该人群的脑卒中或 PSCI 的预防研究。2017 年，AHA/ASA 工作组提出将对无症状脑血管病的管理作为脑卒中的一级预防策略。对于脑内已存在无症状梗死或脑白质病变但尚未发生脑卒中的高危人群应如何管理，目前尚无指南推荐意见。对该人群应用阿司匹林或其他抗血小板药物治疗是否可预防症状性脑卒中或 PSCI 的发生，目前也缺乏研究报道。针对该人群的高血压治疗目标值也有待进一步研究确定。

对于已经发生脑卒中的患者应注重脑卒中二级预防，积极治疗脑卒中，预防再发脑卒中，可预防 PSCI 的发生和（或）进展，因为每复发一次脑卒中都会增加认知障碍的风险。低灌注是 PSCI 的独立危险因素，研究显示针对命名性失语的脑卒中患者积极恢复脑卒中脑血流灌注可在短期内（5d）改善失语症状，脑卒中 rt-PA 溶栓治疗可改善患者 6 个月后的日常生活能力，但对认知水平并无明显改善。脑卒中超早期的血管再通与再灌注治疗是否可预防 PSCI 的发生仍有待进一步验证。

对 PSCI 的治疗应以预防认知功能进一步下降、提高认知水平、改善精神行为症状、提高日常基本功能、降低病死率、管理脑卒中的其他功能缺损为目的。《卒中后认知障碍管理专家共识》指出，对于 PSCI 提倡及早筛查发现、及时综合干预的原则。综合干预包括了前述对已知危险因素的干预、药物治疗和康复治疗。现有证据表明对 PSCI 有治疗作用的药物包括胆碱酯酶抑制剂（多奈哌齐、卡巴拉汀、加兰他敏）、非竞争性 N-甲基-D-天冬氨酸（N-methyl-D-aspartic acid receptor，NMDA）受体拮抗剂（美金刚）、尼麦角林、尼莫地平、丁苯酞、奥拉西坦等，需要进一步针对发病机制寻找新的治疗药物。PSCI 的康复训练包括补偿训练策略和直接修复认知训练，需要进一步探索和优化相关技术与方案。

3）脑卒中认知障碍防治的挑战

目前对 PSCI 的临床防治主要参考对 VCI 或痴呆的防治策略，缺乏针对 PSCI 防治的纵向临床研究，包括药物治疗、康复治疗（包括躯体康复和认知康复）及多模式干预等。而今后 PSCI 的临床研究开展前，需先建立规范的 PSCI 研究模式：包括入组标准（涉及 PSCI 的诊断、脑卒中前认知评估）、结局的评估（涉及认知评估方法、混杂因素的影响）等。需指出的是，PSCI 具有高度异质性，所以对 PSCI 的干预试验需根据患者的异质性，即针对不同 PSCI 类型/认知领域损害的临床分型进行分层研究，针对性地进行临床前期或者临床试验，为 PSCI 患者提供精准的预防及治疗证据。

5. 脑卒中认知障碍的病理生理机制和潜在防治靶点　AD 临床治疗试验相继失败，其原因之一是干预时机太晚，认知障碍已经发生，推荐应在痴呆前针对高危人群进行预防干预。同样，PSCI 在做出诊断时已经出现认知障碍，此时干预或许已错过最佳干预时机。因此，在脑卒中发生后预判哪些患者会出现认知障碍并进行早期干预尤为重要。脑梗死部位和范围与痴呆发生有密切关系，但并不能解释所有 PSCI 病例。明确与认知相关的梗死部位、寻找认知障碍预测指标是 PSCI 预防研究的重要内容（预防脑卒中的发生不可忽视）。认知障碍的预测指标应与其病理生理机制密切相关。

脑卒中事件通过缺血缺氧导致脑结构的损伤及导致脑网络功能障碍，如脑白质纤维物理连接的断裂或者脑功能网络连接的异常等，从而造成认知障碍。脑卒中导致认知障碍的发生依赖于两个关键因素：脑卒中病变特征和脑顺应性。易患痴呆的脑卒中病变即使在大脑顺性较高的条件下也可导致急性期认知障碍；相反，当患者的脑顺应性较低时，即使是较轻的血管损伤，如腔隙性脑梗死，也可导致认知障碍发生。

1）脑卒中病变

易患痴呆的脑卒中病变包括广泛梗死（即大面积梗死和多发性梗死）和可破坏认知相关脑区或环路的关键部位梗死。脑卒中发生后血管是否再通、脑灌注是否充足也是决定认知障碍发生的关键因素。认知相关的关键脑区包括优势大脑半球（通常为左侧大脑半球）幕上梗死，及大脑前、后动脉供血区（优势侧角回、额中回、颞中回、丘脑、优势侧基底节区）。

2）大脑顺应性

大脑顺应性指大脑抵抗损伤或从损伤中恢复以维持大脑正常功能的总体能力。而大脑顺应性又依赖于以下两方面因素。

（1）认知储备（cognitive reserve）：指大脑通过调动尚存的神经网络或重新搭建可替代的神经网络，以抵御病理损害，从而维持最佳认知功能的能力。认知储备与年龄、教育水平和生活方式（如参加智力活动和规律的体育锻炼）有关。早发型 PSCI 的危险因素、年龄、教育水平和生活方式可能通过影响认知储备而促进认知障碍的发生。

（2）大脑储备（brain reserve）：指可抵抗损伤和病理改变（如淀粉样斑块和脑白质病变）以维持足够大脑功能的能力。例如，AD 脑内存在的淀粉样斑块和脑小血管病中存在的脑白质病变、腔隙、微出血、脑室周围间隙扩大等慢性脑病理改变可能通过影响大脑储备而降低大脑对血管损害的顺应力。

早发型 PSCI 主要由脑卒中病灶特征及再灌注情况决定，而晚发型 PSCI 主要由是否再发脑卒中、脑顺应力等因素决定。脑顺应性如何量化评估是今后研究的一个重要内容。上述病理生理机制阐释了相关危险因素如何导致 PSCI 的发生，也为 PSCI 高危人群的筛选和防治靶标的研究提供了方向。

综上所述，PSCI 优先研究方向归纳为以下几个主要方面：①建立 PSCI 统一的诊断标准，以及适用于 PSCI 的认知功能评估工具。②进一步探索不同临床类型的 PSCI 的病理生理机制和认知障碍自然发展历程（转归与预后），绘制不同类型的 PSCI 的认知功能轨迹图（cognitive trajectory）。③开展大规模流行病学调查研究，评估我国 PSCI 的患病率/发病率及危险因素。④寻找可预测 PSCI 发生的生物标志物及其遗传易感基因，并结合危险因素及生物标志物，建立一套对 PSCI 的风险评估体系。⑤开展基于影像表型的多组学研究，绘制认知障碍（包括全面和特定认知域功能障碍）相关的关键脑区或脑网络定位图谱。⑥针对潜在的病理生理学机制，探索药物和非药物治疗方法，并建立针对不同类型 PSCI 患者的认知康复训练方案。⑦建立规范的 PSCI 临床研究模式，包括入组标准（涉及 PSCI 的诊断、脑卒中前认知评估）、结局的评估（涉及脑卒中认知评估的时间和方法）等。并根据患者的异质性进行分层，针对性地进行临床试验，为 PSCI 患者提供精准的预防及治疗方案。

附录三　2019 加拿大脑卒中最佳实践建议——脑卒中情绪、认知与疲劳（节选脑卒中认知障碍部分）

脑卒中患者中血管性认知障碍（vascular cognitive impairment，VCI）发生率在脑卒中的前 3 个月内约为 20％，在接下来的 5 年内增加到 29％。在一个包含 73 项研究的系统性评价中，Pendlebury 和 Rothwell 估计，脑卒中痴呆合并的累积发病率每年以 3.0％的速度线性增长。脑卒中痴呆的常见预测因素包括高龄、低教育水平、既往脑卒中、糖尿病、心房颤动、既往认知障碍和严重脑卒中。

最常用的脑卒中认知功能筛查测试是蒙特利尔认知评估（MoCA）和简易精神状态检查（MMSE）。MMSE 的总分为 30 分，判断认知障碍的临界值为＜26 分或＜27 分，识别轻度认知障碍（mild cognitive impairment，MCI）的灵敏度和特异度分别为 82％和 76％，检测痴呆症或多认知域障碍时，分别为 88％和 62％。相比之下，MoCA 总分为 30 分，判断认知障碍的临界值为 26 分，识别轻度认知障碍的灵敏度和特异度分别为 95％和 45％。总体而言，与 MMSE 相比，MoCA 在检测 VCI 时更加敏感，特别是在 MCI 的情况下。

少量以认知功能作为首要结局指标的临床试验评估了降压药在减少脑卒中认知衰退的作用。在一项预防脑卒中认知衰退的试验中（虽然在招募满 600 名计划参与者之前就终止了），强化血压管理显著降低了收缩压和舒张压，但未改变基线认知正常或接近正常的人的认知评估结果。奥地利的一项多模式干预预防缺血性脑卒中认知障碍的随机对照研究中，降压是其中一项措施。202 名脑卒中发生后 3 个月内的患者参与了该研究。试验组参与了为期 24 个月的强化干预计划，强调控制血压，增加体力活动（适度运动，每周 3～5 次），饮食管理（地中海饮食），同时鼓励肥胖者减重，进行认知训练（居家锻炼），戒烟。对照组接受根据指南制定的治疗方案。在第 24 个月，两组之间出现认知衰退的患者数量没有显著差异（干预组 10.5% vs 对照组 12.0%）。虽然最近一篇 Cochrane 的综述显示在有脑卒中或短暂性脑缺血发作病史的患者中，降压对于降低痴呆没有显著效果（HR=0.88，95%CI 0.73~1.06，$n=2$ 项试验）。但在这一人群中，强烈建议控制血压以预防脑卒中复发，这是脑卒中痴呆的最大危险因素之一。

降压是否能够预防无脑卒中病史者的痴呆发生，既往随机对照试验的证据对此尚无定论（风险比 0.93，95%CI 0.84~1.02）。最近，一项名为"收缩压干预试验-记忆与认知"的试验将 58 名确诊高血压的受试者随机分成两组，强化降压组（目标收缩压<120 mmHg）或常规治疗组（目标收缩压<140 mmHg），最长疗程可达 6 年。经过 3.34 年的中位治疗时间和 5.11 年的中位随访后，两组在主要认知指标——可能痴呆（强化降压组 7.2 例/（1 000 人·年）vs 标准护理组 8.6 例/（1 000 人·年）；HR=0.83；95%CI 0.67~1.04，$P=0.10$）方面没有显著差异。然而，强化治疗组的 MCI 风险（HR=0.81；95%CI 0.69~0.95，$P=0.007$）、MCI 或可能痴呆的综合结果（HR=0.85，95%CI 0.74~0.97，$P=0.01$）明显较低。

认知康复干预对脑卒中相关 VCI 的关注集中在常见的障碍如注意力、记忆或执行功能。一般来说，干预有两种目的：①加强或重建先前的行为技能或功能（如用计算机进行补偿训练）；②教授个体内部或外部的补偿机制（如策略训练）。最近，Das Nair 等的 Cochrane 综述纳入了 13 个 RCT（$n=514$）的结果，这些研究评估了各种记忆康复策略，包括计算机化记忆训练、策略训练、外部记忆辅助及意象记忆法。记忆训练与短期主观记忆评估结果改善有关（SMD=0.36，95% CI 0.08~0.64，$P=0.01$），但是与客观记忆评估结果无关。训练也与治疗后 3 到 7 个月的主观或客观记忆长期效应无关。丰富的环境改善了工作记忆的评估结果，但是在一个 RCT 中没有改善注意力，该 RCT 在 8 周内提供了 600 min 的基于计算机的游戏活动，目标是五个认知域（注意力、速度、记忆力、灵活性和解决问题的能力）。Cochrane 的另一篇综述汇总了 6 项 RCT 的结果，这些 RCT 评估了旨在恢复注意力功能或为脑卒中注意力缺陷的患者提供补偿策略的干预措施。认知康复显著改善了对注意力分散的评估结果，但没有改善整体注意力功能或功能性的结果（日常生活活动）。关于认知康复对执行功能和解决问题能力的有效性的证据不那么令人信服。两个系统评价的结果表明，使用各种技术的恢复性或补偿性方法都是无效的。考虑到认知缺陷可能在所有认知领域（包括注意力、记忆和执行功能）都是明显的，一项计划的系统评价将评估非随机试验中认知康复的作用，这些认知康复是对所有形式的认知障碍进行心理干预。

其他干预措施，如通过有氧运动、阻力训练或物理疗法实现的体力活动，与脑卒中认知功能在统计上显著的改善有关。使用 tDCS 的非侵入性脑刺激也与脑卒中认知功能的改善有关。

在药物治疗方面，已经研究了胆碱能药物，包括多奈哌齐和加兰他敏，用于治疗脑卒中认知障碍。多奈哌齐是一种选择性乙酰胆碱酯酶抑制剂，已经成为三个大型随机对照试验的药物。在这些试验中，脑卒中诊断为可能或很可能痴呆的患者随机接受了 5 mg 或 10 mg 的药物治疗，或安慰剂治疗，疗程 24 周。在所有试验中，与安慰剂组相比，多奈哌齐组在阿尔茨海默病评定量表认知部分（ADAS-cog）明显改善。在其中一项试验中，多奈哌齐组的 11 名参与者（1.7%）在研究期间死亡，其中 3 名死亡可能与多奈哌齐的使用有关。对照组无死亡病例。在包括可能或很可能脑卒中痴呆患者的两项试验中，24 mg 加兰他敏治疗 24 周与安慰剂相比，ADAS-cog 评分有明显的改善。有研究表明 N-甲基-D-天冬氨酸（NMDA）受体拮抗剂美金刚也可以改善血管性痴呆患者的认知功能。

附录四　血管性认知障碍（2019 年更新）

1. 定义　血管性认知障碍是与脑血管疾病及其危险因素相关的认知和行为障碍，包括从轻度认知障碍到明显的痴呆。血管性认知障碍是一种认知损害至少影响一个认知域（如注意力、记忆、语言、知觉或执行功能）的综合征，并有临床脑卒中或亚临床脑血管损伤的证据。血管性认知障碍包括从轻度认知障碍到血管性痴呆（最严重的血管性认知障碍）的多种认知缺陷。血管认知障碍在阿尔茨海默病病理患者中也有重要影响，这些人同时存在血管病变。脑卒中血管性认知障碍的诊断标准由 Gorelick 等定义，由 Sachdev 等进一步修订。

认知障碍：血管性认知障碍的认知缺陷模式可能包括任何认知域。最常见的认知域是注意力、处理速度和额叶执行功能（包括计划、决策、判断、纠错、维持任务集、抑制反应或从一项任务转移到另一项任务的能力方面的障碍），以及收集和处理信息的能力（例如工作记忆）方面的缺陷。其他可能受到影响的认知域包括学习和记忆（即时记忆、近期记忆和再认记忆）、语言（表达、接受、命名、语法和句法）、视觉结构-感知能力、实践-认知模式和社会认知。

血管病理：认知障碍可由一系列血管病理引起，包括大面积或多发性皮质梗死、多发性皮质下梗死、隐匿性（"无症状性"）梗死、关键部位梗死、脑小血管病（脑白质缺血性改变、多发性腔隙性脑梗死、血管周围间隙扩大、皮质微梗死和微出血）以及脑出血。高血压、糖尿病和局灶性或全局性脑低灌注等危险因素也与认知障碍有关。

2. 建议 所有有脑卒中或短暂性脑缺血发作的患者都应被认为有血管性认知障碍的风险［证据级别 B］。

注：血管性认知障碍的筛查和评估必须根据多种因素而存在细微差别。在这些建议的当前版本中，我们设立了一个名为"临床注意事项"的部分，在该部分中，我们简要讨论了在专家共识中确定的影响认知筛查和评估的问题－请参见下面的内容。

3. 血管性认知障碍的筛查 脑卒中和短暂性脑缺血发作的患者应该考虑进行血管性认知障碍的筛查［证据等级 C］。可能在急性期、住院康复期间以及随访期间（门诊和社区）发现认知障碍［证据等级 C］。

那些既往脑卒中并有其他导致血管疾病和血管性认知障碍的重要危险因素的人，如隐匿性脑卒中或脑白质疾病、高血压、糖尿病、心房颤动或其他心脏疾病，可以考虑进行血管性认知障碍的筛查，特别是那些既往脑卒中并伴有认知、感知或功能改变的人，这些改变的临床表现明显的或在病史采集期间被报告［证据级别 B］。

血管性认知障碍的筛查应使用有效的筛查工具，如蒙特利尔认知评估量表［证据级别 B］。VCI 筛查和评估工具及其心理测量学特性的汇总可在 www. strokebestpractices. ca 上找到。

注：使用有效的工具进行整体认知功能筛查可以客观地了解血管性认知障碍对功能的影响。

整个治疗过程的阶段可分为：

急性期，尤其是在无意识不清的情况下，发现有认知、知觉或功能问题；

康复期，根据患者的具体情况选择住院、门诊或居家康复；

从急诊科或住院部出院后转为门诊或社区随访。

4. 血管性认知障碍的评估 血管性认知障碍的诊断需要确诊脑血管病。计算机断层扫描（CT）或磁共振成像（MRI）可用于评估脑血管疾病［证据级别 B］。

MRI 在检测血管改变时比 CT 更敏感。

如果没有影像学检查，符合脑卒中的病史和临床检查结果可以作为脑血管病的客观证据。

表现出认知障碍的脑卒中患者（无论是临床上的、病史上的、患者或家属的主诉中，或者在筛查过程中发现的）都应该由具有一定神经认知功能专业知识的医疗专业人员进行评估，最好是由临床神经心理学家进行评估［证据级别C］。

认知障碍对躯体性日常生活活动、工具性日常生活活动、职业功能和/或学习功能的影响（例如驾驶、家庭安全）应作为认知评估的一部分加以考虑［证据等级 C］。

考虑到抑郁会促成血管性认知障碍，因此，疑似认知障碍的脑卒中患者也应进行抑郁的筛查［证据级别 B］。

在患者出院、转院或转入康复科之前，应该对脑卒中出现急性认知障碍的患者进行持续性认知障碍的安全风险评估，并将评估结果传达给接替管理患者的医疗团队［证据等级 C］。

应当在以人为本的原则指导下，根据这些评估的结果，选择和实施适当的治疗性、补偿性和/或适应性干预策略［证据等级 C］。

脑卒中患者在接受康复治疗时或在重返认知要求高的活动（如驾驶或工作）之前，需要对认知进行全面的评估［证据等级 C］。

注：神经认知评估专家包括神经心理学家、心理学家、作业治疗师、言语-语言病理学家、临床护理专家、精神病学家、生理学家、老年病学家、神经学家、记忆专家和发育儿科医生。专家需要特定的资格来进行评估。

5. 血管性认知障碍筛查和评估的临床思考　血管性认知障碍可能与一系列缺陷有关。可以考虑进一步评估觉醒、警觉、感觉运动功能、注意、定向、记忆、语言、失认、视觉空间/知觉功能、实践、信息处理速度和执行功能方面的损害。

脑卒中常常能影响注意力、处理速度和执行功能等认知域。要评估的执行功能包括启动、抑制、转移、洞察力、计划和组织、判断、解决问题、抽象推理和社会认知。

评估工具的选择：可以使用标准化评估工具进行认知评估，以确定认知障碍的性质和严重程度，以及保留的认知功能。

治疗性活动和/或功能性观察可以通过显示损伤的影响来提供额外的信息。

用于评估血管性认知障碍的工具可能因在连续治疗过程中遇到的不同环

境、地理区域、职业和时间而异。需根据年龄、性别、语言、失语症和教育水平等因素考虑所选工具的有效性和标准化程度。

合并症：血管性认知障碍的筛查或评估应考虑任何可能影响结果解释的直接因素，例如沟通和感觉运动障碍（言语和语言、视力、听力）、神志不清、低觉醒、神经精神症状（例如抑郁、冷漠和焦虑）以及其他可能对认知产生暂时影响的临床情况。

时机：血管性认知障碍的影响和表现可以随着时间的推移而演变。应根据脑卒中患者的临床表现、合并症、病史和/或影像学异常的严重程度，以及脑卒中患者及其照护者的目标需求，在不同的治疗阶段（康复、转折点、社区随访），对有认知障碍风险的脑卒中患者进行认知筛查和评估。

多次评估：虽然在不同的治疗阶段进行筛查或评估对于指导诊断和管理很重要，但也要考虑到，多次评估对结果的有效性以及对脑卒中患者的潜在影响（例如，练习效应、测试疲劳）。为避免练习效应，建议在允许的条件下使用不同的等值的评估表（例如，MoCA 有三个版本）。

生命阶段：在决定何时进行什么评估时，应考虑年龄、发育阶段或脑卒中前功能的影响。评估的内容应根据以人为本的原则，随不同的生命阶段进行适当调整。

能力：专家需考虑脑卒中患者做出明智的选择和决定的能力，应回顾与能力相关的行政法规，如果患者被认为在出院后没有能力就其个人健康或自我管理做出具体决定，则应确定适当的替代决策者。在特殊情况下，当能力受到质疑时，可以将个人转介给第三方，即指定的能力评估者，以确定一个人的精神能力，以做出关于财产、财务和个人护理的决定。

6. 脑卒中认知障碍的管理　血管危险因素（如高血压、糖尿病和心房颤动）应加以管理，以最大限度地降低脑卒中复发的风险［证据级别 A］，因为这些因素与认知障碍相关［证据级别 B］。有关更多信息，请参阅 CSBPR 脑卒中二级预防模块。

治疗高血压可能会减少认知衰退，即使在没有脑卒中事件的情况下也是如此。治疗应针对所有高血压患者，他们要么处于高危状态［证据 B 级］，要么已经经历过脑卒中［证据级别 A］。

对认知障碍的干预措施应根据以下因素考虑制定：

目标应该以人为中心，并考虑到脑卒中患者、家属和照护者的期望值［证据级别 B］。

目标和干预措施应考虑到患者认知障碍的严重程度和沟通能力［证据等级 C］。

有沟通和/或认知问题的脑卒中患者可能需要额外的支持（例如，家庭参与），以优化康复目标和/或康复治疗［证据级别 C］。

应根据现有最佳证据制定个体化干预措施和长期目标（例如自我护理、家庭和财务管理、休闲、驾车、返回工作岗位）［证据级别 C］。

损害的严重程度：如果损害水平已经达到中度痴呆阶段（当患者无法独立生活时），除了让照护者陪同患者进行康复训练，干预措施需更侧重于为照护者提供教育和支持［证据级别 C］。

血管性认知障碍康复干预措施可包括补偿训练策略和直接修复认知训练［证据级别 B］。应根据患者的临床特征选择治疗方式。

补偿训练策略应重点关注如何教育患者针对特定的活动能力损害，去管理自身的认知障碍，促进其恢复独立的生活，包括生活环境的改变或改变做某件事情的方式［证据级别 B］。

直接修复认知训练应重点关注如何通过某种训练方法直接改善患者损害的认知域。它包括实践练习、记忆训练（如缩略词、歌曲）或者基于计算机的针对特定认知域的训练方法等［证据级别 B］。

如记忆障碍可以通过某些外在方法（如一些辅助电子或非电子设备）和内在方法（如编码和检索策略、自我记忆训练）进行补偿［证据级别 B］。

由治疗师指导的有针对性的计算机辅助训练可用于治疗工作记忆缺陷［证据级别 B］。

在专业治疗师的监督下，可以通过元认知策略和/或问题解决策略来治疗执行功能缺陷［证据级别 B］。

可以考虑内部策略训练，包括改进目标管理、解决问题、时间管理和元认知推理的策略［证据级别 B］。

有氧运动可以作为包括注意力、记忆力和执行功能在内的认知障碍的一种辅助治疗方式［证据级别 B］。有关锻炼的其他信息，请参阅 CSBPR 脑卒中康复模块。

脑卒中患者在筛查时发现有认知障碍、情绪变化（如抑郁、焦虑）或其他行为改变的，可以咨询精神卫生保健专业人员并进行治疗［证据级别 B］。有关更多信息，请参阅关于脑卒中抑郁的相关章节。

7. 血管性认知障碍处理的临床思考　在确定干预措施时，应该考虑脑卒中血管性认知障碍患者的学习能力，以及如何最好地提供健康教育，以最大限度地发挥干预的作用（例如，根据需要使用示范、口头指导、慢节奏和重复的教学任务）。

基于计算机的干预可以作为临床医生指导治疗的辅助手段——这一领域的研究在快速发展中。

关于活动或参与受限的影响的证据是有限的，需要更多的研究。

可能有潜在益处的新兴的认知干预措施包括重复经颅磁刺激或经颅直流电刺激，虚拟现实技术，以及对受损的认知域应用约束诱导疗法。这些策略需要更多的研究，然后才能就其使用提出建议。

参考 CSBPR 脑卒中康复单元，了解与治疗其他方面相关的信息，包括脑卒中认知障碍患者的沟通、视觉感知障碍和忽略。

8. 脑卒中血管性认知障碍的药物治疗　对脑卒中认知障碍的患者，可以考虑转介到具有血管性认知障碍专业知识的医疗人员或团队进行进一步的评估和药物治疗［证据等级 C］。

胆碱酯酶抑制剂（多奈哌齐、利凡斯的明和加兰他敏）和 N-甲基-D-天冬氨酸（NMDA）受体拮抗剂美金刚可以考虑用于脑卒中血管性或混合性痴呆的患者，这些基于随机试验的药物显示对认知障碍的一定益处［证据级别 A］。

注：这些药物目前被加拿大卫生部批准用于治疗阿尔茨海默病。他们尚未获得血管性认知障碍的适应证的批准。

9. 血管性认知障碍药物治疗的临床思考　应当注意，大多数现有证据都是基于符合血管性痴呆或混合性痴呆症标准的患者。因此，目前支持血管性认知障碍药物治疗效果的证据是有限的。

在药物治疗决策中应考虑认知障碍的严重程度。

脑卒中认知障碍的患者可能容易受到不良事件的影响，因为他们经常存在合并症及合并用药。

胆碱酯酶抑制剂（多奈哌齐、利凡斯的明和加兰他敏）和 N-甲基-D-天冬氨酸（NMDA）受体拮抗剂美金刚的临床获益仍然存在争议，特别是考虑到不良事件的风险和潜在的死亡风险增加；因此，使用这些药物应该基于临床判断，即认知的微小改善将对脑卒中患者的生活质量产生重大影响。

其他药物在治疗脑卒中痴呆方面也进行了评估。在有持续性神经缺陷的首次缺血性脑卒中患者中，胞磷胆碱治疗后痴呆的概率更低。抗抑郁药也与脑卒中患者执行功能和问题解决能力的改善有关。爱维治是一种可以增强大脑氧化代谢的新型药物，最近在 MoCA 测试得分≤25 分的急性缺血性脑卒中患者中进行了评估。在 3、6 和 12 个月时，爱维治组中更多的患者达到了既定的疗效要求（ADAS-cog 比基线提高了 4 分）。

附录五　脑卒中认知障碍康复的相关循证研究

认知障碍严重影响着患者的功能恢复及日常生活活动能力，及时有效的康复介入至关重要。目前，脑卒中认知障碍常用的康复技术包括虚拟现实技术、重复经颅磁刺激、经颅直流电刺激、计算机辅助认知训练、作业治疗、针刺治疗等。以下为近年来脑卒中认知障碍康复的相关循证研究。

1. 虚拟现实技术对脑卒中认知障碍的循证研究　虚拟现实技术是近年来逐渐兴起的一种康复治疗方法，它通过计算机模拟真实环境，并利用多种传感器设备使患者"置身于"该环境，获得身临其境的体验。一项包含 4 项随机对照试验的 Meta 分析显示，虚拟现实技术能够提升脑卒中认知障碍患者的认知功能，可在短时间内见效，且长期随访效果良好。在运动训练的基础上，结合虚拟现实技术能够加强脑卒中认知障碍康复的疗效。肖湘等将 34 例 PSCI 患者随机分为常规组和试验组。两组均给予常规药物治疗及运动干预，试验组在此基础上进行基于体感交互技术的游戏训练（共有 2 种游戏，打网球和切水果）。结果显示，VR 训练后患者认知功能、日常生活能力明显改善，且试验组患者MoCA 量表的视空间与执行功能、注意力、定向评分优于常规组。一项 Meta分析纳入 10 项近 10 年计算机辅助认知训练相关的 RCT，结果显示，与传统认知训练相比，计算机辅助认知训练并没有显著改善认知功能。该结论尚需更多数量及高质量的研究证实。

2. 重复经颅磁刺激对脑卒中认知障碍的循证研究　重复经颅磁刺激（repetitive transcranial magnetic stimulation，rTMS）作为目前较为安全、无创的一种电生理技术，采用不同频率刺激患者大脑局部或远隔区域，调节大脑皮质兴奋性，有助于促进大脑皮质神经修复，在改善记忆力、言语及肢体平衡能力等方面具有较好的临床效果。于哲一等将 100 例 PSCI 患者随机分为观察组（在常规治疗基础上加用 rTMS 治疗）51 例和对照组（常规治疗）49 例，rTMS 频率 10Hz，刺激部位为左侧背外侧额叶皮质，1 次/d，每周 5 次，共治疗 8 周，结果表明 rTMS 可促进脑内神经营养因子的表达，降低炎症反应，改善脑卒中认知功能。Kim 等将 27 例存在患侧忽略的脑卒中患者随机分为高频组（10Hz）、低频组（1Hz）和伪刺激组，均接受 2 周共 10 次 rTMS 干预，结果发现 rTMS 能够改善患者的患侧忽略，且高频刺激患侧比低频刺激健侧疗效更佳。在一项随机对照研究中，44 例 PSCI 患者被随机分为 rTMS 组和伪刺激组，刺激部位为右侧背外侧前额叶皮质，1 次/d，每周 5 次，共 4 周，结果表明低频 rTMS（1Hz）对于改善 PSCI 患者记忆功能的疗效较伪刺激更为显著。刘远文等通过 rTMS 刺激 36 例脑卒中患者的左前额叶背外侧区，参数为 10Hz、700 脉冲、每次 20 min，1 次/d，共治疗 4 周，结果发现高频 rTMS 可有效改善脑卒中患者的执行功能。一项 Meta 分析纳入 22 项 RCT，共 1764 例患者，结果表明 rTMS 能够有效改善脑卒中抑郁。

3. 经颅直流电刺激对脑卒中认知障碍的循证研究 经颅直流电刺激（transcranial direct current stimulation，tDCS）通过利用低强度（1～2 mA）直流电刺激大脑皮质区域，调节神经元静息膜电位，阳极具有增加皮质活动和兴奋性的特点，而阴极则恰恰相反，能达到促进或抑制神经活动的作用。前期研究证实，tDCS 阳极置于左侧背外侧额叶，可以改善健康受试者或神经系统疾病患者的认知功能。一项纳入了 15 项 RCT 共 820 例患者的 Meta 分析，以 MMSE 和 MoCA 为结局指标，显示 tDCS 能够改善脑卒中认知障碍患者的整体认知功能和集中注意力，但对记忆力无明显改善。一项包含 12 项 RCT 的 Meta 分析纳入了 237 例脑卒中患侧忽略的患者，结果显示 rTMS 和 TBS 均可改善脑卒中患侧忽略。一项包含 2 个交叉设计研究和 2 个随机对照研究的 Meta 分析显示 tDCS 可改善 PSCI 患者的患侧忽略。一项随机双盲安慰剂对照的临床试验共纳入 48 名脑卒中抑郁患者，试验组和对照组分别接受 tDCS 和假刺激，以汉密顿抑郁评估量表作为主要结局指标，结果表明与假刺激组相比，tDCS 能够有效改善脑卒中抑郁且安全可靠。

4. 计算机辅助认知训练对脑卒中认知障碍的循证研究 计算机辅助认知训练在认知康复理论基础上，将康复与计算机科学相结合，针对认知障碍患者的主要表现制订出个性化训练模式，能够充分利用患者视、听、触觉等进行反馈训练，进而激活各种感觉信号传导通路，有助于改善神经系统信号储存、加工和处理能力。一项随机对照试验纳入脑梗死后执行功能障碍的患者 40 例，治疗组采用常规治疗联合计算机辅助认知训练，对照组采用常规治疗联合治疗师一对一人工训练。执行功能评定选用威斯康星卡片分类测验（Wisconsin card sorting test，WCST）。结果显示，采用计算机辅助认知训练较人工训练在改善执行功能及日常生活活动能力方面更加有效。

5. 作业治疗对脑卒中认知障碍的循证研究 作业治疗（occupational therapy，OT）的主要目的是通过患者参与作业治疗活动，改善和维持身体、心理两大方面的功能，适当改造家庭生活环境和社区环境，最大限度地提高患者的日常生活活动和社会活动参与能力。何雯等研究指出个体化作业治疗较常规康复治疗更有利于提高脑卒中认知障碍患者的认知功能。该研究中的个体化作业治疗包括前期进行一对一沟通，了解患者的教育背景、工作经历、兴趣爱好、家庭环境、社区环境等。由作业治疗师进行作业设计，同时要求患者家属重视并参与康复治疗，以便家属能够协助进行康复训练。应用团体治疗可以促进态度改变，并通过示范、训练、相互分享和支持、良好的角色塑造和学习同伴的处理技巧，来促进治疗。张丽等研究指出基于认知行为疗法的团体作业治疗可改善脑卒中认知障碍患者的认知功能，提高日常生活活动能力和生活质量。一项队列研究纳入 100 名脑卒中认知障的患者，通过回归分析发现，延长每日作业治疗时长，同时辅以物理治疗和言语治疗，能达到更好的改善认知功能的效果。

6. 针刺治疗对脑卒中认知障碍的循证研究　针刺治疗作为中国传统医学中独特的诊疗技术，在临床上有相当广泛的应用，已经有大量文献表明了针刺对脑卒中认知障碍有确切疗效。张任等将 82 名非痴呆性血管认知障碍患者随机分为针刺组和西药组，西药组在基础治疗的基础上给予盐酸多奈哌齐片，针刺组在基础治疗的基础上给予醒脑开窍针法治疗，取穴水沟、内关、三阴交、四神聪、悬钟及太溪。经过 8 周的治疗后，针刺组的总有效率、MoCA 及ADL 评分均较西药组改善更为明显。朱永磊等主张"从督论治"针刺治疗脑卒中认知障碍，该团队将 80 名脑卒中认知障碍的患者随机分为观察组和对照组，对照组以传统治疗脑卒中的体针取穴为主，而观察组以督脉经穴为主，主穴选用水沟、印堂、神庭、上星、百会；配穴根据不同分型选择，长针留法，每隔 10 min 行针 1 次。结果显示"从督论治"针刺法可以改善患者的认知功能和日常生活能力。

随着社会的进步，人们对康复的需求也越来越高，认知功能的康复也得到了飞速发展。在传统的康复治疗基础之上，人们还在不断探索新的认知康复手段。虚拟现实技术、计算机辅助认知训练等康复新技术在脑卒中认知障碍康复方面展现了一定的治疗潜力，但其安全性和有效性仍需更多高质量的临床研究来证实。未来可设计大样本、多中心的随机对照试验进一步明确上述康复治疗技术的疗效，为脑卒中认知障碍的治疗方案提供更多证据。

参 考 文 献

[1] ADRIAM G. GUGGISBERG, PHILIPP J. Koch, FRIEDHELM C. HUMMEL, et al. Buetefisch. Brain networks and their relevance for stroke rehabilitation[J]. Clinical Neurophysiology, 2019, 130(7):8-26.

[2] AFARID M, TORABI-NAMI M, ZARE B. Neuroprotective and restorative effects of the brain-derived neurotrophic factor in retinal diseases. J Neurol Sci, 2016, 363(13):43-50.

[3] AGGLETOM JP, BROWM MW. Episodic memory, amnesia, and the hippocampal-anterior thalamic axis[J]. Behav Brain Sci, 1999, 22(3):425-444.

[4] AHDAB R, AYACHE S S, FARHAT W H, et al. Reappraisal of the anatomical landmarks of motor and premotor cortical regions for image-guided brain navigation in TMS practice[J]. Hum Brain Mapp, 2014, 35(5):2435-2447.

[5] AKERLUMD E, ESBJÖRMSSOM E, et al. Can computerized working memory training improve impaired working memory, cognition and psychological health? [J]. Brain Inj, 2013, 27(13-14):1649-1657.

[6] ALEXOPOULOS, GEORGE S. "The Depression-Executive Dysfunction Syndrome of Late Life": A Specific Target for D3 Agonists? [J]. Am JGeriatr Psychiatry, 2001, 9(1):22-29.

[7] AL-QAZZAZ NK, ALI SH, AHMAD SA, et al. Cognitive impairment and memory dysfunction after a stroke diagnosis: a post-stroke memory assessment[J]. Neuropsychiatric Dis Treat, 2014, 10(15):1677-1691.

[8] AMIMOV A, ROGERS J M, MIDDLETOM S, et al. What do randomized controlled trials say about virtual rehabilitation in stroke? A systematic literature review and meta-analysis of upper-limb and cognitive outcomes[J]. Journal of NeuroEngineering and Rehabilitation, 2018, 15(1):29.

[9] AMSTEY KJ, LIPMICL DM, LOW LF. Cholesterol as risk factor for dementia and cognitive decline: a systematic review of prospective studies with meta-analysis[J]. Am J Geriatr Psychiatry, 2008, 16(5):343-354.

[10] AMTIMORI A, AREMDT G, BECKER JT, et al. Updated research nosology for HIV·associated neumcognitive disorders [J]. Neurology, 2007, 69(18):1789-1799.

[11] ARRIGOMI G, DE REMZI E. Constructional apraxia and hemispheric locus of lesion [J]. Cortex, 1964, 1(2):170-197.

[12] ASEEM MEHRA, VIKAS SURI, SAVITA KUMARI, et al. Association of mild cognitive impairment and metabolic syndrome in patients with hypertension [J]. Asian Journal of Psychiatry, 2020, 53(8):164-180.

[13] BALLARD C,SAUTER M,SCHELTEMS P,et al.Efficacy,safety and tolerability of rivastigmine capsules in patients with probable vascular dementia:the VantagE study [J].Curr Med Res Opin,2008,24(9):2561-2574.

[14] BAMICH M T.Executive Function[J].Current Directions in Psychological Science, 2009,18(2):89-94.

[15] BEHRAMGRAD S,ZOGHI M,KIDGELL D,et al.Does cerebellar non-invasive brain stimulation affect corticospinal excitability in healthy individuals? A systematic review of literature and meta-analysis[J].Neurosci Lett,2019,706:128-139.

[16] BELOOSESKY Y,STREFLER JY,BURSTIM,et al.The importance of brain infarct size and location in predicting outcome after stroke[J]. Age and ageing,1995,24: 515-518.

[17] BEMASSAYAG E,TEME O,KOREZYM AD,et al.High hair cortisol concentrations predict worse cognitive outcome after stroke:Results from the TABASCO prospective cohort study[J].Psychoneuroendocinology,2017,82(46):133-139.

[18] BIJSTERBOSCH J D, BARKER A T, LEE K H, et al. Where does transcranial magnetic stimulation (TMS)stimulate? Modelling of induced field maps for some common cortical and cerebellar targets[J].Med Biol Eng Comput,2012,50(7):671-681.

[19] BIRKS J,CRAIG D.Galantamine for vascular cognitive impairment[J].Cochrane Database Syst Rev,2006,31(4):Cd004746.

[20] BISIACH E, LUZZATTI C.Unilateral neglect of representational space[J].Cortex, 1978,14(1):129-133.

[21] BLACK S,ROMÁM G C,GELDMACHER D S,et al.Efficacy and tolerability of donepezil in vascular dementia:positive results of a 24-week,multicenter,international,randomized,placebo-controlled clinical trial[J].Stroke,2003,34(10):2323-2330.

[22] BORDET RÉGIS,IHL RALF,KORCZYM AMOS D,et al.Towards the concept of disease-modifier in post-stroke or vascular cognitive impairment:a consensus report.[J]. BMC medicine,2017,15(1):112-115.

[23] BORSOM S,SCAMLAM JM,CHEM P,et al.The Mini-Cog as a screen for dementia: validation in a population-based sample[J].J Am Geriatr Soc 2003,15(51):1451.

[24] BOWLER JV.The concept of vascular cognitive impairment[J].J Neuro Sci,2002,20 (3):11.

[25] BOYD J L.A validity study of the Hooper Visual Organization Test[J].Journal of Consulting and Clinical Psychology,1981,49(1):15.

[26] BROD M,STEWART A L,SAMDS L,et al.Conceptualization and measurement of quality of life in dementia:the dementia quality of life instrument (DQoL)[J].The Gerontologist,1999,39(1):25-36.

[27] BRODATY H,POMD D,KEMP NM,et al.The GPCOG:a new screening test for de-

mentia designed for general practice[J].J Am Geriatr Soc,2002,50(3):530-534.

[28] BUETERS T,VOM EULER M,BEMDEL O,et al.Degeneration of newly formed CA1 neurons following global ischemia in the rat[J].Exp Neurol,2008,209(1):114-124.

[29] CASAS S,GOMZALEZ DEMISELLE MC,GARGIULO-MOMACHELLI GM,et al. Neuroactive steroids in acute ischemie stroke:association with cognitive,functional,and neurological outcomes[J].HormMetab Res,2017,49(1):16-22.

[30] CHAUDHURI G,HARVEY RF.Computerized tomographyhead scans as predictors of functional outcome of stroke patients[J].Arch Phys Med Rehabil,1988,6(9):496-498.

[31] CHEM H,LIU Y,HUAMG G,et al. Association between vitamin D status and cognitive impairment in acute ischemic stroke patients:a prospective cohort study[J]. ClinInterv Aging,2018,13(12):2503-2509.

[32] CHEM H,WU Y,HUAMG G,et al.Low triiodothyronine syndrome is associated with cognitive impairment in patients with acute ischemic stroke:a prospective cohort study [J].Am J Geriatr Psychiatry,2018,26(12):1222-1230.

[33] CHEMG C P W,WOMG C S M,LEE K K,et al.Effects of repetitive transcranial mag-netic stimulation on improvement of cognition in elderly patients with cognitive impair-ment:a systematic review and meta-analysis[J].Int JGeriatr Psychiatry,2018,33(1): e1-e13.

[34] CHEMG C,FAM W,LIU C,et al.Reminiscence therapy-based care program relieves post-stroke cognitive impairment,anxiety,and depression in acute ischemic stroke pa-tients:a randomized,controlled study[J].Ir J Med Sci,2021,190(1):345-355.

[35] COCCO S,PODDA MV,GRASSI C.Role of BDNF Signaling in Memory Enhancement Induced by Transcranial Direct Current Stimulation [J]. Front Neurosci, 2018, 12 (6):427.

[36] COGAM A M,WEAVER J A,DAVIDSOM L F,et al.Association of Therapy Time and Cognitive Recovery in Stroke Patients in Post-Acute Rehabilitation[J].Journal of the American Medical Directors Association,2020:S1525861020305430.

[37] CORRIGAM J D,HIMKELDEY N S.Relationships between parts A and B of the Trail Making Test[J].Journal of clinical psychology,1987,43(4):402-409.

[38] CUMMIMG T B,MARSHALL R S,LAZAR R M.Stroke,cognitive deficits,and reha-bilitation:still an incomplete picture[J].International Journal of Stroke Official Journal of the International Stroke Society,2013,8(1):38-45.

[39] CUMMIMGS JL.Frontal-subcortical circuits and human behavior[J].Arch Neurol, 1993,50(8):873-880.

[40] DAVID K,PABLO B,DREW P J,et al. A Guide to Delineate the Logic of Neurovascular Signaling in the Brain[J].Frontiers inNeuroenergetics,2011,3(1):1.

[41] DEDOMCKER J,BRUMOMI A R,BAEKEM C,et al.A Systematic Review and meta-

Analysis of the Effects of Transcranial Direct Current Stimulation（tDCS）Over the Dorsolateral Prefrontal Cortex in Healthy and Neuropsychiatric Samples：Influence of Stimulation Parameters[J].Brain Stimulation,2016,9(4):501-517.

[42] DELUCA R,CALABRò R S,GERVASI G,et al.Is computer-assisted training effective in improving rehabilitative outcomes after brain injury？ A case-control hospital-based study[J].Disabil Health J,2014,7(3):356-360.

[43] DEREMZI E,LUCCHELLI F.Ideational apraxia[J].Brain,1988,111(5):1173-1185.

[44] DEREMZI E.Methods of limb apraxia examination and their bearing on the interpretation of the disorder[M]//Advances in psychology.North-Holland,1985,23(6):45-64.

[45] DIKMEM S S,HEATOM R K,GRAMT I,et al.Test-retest reliability and practice effects of expanded Halstead-Reitan Neuropsychological Test Battery[J].Journal of the International Neuropsychological Society,1999,5(4):346-356.

[46] DILAZZARO V,DILEOME M,PILATO F,et al.Modulation of motor cortex neuronal networks by rTMS:comparison of local and remote effects of six different protocols of stimulation[J].J Neurophysiol,2011,105(5):2150-2156.

[47] ELBAZ A,VICEMTE-VYTOPILOVA P,TAVERMIER B,et al.Motor function in the elderly:evidence for the reserve hypothesis[J].Neurology,2013,81:417-426.

[48] ERKIMJUMTTI T,KURZ A,GAUTHIER S,et al.Efficacy of galantamine in probable vascular dementia and Alzheimer's disease combined with cerebrovascular disease:a randomised trial[J].Lancet,2002,3(14):1283-1290.

[49] FAMLYU,DAM WU,CHAMGWEI WEI,et al.Vascular cognitive impairment and dementia in type 2 diabetes mellitus:An overview[J].Life Sciences,2020,254:.

[50] FARACOG,IADECOLA C.Hypertension:a harbinger of stroke and dementia[J].Hypertension,2013;62(5):810-817.

[51] FARIA,AMA LúCIA,AMDRADE A,et al.Benefits of virtual reality based cognitive rehabilitation through simulated activities of daily living:a randomized controlled trial with stroke patients[J].Journal of NeuroEngineering and Rehabilitation,2016,13(1):1-12.

[52] FAROOQ M U,MIM J,GOSHGARIAM C,et al.Pharmacotherapy for Vascular Cognitive Impairment[J].CNS Drugs,2017,31(9):759-776.

[53] FARRALL AJ,WARDLAW JM.Blood-brain barrier:ageing and microvascular disease—systematic review and meta-analysis [J].Neurobiol Aging,2009,30(3):337-352.

[54] FEMG WAMG,DAI LI,LU WAMG,et al.Mild hypertension protects the elderly from cognitive impairment:a 7-year retrospective cohort study[J].Psychogeriatrics,2020,20(4):412-418.

[55] FERMáMDEZ E,BRIMGAS M L,SALAZAR S,et al.Clinical impact of RehaCom software for cognitive rehabilitation of patients with acquired brain injury[J]. MEDICC

Rev,2012,14(4):32-35.

[56] FIMKE K,BUBLAK P,ZIHL J.Visual spatial and visual pattern working memory: neuropsychological evidence for a differential role of left and right dorsal visual brain [J].Neuropsychologia,2006,44(4):649-661.

[57] FIORAVAMTI M,BUCKLEY A E.Citicoline (Cognizin)in the treatment of cognitive impairment[J].Clin Interv Aging,2006,1(3):247-251.

[58] FRIED LP,TAMGEM CM,WALSTOM J,et al.Frailty in older adults:evidence for a phenotype[J].J Gerontol A Biol Sci Med Sci,2011,56(3):146-156.

[59] GALLO GIOVAMMA,BIAMCHI FRAMCA,COTUGMO MARIA,et al.Natriuretic Peptides,Cognitive Impairment and Dementia:An Intriguing Pathogenic Link with Implications in Hypertension.[J].Journal of clinical medicine,2020,9(7):72-76.

[60] GAMGULI M,FU B,SMITZ B E,et al.Vascular Risk Factors and Cognitive Decline in a Population Sample[J].Alzhmer Disease & Associated Disorders,2014,28(1):9-15.

[61] GARERI P,CASTAGMA A,COTROMEO A M,et al. The role of citicoline in cognitive impairment:pharmacological characteristics,possible advantages,and doubts for an old drug with new perspectives[J].Clin Interv Aging,2015,521(10):1421-1429.

[62] GARFIMKEL P E,MOLDOFSKY H,GARMER D M.The stability of perceptual disturbances in anorexia nervosa[J].Psychological Medicine,1979,9(4):703-708.

[63] GARRARD P,BRADSHAW D,JAGER H R,et al.Cognitive dysfunction after isolated brain stem insult.An underdiagnosed cause of long term morbidity[J].J NeurolNeurosurgery Psychiatry,2002,73(2):191-194.

[64] GERRITSEM L,GEERLIMGS MI,BREMMER MA,et al.Personality characteristics and hypothalamic-pituitary-adrenal axis regulation in older persons[J]. Am J Geriatr Psychiatry,2009,17(12):1077-1084.

[65] GIUFFRE A,COLE L,KUO H,et al.Non-invasive modulation and robotic mapping of motor cortex in the developing brain[J].JOVE-J VisExperim,2019:e59594149.

[66] GOMG WP,DIMG MP,GUO QH,et al.A comparison study cognitive function in patient with single subcortical lesion stroke of four different areas[J].National Medical Journal,2011,91(27):1904-1908.

[67] GOMG Y X,JIAMG D W,DEMG J L,et al.Wechsler memory scale-revised manual (Chinese version)[J].China:Hunan Medical University,1989:2-10.

[68] GUTIéRREZ-VARGAS JA,MOREMO H,CARDOMA-GóMEZ GP.Targeting CDK5 post-stroke provides long-term neuroprotection and rescues synaptic plasticity[J].Cereb Blood Flow Metab,2017,37(6):2208-2223.

[69] H. BUSCHKE, G. KUSLAMSKY, M. KATZ, et al. Screening for dementia with the Memory Impairment Screen[J].1999,52(2):231-238.

[70] HAIMSWORTH A H,OOMMEM A T,BRIDGES L R.Endothelial cells and human

cerebral small vessel disease[J].Brain Pathology,2015,25(1):44-50.

[71]   HAMPSTEAD B M,SATHIAM K,BIKSOM M,et al.Combined mnemonic strategy training and high-definition transcranial direct current stimulation for memory deficits in mild cognitive impairment[J].Alzheimers Dement (N Y),2017,3(3):459-470.

[72]   HAMKS R A,ALLEM J B,RICKER J H,et al.Normative data on a measure of design fluency:The Make a Figure Test[J].Assessment,1996,3(4):459-466.

[73]   HAMS ODOERR.Halstead-Reitan 成套测验[J].国外医学.精神病学分册,1982,1:1-3.

[74]   HAYAKAWA Y,SUZUKI K,FUJII T,et al.A case with dressing apraxia[J].No to shinkei= Brain and nerve,1996,49(2):171-175.

[75]   HEILMAM K M,ROTHI L J,VALEMSTEIM E.Two forms of ideomotor apraxia[J].Neurology,1982,32(4):342-342.

[76]   HERSHEY LA,JAFFE DF,GREEMOUGH PG,et al.Validation of cognitive and functional assessment instruments in vascular dementia[J].Int J Psychiatry Med.,1987,17(2):183-192.

[77]   HILL N T,MOWSZOWSKI L,NAISMITH S L,et al.Computerized Cognitive Training in Older Adults With Mild Cognitive Impairment or Dementia:A Systematic Review and meta-Analysis[J].Am J Psychiatry,2017,174(4):329-340.

[78]   HOOPS S,NAZEM S,SIDEROWF AD,et al.Validity of the MoCA and MMSE in the detection of MCI and dementia in Parkinson disease[J].Neurology,2009,73(21):1738-1745.

[79]   HSIEH C C,LIM P S,HSU W C,et al.The Effectiveness of a Virtual Reality-Based Tai Chi Exercise on Cognitive and Physical Function in Older Adults with Cognitive Impairment[J].Dement Geriatr Cogn Disord,2018,46(5-6):358-370.

[80]   HU X,WAMG T,JIM F.Alzheimer's disease and gut microbiota [J].Sci China Life Sci,2016,59(10):1006-1023.

[81]   HUAMG WS,YAMG TY,SHEM WC,et al.Association between Helicobacter pylori infection and dementia[J].J Clin Neurosci,2014,21 (8):1355-1358.

[82]   HUAMG Y,MUCKE L.Alzheimer mechanisms and therapeutic strategies[J].Cell,2012,148(6):1204-1222.

[83]   HUGO J,GAMGULI M.Dementia and cognitive impairment:epidemiology,diagnosis,and treatment[J].Clin Geriatr Med,2014,30(3):421-442.

[84]   JAMSSEM RS,KAPLAM JE,KHABBAZ RF,et al.HTLV-I-associated myelopathy/tmpical spastic paraparesis in the united states[J].Neumlogy,1991,41(9):1355-1357.

[85]   JEM-WEM HUMG,CHIUMG-XIA CHOU,YEM-WEI HSIEH,et al.A Randomized Comparison Trial of Balance Training by Using Exergaming and Conventional Weight-Shifting Therapy in Patients with Chronic Stroke[J].Arch Phys Med Rehabil,2014,95(38):366-369.

[86] JIA J,ZUO X,JIA XF,et al.Diagnosis and treatment of dementia in neurology out pa-
tient departments of general hospitals in China[J].Alzheimers Dement,2016,12(4):
446-453.

[87] JIM B R,LIU H Y.Comparative efficacy and safety of cognitive enhancers for treating
vascular cognitive impairment:systematic review and Bayesian network meta-analysis
[J].NeuralRegen Res,2019,14(5):805-816.

[88] JOMES A B,FARRALL A J,BELIM P,et al.Hemispheric association and dissociation
of voice and speech information processing in stroke[J].Cortex,2015,71(5):232-239.

[89] KALARIA R N,AKIMYEMI R,IHARA M.Stroke injury,cognitive impairment and
vascular dementia[J].Biochimica et Biophysica Acta,2016,18(5):915-925.

[90] KALARIA RN.Neuropathological diagnosis of vascular cognitive impairment and vas-
cular dementia with implications for Alzheimer's disease[J].Acta Neuropathol.2016;
131(5):659-85.

[91] KAMDIAH N,PAI M C,SEMAMAROMG V,et al.Rivastigmine:the advantages of
dual inhibition of acetylcholinesterase and butyrylcholinesterase and its role in subcorti-
cal vascular dementia and Parkinson's disease dementia[J].Clin Interv Aging,2017,12
(20):697-707.

[92] KASHIWAGI F T,EL DIB R,GOMAA H,et al.Noninvasive Brain Stimulations for U-
nilateral Spatial Neglect after Stroke:A Systematic Review and meta-Analysis of Ran-
domized and Nonrandomized Controlled Trials[J].Neural Plasticity,2018,30(25):1-25.

[93] KATO S.Development of the revised version of Hasegawa's Dementia Scale (HDS-R)
[J].JpnGeriatr Psychiatr Med,1991,2:1339-1347.

[94] KATZ N,ITZKOVICH M,AVERBUCH S,et al.Loewenstein Occupational Therapy
Cognitive Assessment (LOTCA) battery for brain-injured patients:reliability and
validity[J].American Journal of Occupational Therapy,1989,43(3):184-192.

[95] KATZ S.Assessing self-maintenance:activities of daily living,mobility,and instrumental ac-
tivities of daily living[J].Journal of the American Geriatrics Society,1983,31(12):
721-727.

[96] KERKHOFS DAMIELLE,VAM HAGEM BRITT T,MILAMOVA IRIMA V,et al.
Pharmacological depletion of microglia and perivascular macrophages prevents Vascular
Cognitive Impairment in Ang II-induced hypertension.[J].Theranostics,2020,10(21):
15-17.

[97] KIM B R,CHUM M H,KIM D-Y,et al.Effect of High-and Low-Frequency Repetitive
Transcranial Magnetic Stimulation on Visuospatial Neglect in Patients With Acute
Stroke:A Double-Blind,Sham-Controlled Trial[J].Archives of Physical Medicine and
Rehabilitation,2013,94(5):803-807.

[98] KIM J O,LEE S J,PYO J S.Effect of acetylcholinesterase inhibitors on post-stroke

cognitive impairment and vascular dementia: A meta-analysis[J].PLoS One,2020,15(2):e0227820.

[99] KIMSBOURME M,WARRIMGTOM E K.The developmental Gerstmann syndrome [J].Archives of Neurology,1963,8(5):490-501.

[100] KISHIMOTO Y,OKAMOTO N,SAEKI K,et al.Bodily pain,sociaι support, depression symptoms and stroke history are independently associated with sleep disturbance among the elderly:a cross-sectional analysis of the Fujiwara-kyo study[J]. Environ Health Prev Med,2016,21(5):1-9.

[101] KMOPMAM DS,PETERSEM RC.Mild cognitive impairmen and mild dementia:a clinical perspective[J] Mayo Clin Proc,2014,89 (10):1452-1459.

[102] KMUTSSOM E,LYIMG-TUMELL U.Gait apraxia in normal-pressure hydrocephalus: Patterns of movement and muscle activation[J].Neurology,1985,35(2):155-155.

[103] KOKMEM E.Dementia after ischemic stroke in a population-based study in Rochester, Minnesota(1960-1984)[J].Neurology,1996,46(1):154-159.

[104] KURELLA TAMURA MAMJULA,GAUSSOIM SARAH A,PAJEWSKI NICHOLAS M,et al.The Systolic Blood Pressure Intervention Trial.[J].Journal of the American Society of Nephrology :JASN,2020,31(9):72-78.

[105] LAMPIT A,HALLOCK H,VALEMZUELA M.Computerized cognitive training in cognitively healthy older adults:a systematic review and meta-analysis of effect modifiers[J].PLoS Med,2014,11(11):e1001756.

[106] LAMCTôT K,LIMDSAY M,SMITH E,et al.Canadian Stroke Best Practice Recommendations:Mood,Cognition and Fatigue following Stroke,6th edition update 2019 [J].International journal of stroke :official journal of the International Stroke Society, 2020,15(6):668-688.

[107] LAMCTôT KRISTA L,LIMDSAY M PATRICE,SMITH ERIC E, et al.Canadian Stroke Best Practice Recommendations: Mood, Cognition and Fatigue following Stroke,6th edition update 2019.[J].Int J Stroke,2020,15(6):668-688.

[108] LAU,KK.Long-Term Premorbid Blood Pressure and Cerebral Small Vessel Disease Burden on Imaging in Transient Ischemic Attack and Ischemic Stroke Population-Based Study[J].Stroke A Journal of Cerebral Circulation,2018,49(9):2053-2060.

[109] LAURE R,PHILIPPE C,OLIVIER H,et al.Antihypertensive drugs,prevention of cognitive decline and dementia: a systematic review of observational studies, randomized controlled trials and meta-analyses, with discussion of potential mechanisms[J].CNS Drugs,2015,29(2):113-130.

[110] LAVER K E,LAMGE B,GEORGE S,et al.Virtual reality for stroke rehabilitation [J].Cochrane DatabaseSyst Rev,2017,11(11):Cd008349.

[111] LAZAROU I,STAVROPOULOS T G,MEDITSKOS G,et al.Long-Term Impact of

Intelligent Monitoring Technology on People with Cognitive Impairment: An Observational Study[J].J Alzheimers Dis,2019,70(3):757-792.

[112] LEFAUCHEUR J P.Transcranial magnetic stimulation[J].Handb Clin Neurol,2019,160(50):559-580.

[113] LEIJEMAAR J F,GROEMEVELD G J,KLAASSEM E S,et al.Methylphenidate and galantamine in patients with vascular cognitive impairment the proof of principle study STREAM-VCI[J].Alzheimers Res Ther,2020,12(1):10.

[114] LEUMG K C,LI V,NG Y Z,et al.Systematic Review of Cholinesterase Inhibitors on Cognition and Behavioral Symptoms in Patients of Chinese Descent with Alzheimer's Disease,Vascular Dementia,or Mixed Dementia[J].Geriatrics (Basel),2017,2(3):501-507.

[115] LIAO X,LI G,WAMG A,et al.Repetitive Transcranial Magnetic Stimulation as an Alternative Therapy for Cognitive Impairment in Alzheimer's Disease:A meta-Analysis[J].JAlzheimers Dis,2015,48(2):463-472.

[116] LIAO Y Y,TSEMG H Y,LIM Y J,et al.Using virtual reality-based training to improve cognitive function,instrumental activities of daily living and neural efficiency in older adults with mild cognitive impairment[J].Eur J Phys Rehabil Med,2020,56(1):47-57.

[117] LIEW S L,SAMTARMECCHI E,BUCH E R,et al.Non-invasive brain stimulation in neurorehabilitation:local and distant effects for motor recovery[J].Front Hum Neurosci,2014,8(16):378.

[118] LIUTIMGTIMG,LEE JUMG EUM,WAMG JIMG,et al.Cognitive Dysfunction in Persons with Type 2 Diabetes Mellitus:A Concept Analysis.[J].Clinical nursing research,2020,29(5):56.

[119] LOERA-VALEMCIA R,CEDAZO-MIMGUEZ A,KEMIGSBERG PA,et al.Current and emerging avenues for Alzheimer's disease drug targets[J].J Intern Med,2019,286(4):398-437.

[120] LOETSCHER T,POTTER K,WOMG D,et al.Cognitive rehabilitation for attention deficits following stroke [J].Cochrane Database of Systematic Reviews,2019,18(11):CD002842.

[121] LOETSCHER TOBIAS,POTTER KRISTY-JAME,WOMG DAMA,et al.Cognitive rehabilitation for attention deficits following stroke.[J].The Cochrane database of systematic reviews,2019,20(11):86-88.

[122] LUCA R D,LEOMARDI S,SPADARO L,et al.Improving Cognitive Function in Patients with Stroke:Can Computerized Training Be the Future? [J].Journal of Stroke and Cerebrovascular Diseases,2018,27(4):1055-1060.

[123] MA Q.Beneficial effects of moderate voluntary physical exercise and its biological

mechanisms on brain health[J].Neurosi Bull,2008,24(4):265-270.

[124]　MAESHIMA S,OSAWA A,KUMISHIO K.Cognitive dysfunction in a patient with brainstem hemorrhage[J].Neurol Sci,2010,31(4):495-499.

[125]　MALOUF R,BIRKS J.Donepezil for vascular cognitive impairment[J].Cochrane Database Syst Rev,2004,50(1):Cd004395.

[126]　MAM D W,LI R.Assessing Chinese adults' memory abilities:Validation of the Chinese version of the Rivermead Behavioral Memory Test[J].Clinical gerontologist,2002,24(3-4):27-36.

[127]　MAMSSOMT T,OVERTOM M,PIHLSGARD M,et al.Impaired kidney function is associated with lower cognitive functive in the elder general population.Results from the good aging in skne(GS) cohort study[J].BMC geriatrics 2019,19(1):360.

[128]　MARKUS HS,BEVAM S.Mechanisms and treatment of ischaemic stroke—insights from geneticassociationsNat Rev Neurol,2014,10(12):723-730.

[129]　MASUROVSKY A.Controlling for Placebo Effects in Computerized Cognitive Training Studies With Healthy Older Adults From 2016—2018:Systematic Review[J].JMIR Serious Games,2020,8(2):e14030.

[130]　MCKAY E,COUMTS SE.Multi-Infarct Dementia:A Historical Perspective.Dement Geriatr Cogn Dis Extra.2017,7(1):160-171.

[131]　MCKHAMM GM,KMOPMAM DS,CHERTKOW H,et al.The diagnosis of dementia due to Alzheimer's disease:recommendations from the National Institute on Aging-Alzheimer's Association workgroups on diagnostic guidelines for Alzheimer's disease[J].AlzheimersDement,2011,7(3):263-269.

[132]　MCSHAME R,WESTBY M J,ROBERTS E,et al.Memantine for dementia[J].Cochrane Database Syst Rev,2019,3(3):Cd003154.

[133]　MEMDEZ M F,CHERRIER M M.Agnosia for scenes in topographagnosia[J].Neuropsychologia,2003,41(10):1387-1395.

[134]　MEREDITH HAY,CAROL BARMES,MATTHUEMTELMAM,et al.Hypertension and Age-Related Cognitive Impairment:Common Risk Factors and a Role for Precision Aging[J].Current Hypertension Reports,2020,22(10):50-53.

[135]　MESULAM MM.From semation to cognition[J].Brain,1998,121(18):1013-1052.

[136]　MICHAEL H,BEMES CL.Etiology of Frontal Network Syndromes in Isolated Subtentorial Stroke[J].Behav Neurol,2008,20(3-4):101-105.

[137]　MILLER LS,MIYAMOTO AT.Computed tomography:its potential as a predictor of functional recovery following stroke[J].Arch Phys MedRehabil,1979,60(3):108-109.

[138]　MIMIUSSI C,CAPPA S F,COHEM L G,et al.Efficacy of repetitive transcranial magnetic stimulation/transcranial direct current stimulation in cognitive neurorehabilitation[J].Brain Stimul,2008,1(4):326-336.

[139] MO E,ISHIKAWA M,KATO T,et al.Guidelines for management of idiopathic nomnal pressure hydrocephalus:second edition[J].Neurol Med Chir(Tokvo),2012,52 (1):775-809.

[140] MOLLOY DW,STAMDISH TI,LEWIS DL.Screening for mild cognitive impairment: comparing the SMMSE and the ABCS[J].Can J Psychiatry,2005,50(1):52-58.

[141] MORETTI R,TORRE P,AMTOMELLO R M,et al.Rivastigmine in subcortical vascular dementia:an open 22-month study[J].J Neurol Sci,2002,416(203-204): 141-146.

[142] MORIMOTO T,MATSUDA Y,MATSUOKA K,et al.Computer-assisted cognitive remediation therapy increases hippocampal volume in patients with schizophrenia:a randomized controlled trial[J].BMC Psychiatry,2018,18(1):83.

[143] MUMSCH F,SAGMIER S,ASSELIMEAU J,et al.Stroke Location Is an Independent Predictor of Cognitive Outcome.[J].Stroke,2016,47(1):66-73.

[144] NASREDDIME ZS,PHILLIPS NA,BéDIRIAM V,et al.The Montreal Cognitive Assessment,MoCA:a brief screening tool for mild cognitive impairment[J].J Am Geriatr Soc,2005,53(4):695-699.

[145] NOUFI P,KHOURY R,JEYAKUMAR S,et al.Use of Cholinesterase Inhibitors in Non-Alzheimer's Dementias[J].Drugs Aging,2019,36(8):719-731.

[146] OBFIEM JT,ERKIMJUMTI T,REISBERG B,et al.Vascular cognitive impairment [J].Lancet Neurol,2003,2(2):89-98.

[147] PAMISSET M,ROUDIER M,SAXTOM J,et al.Severe impairment battery:a neuropsychological test for severely demented patients[J].Archives of neurology,1994,51 (1):41-45.

[148] PASI M,POGGESI A,SALVADORI E,et al.Post-stroke dementia and cognitive impairment[J].Front Neurol Neurosci,2012,30(30):65-69.

[149] PEDERSEM P M,JORGEMSEM H S,NAKAYAMA H,et al.Impaired Orientation in Acute Stroke:Frequency,Determinants,and Time-Course of Recovery[J].Cerebrovascular Diseases,1998,8(2):90-96.

[150] PEMDLEBURY ST,ROTHWELL PM.Prevalence,incidence,and factors associated with pre-stroke and post-stroke dementia:a systematic review and meta-analysis[J]. Lancet Neurol,2009,8(11):1006-1018.

[151] PERMG C H,CHAMG Y C,TZAMG R F.The treatment of cognitive dysfunction in dementia:a multiple treatments meta-analysis[J].Psychopharmacology(Berl),2018, 235(5):1571-1580.

[152] PFEFFER R I,KUROSAKI T T,HARRAH JR C H,et al.Measurement of functional activities in older adults in the community[J].Journal of gerontology,1982,37(3): 323-329.

[153] POECK K.The clinical examination for motor apraxia[J].Neuropsychologia,1986,24(1):129-134.

[154] QU Y,ZHUO L,LI N,et al.Prevalence of post-troke cognitive impairment in China:a community-based,cross-sectional study[J].PLoS ONE,2015,10(71):e0122864.

[155] QUALLS C E,BLIWISE N G,STRIMGER A Y.Short forms of the Benton judgement of line orientation test:Development and psychometric properties[J].Archives of Clinical Neuropsychology,2000,15(2):159-163.

[156] RADAMOVIC M,AZAMBUJA M,MAMSUR LL,et al.Thalamus and language:interface with attention,memory and executive functions[J].Arq Neuro psiquiatr,2003,61(1):34-42.

[157] REALDOM O,ROSSETTO F,NALIM M,et al.Technology-enhanced multi-domain at home continuum of care program with respect to usual care for people with cognitive impairment:the Ability-TelerehABILITation study protocol for a randomized controlled trial[J].BMC Psychiatry,2016,16(1):425.

[158] REEVE E,FARRELL B,THOMPSOM W,et al.Deprescribing cholinesterase inhibitors and memantine in dementia:guideline summary[J].Med J Aust,2019,210(4):174-179.

[159] REGIMA PARADELA,LUIZA MARTIMO,LAURA TORRES,et al.Time of hypertension is differently associated with cognitive impairment[J].Journal of the American College of Cardiology,2020,75(11):368-370.

[160] REITAM R M,WOLFSOM D.The Halstead-Reitan Neuropsychological Test Manual [J].Clinical Gerontologist,1986,5(1-2):39-61.

[161] REMJEM PN,GAUBA C,CHAUDHARI D.Cognitive impairment after stroke[J].Cureus,2015,7(10):e335.

[162] ROCKWOOD K,MITMITSKI A,BLACK SE,et al.Cognitive change in donepezil treated patients with vascular or mixed dementia[J].Can J Neurol Sci,2013,40(4):8.

[163] ROMáM G C,SALLOWAY S,BLACK S E,et al.Randomized,placebo-controlled,clinical trial of donepezil in vascular dementia:differential effects by hippocampal size [J].Stroke,2010,41(6):1213-1221.

[164] ROWLEY G,FIELDIMG K.Reliability and accuracy of the Glasgow Coma Scale with experienced and inexperienced users[J].Lancet,1991,337(8740):535-538.

[165] SACHS—ERICSSOM N,BLAZER DG.The new DSM.5 diagnosis of mild neurocognitive disorder and its relation to research in mild cognitive impairment[J].Aging Ment Health,2015,19(1):2-12.

[166] SAEKI S,OGATA H.Association between location of the lesion and discharge status of ADL in first stroke patients[J].Arch Phys Med Rehabil,1994,75(6):858-860.

[167] SCHMIDT R,SCHMIDT H,CURB JD,et al.Early flammation and dementia:a 25-

year follow. up of tlle Honolulu-Asia Aging Studyp[J]. Ann Neurol,2002,52(8):
168-174.

[168] SCHWAMM L H,VAM DYKE C,KIERMAM R J,et al.The Neurobehavioral Cogni-
tive Status Examination:comparison with the Cognitive Capacity Screening Examina-
tion and the Mini-Mental State Examination in a neurosurgical population[J].Annals
of internal medicine,1987,107(4):486.

[169] SESHADRI S,BEISER A,KELLY-HAYES M,et al.The lifetime risk of stroke:esti-
mates from the Framingham Study[J].Stroke,2006,37(7):345-350.

[170] SMAPHAAM L,DE LEEUW FE.Poststroke memory function in nondemented pa-
tients:a systematic review on frequency and neuroimaging correlates[J].Stroke,2007,
38(1):198-203.

[171] SOCHOCKA M,DOMSKOW-EYSOMIEWSKA K,DIMIZ BS,et al.The gut microbi-
ome alterations and inflammation-driven pathogenesis of Alzheimer's disease:a critical
review[J].Molecular Neurobiology,2019,56(3):1841-1851.

[172] SOMG D,DSF YU,PWC LI,et al.The effectiveness of physical exercise on cognitive
and psychological outcomes in individual with mild cognitive impairment:A systematic
review and meta-analysis[J].Int JNurs Stud,2018,79(52):155-164.

[173] STEPHAM BC,KURTH T,MATTHEWS FE, et al.Dementia risk prediction in the
population:are screening models accurate? [J].Nat Rev Neurol,2010,6(6):318-326.

[174] STEPHAM BC,TAMG E,MUMIZ-TERRERA G.Composite risk scores for predicting de-
mentia[J].Curr Opin Psychiatry,2016,29(2):174-180.

[175] STEPHAM BCM,KURTH T,MATTHEWS F E,et al.Dementia risk prediction in
the population:are screening models accurate? [J].Nat Rev Neurol,2010,6(6):
318-326.

[176] STRACHAM MW.RD Lawrence.The brain has a target organ in Type 2 diabetes:ex-
ploring the links with cognitive impairment and dementia [J].Diabet Med,2011,28
(8):141-147.

[177] STROOP R J.Factors affecting speed in serial verbal reactions[J].Psychological Mon-
ographs,1938,50(5):38-48.

[178] SUM JH,TAM L,YU JT.Post-stroke cognitive impairment:epidemiology,mechanisms and
management[J].Ann Transl Med,2014,2(15):80.

[179] SUM JH,TAM L,YU JT. Post-stroke cognitive impairment: epidemiology, mechanisms
and management[J].Ann Transl Med,2014,2(8):80-84.

[180] SUM L.Impact of Repetitive Transcranial Magnetic Stimulation on Post-Stroke Dys-
mnesia and the Role of BDNF Val66Met SNP[J].Medical Science Monitor,2015,21
(6):761-768.

[181] SUM Y,ZHAO Z,LI Q,et al.Dl-3-n-butylphthalide regulates cholinergic dysfunction

in chronic cerebral hypoperfusion rats[J].J Int Med Res,2020,48(7):300060520936177.

[182] SWARDFAGER W,BLACK SE.Dementia：A link between microbial infection and cognition？[J].Nat Rev Neurol,2013,9(6):301-302.

[183] SöDERQVIST S,BERGMAM NUTLEY S.Working Memory Training is Associated with Long Term Attainments in Math and Reading[J].Front Psychol,2015,6(12):1711.

[184] TAMG EY,HARRISOM SL,ERRIMGTOM L,et al.Current developments in dementia risk prediction modelling：an nppdated systematic review[J].PLoS One,2015,10(9):e0136181.

[185] TAO J,LIU J,LIU W,et al.Tai Chi Chuan and Baduanjin Increase Grey Matter Volume in Older Adults：A Brain Imaging Study[J].Journal ofAlzheimers Disease Jad,2017,60(2):389.

[186] TEME O,HALLEVI H,KOREZYM AD,et al.The price of stress:high bedtime salivary cortisol levels are associated with brain atrophy and cognitive decline in stroke survivors.Results from the tabasco prospective cohort study[J].J Alzheimers Dis,2018,65(4):1365-1375.

[187] TSAMGWW,KWOK JC,HUI-CHAM CW.Effects of aging and Tai Chi on a finger-pointing task with a choice paradigm[J].Evid Based Complement Alternat Med,2013,24(1):1-7.

[188] TSUCHIDA A,FELLOWS L K.Are core component processes of executive function dissociable within the frontal lobes? Evidence from humans with focal prefrontal damage[J].Cortex,2013,49(7):1790-1800.

[189] UMAROVA,ROZA M.Adapting the concepts of brain and cognitive reserve to post-stroke cognitive deficits：Implications for understanding neglect[J].Cortex,2017,26(35):327-338.

[190] VALEMZUELA M,P SACHDEV,H BRODATY.Reader response:Practice guideline update summary：Mild cognitive impairment：Report of the Guideline Development,Dissemination,and Implementation Subcommittee of the American Academy of Neurology.Neurology[J],2018,91(8):372.

[191] VALIEMGO L C L,GOULART A C,DE OLIVEIRA J F,et al.Transcranial direct current stimulation for the treatment of post-stroke depression：results from a randomised,sham-controlled,double-blinded trial[J].Journal of Neurology,Neurosurgery & Psychiatry,2017,88(2):170-175.

[192] VAMLIESHOUT E C C,VAM HOOIJDOMK R F,DIJKHUIZEM R M,et al.The Effect of Noninvasive Brain Stimulation on Poststroke Cognitive Function：A Systematic Review[J].Neurorehabil Neural Repair,2019,33(5):355-374.

[193] VAMZAMDVOORT M,DE HAAM E,VAM GIJM J,et al.Cognitive functioning in

patients with a small infarct in the brainstem[J].J Int Neuropsychol Soc,2003,9(3):490-494.

[194] VITALIAMO P P,BREEM A R,RUSSO J,et al.The clinical utility of the Dementia Rating Scale for assessing Alzheimer patients[J].Journal of chronic diseases,1984,37(9-10):743-753.

[195] WALLIM A,KAPAKI E,BOBAM M,et al.Biochemical markers in vascular cognitive impairment associated with subcortical small vessel disease-A consensus report[J].BMC Neurol,2017,17(1):102.

[196] WAMG S,YAMG H,ZHAMG J,et al.Efficacy and safety assessment of acupuncture and nimodipine to treat mild cognitive impairment after cerebral infarction:a randomized controlled trial[J].BMC ComplementAltern Med,2016,16(1):361.

[197] WARDLAW JM,SMITH C,DICHGAMS M.Mechanisms of sporadic cerebral small vessel disease:insights from neuroimaging[J].Lancet Neurol,2013,12(5):483-497.

[198] WAYME P M,WALSH J N,TAYLOR-PILIAE RE,et al.Effect of Tai Chi on Cognitive Performance in Older Adults:Systematic Review and meta-Analysis[J]Journal of the American Geriatrics Society,20 14,62(1):25-29.

[199] WECHSLER D.Wechsler memory scale[M].San Antonio,TX,US:Psychological Corporation,1945.

[200] WEM X,QI D,SUM Y,et al.H2S attenuates cognitive deficits throughAkt1/JNK3 signaling pathway in ischemic stroke[J].Behav Brain Res,2014,269(32):6-14.

[201] WHITESIDE D M,KEALEY T,SEMLA M,et al.Verbal fluency:Language or executive function measure? [J].Applied Neuropsychology:Adult,2016,23(1):29-34.

[202] WHITMER RA,SIDMEY S,SELBY J,et al.Midlife cardiovascular risk factors and risk of dementia in late life[J].Neurology,2005,64(34):277-281.

[203] WILKIMSOM D,RóMAM G,SALLOWAY S,et al.The long-term efficacy and tolerability of donepezil in patients with vascular dementia[J].Int J Geriatr Psychiatry,2010,25(3):305-313.

[204] WIMBLAD B,PALMER K,KIVIPEHO M,et al.Mild cognitive impairment——beyond controversies,towards a consensus:repot of the International Working Group on Mild Cognitive Impairment [J],J Intem Med,2004,256(3):240-246.

[205] XIAMG HD,WEMG XC,LIM CY,et al.Involvement of the cerebellum in semantic discrimination :all fMRI study[J].Human Brain Mapping.2003,18(65):208-214.

[206] XU T,ZHOMG C,PEMG Y,et al.Serum 25-hydroxyvitamin D deficiency predicts poor outcome amongst acute ischemic stroke patients with low high density lipoprotein cholesterol[J].Eur J Neurol,2016,23(12):1763-1768.

[207] YAM R,ZHAMG X,LI Y,et al.Effect of transcranial direct-current stimulation on cognitive function in stroke patients:A systematic review and meta-analysis[J].A.An-

tal.PLOS ONE,2020,15(6):e0233903.

[208] YE M,ZHAO B,LIU Z,et al.Effectiveness of computer-based training on post-stroke cognitive rehabilitation:A systematic review and meta-analysis[J].Neuropsychological Rehabilitation,2020,20(16):1-17.

[209] YEH TIMG-TIMG,CHAMG KU-CHOU,WU CHIMG-YI,et al.Effects and mechanism of the HECT study (hybrid exercise-cognitive trainings)in mild ischemic stroke with cognitive decline:fMRI for brain plasticity,biomarker and behavioral analysis.[J].Contemporary clinical trials communications,2018,9(15):103-104.

[210] YU F,LI H,TAI C,et al.Effect of family education program on cognitive impairment,anxiety,and depression in persons who have had a stroke:A randomized,controlled study[J].Nurs Health Sci,2019,21(1):44-53.

[211] YU KH,CHO SJ,OH MS,et al.Cognitive impairment evaluated with Vascular Cognitive Impairment Harmonization Standards in a multicenter prospective stroke cohort in Korea[J].Stroke,2013,44(34):786-788.

[212] ZEKRY D,DUYCKAERTS C,BEMIM J,et al.The vascular lesions in vascular and mixed dementia the weight of functional neuroanatomy[J].Neurobiol Aging,2003,24(2):213-219.

[213] ZHAMG J,LIU N,YAMG C.Effects ofrosuvastatin in combination with nimodipine in patients with mild cognitive impairment caused by cerebral small vessel disease[J].Panminerva Med,2019,61(4):439-443.

[214] ZHAMG L,ZHAMG T,SUM Y.A newly designed intensive caregiver education program reduces cognitive impairment,anxiety,and depression in patients with acute ischemic stroke[J].Braz J Med Biol Res,2019,52(9):e8533.

[215] ZHEMG G,R XIA,W ZHOU,et al.Aerobic exercise ameliorates cognitive function in cadults with mild cognitive impairment:a systematic review and meta-analysis of randomised controlled trials.Br J Sports Med,2016,50(23):1443-1450.

[216] ZHEMG W,Y Q XIAMG,G S UMGVARI,et al.Tai chi for mild cognitive impairment:a systematicreview.Psychogeriatrics,2017,17(6):514-516.

[217] ZHEMG X,ALSOP D C,SCHLAUG G.Effects of transcranial direct current stimulation (tDCS)on human regional cerebral blood flow[J].Neuroimage,2011,58(1):26-33.

[218] ZOU Y,ZHU Q,DEMG Y,et al.Vascular Risk Factors and Mild Cognitive Impairment in the Elderly Population in Southwest China[J].Am JAlzheimers Dis Other Demen,2014,29(3):242-247.

[219] 白雪芹.针灸治疗脑卒中认知障碍的研究进展[J].中外医疗,2011,30(21):133-135.

[220] 蔡天燕,冉春风.脑卒中认知障碍康复的研究进展[J].中华物理医学与康复杂志,2015,37(8):631-634.

[221] 蔡颖颖.中药血脂康胶囊早期介入改善老年高血压患者认知功能的临床研究[D].南京:南京中医药大学,2017.

[222] 曹莉.小脑的认知及语言功能探讨[J].中华神经病学杂志,1997,30(3):186-188.

[223] 曹召伦.慢性乙型肝炎病毒感染者疾病认知与神经心理学研究[D].合肥:安徽医科大学,2007.

[224] 常春娣,邢影,杨宏.血管性认知障碍治疗进展[J].中国老年学杂志,2014,34(3):857-859.

[225] 陈蓓蕾,黄敏,李军,等.症状性颈动脉狭窄患者缺血性脑卒中再发的危险因素和治疗策略[J].卒中与神经疾病杂志,2016,33(2):131-134.

[226] 陈代敏,张佳,吕洋.认知障碍风险预测模型的研究进展[J].内科理论与实践,2020,15(3):184-188.

[227] 陈东泉.缺血性脑卒中患者认知障碍影响因素分析[J].中国卫生统计,2014,31(2):327-330.

[228] 陈涵丰.缺血性脑卒中急性期发生认知障碍的主要危险因素分析[D].杭州:浙江大学,2017.

[229] 陈立典.认知障碍康复学[M].北京:科学出版社,2018.

[230] 陈士铎.石室秘录[M].北京:中国中医药出版社,1999.

[231] 陈伟平,黎锦如,徐书雯,等.脑梗死急性期MRI表现与发展为血管性痴呆的关系[J].临床神经病学杂志,2008,21(1):55-57.

[232] 陈小萍,沈晓铃,章思纯,等.社会支持与脑卒中认知障碍患者预后的关系研究[J/OL].中国预防医学杂志,2020(1):1-5.

[233] 陈歆,徐运.高血压与脑白质病变[J].国际脑血管病杂志,2018,26(5):379-383.

[234] 陈雪梅,刘政,方赟.高血压合并血管性认知障碍患者血压水平和血压变异性的分析[J].现代医学,2017,45(1):10-13.

[235] 陈雪梅.血管性认知功能损害的发病机制及早期诊断[J].山东医药,2014,54(5):98-100.

[236] 陈奕桦.缺血性脑卒中患者发生认知障碍与病灶部位相关性的临床研究[J].世界最新医学信息文摘,2018,18(67):77-78.

[237] 程红亮,张闻东,胡培佳,等.针刺相关井穴治疗血管性认知障碍的临床研究[J].中国中医基础医学杂志,2016,22(6):835-837.

[238] 程蕊容,辛秀峰,刘章佩,等.脑卒中认知障碍的研究进展[J].临床荟萃,2018,33(1):89-92.

[239] 程颜梅,刘伟,孔会铎.脑卒中认知障碍的危险因素[J].医学信息,2014,27(12):663-664.

[240] 代瑞兰,温晓妮,李芳,等.脑卒中认知障碍的机制[J].中国老年学杂志,2020,40(7):1558-1561.

[241] 代志远,卢祖能.缺血性脑卒中继发血管性痴呆患者与头颅CT所示病变部位的相关

性研究[J].脑卒中与神经疾病,2016,23(1):42-45.

[242] 戴一帆,黄应爽.影响缺血性脑卒中患者认知功能预后的相关因素分析[J].心脑血管病防治,2012,12(3):225-227.

[243] 邓洁,李仲铭,张航铭,等.神经可塑性与认知功能关系研究进展[J].中国组织化学与细胞化学杂志,2019,28(5):462-466.

[244] 董强,郭起浩,罗本燕,等.脑卒中认知障碍管理专家共识[J].中国脑卒中杂志,2017,12(6):519-531.

[245] 董胜莲,邢凤梅,吴庆文,等.脑卒中患者认知障碍影响因素研究[J].卫生职业教育,2013,31(17):121-122.

[246] 窦祖林.作业治疗学[M].北京:人民卫生出版社,2013.

[247] 杜晓霞,冯洪,何俊利,等.注意力训练对脑卒中认知障碍的康复疗效[J].中国康复理论与实践,2011,17(3):212-214.

[248] 段建钢.脑卒中认知障碍的最新循证医学证据[J].中国现代神经疾病杂志,2009,9(5):423-427.

[249] 段小东,胥方元,胥泽华,等.高压氧联合重复经颅磁刺激治疗脑梗死患者认知功能的疗效观察[J].中国康复医学杂志,2018,33(10):1168-1172.

[250] 樊瑞文,李晓琳,黄幸,等.基于语言双流模型的脑卒中失语右脑功能网络研究[J].中国康复理论与实践,2020,26(05):572-578.

[251] 樊小农,刘健,李平.针刺影响不同程度血管性痴呆患者智能水平的实验观察[J].中国临床康复,2005,9(13):107-109.

[252] 范鹏涛,张龙梅,闵恒,等.仙茅苷对血管性痴呆模型大鼠海马区 Caspase-3、PARP-1和雌激素受体表达的作用[J].神经解剖学杂志,2017,33(4):453-458.

[253] 范益偕,商建青,陈鑫浩,等.丁苯酞胶囊对急性缺血性脑卒中患者认知功能的影响及相关性分析[J].中国新药杂志,2018,27(8):905-909.

[254] 方军,陈立德.脑梗死患者运动功能和认知障碍自然恢复研究[J].中国组织工程研究,2000,4(7):992-993.

[255] 冯姣姣,郑健刚,刘佳琳,等.轻度认知障碍中西医发病机制的研究进展[J].长春中医药大学学报,2014,30(6):1166-1169.

[256] 冯双平.奥拉西坦胶囊对老年高血压合并轻度血管性认知障碍患者的影响[J].中国现代药物应用,2013,7(12):147-149.

[257] 高静芳,陶明,李翼群,等.智能筛选测验的信度和效度测试[J].中华精神科杂志,1997(3):47-50.

[258] 高式国.高式国针灸穴名解[M].2版.北京:中国中医药出版社,2017.

[259] 高素荣.失语症[M].2版.北京:北京大学医学出版社,2006.

[260] 高血压会促进认知障碍发生[J].中国社区医师,2020,36(19):174.

[261] 耿闪,刘娜,孟品,等.缺血性脑卒中急性期降压药物方案对脑卒中认知障碍的影响[J].临床神经病学杂志,2017,30(3):185-189.

[262] 耿艳,张红红,王鲁宁.小脑认知功能研究进展[J].中华老年医学杂志,2014,33(3):330-332.

[263] 顾静,吴红彦,李海龙,等.归芪聪志汤对血管性痴呆大鼠模型脑组织氧化应激损伤的影响[J].中国老年学杂志,2017,3(18):4443-4446.

[264] 顾廷龙.续修四库全书 997 子部·医家类[M].上海:上海古籍出版社,1996.

[265] 郭世燕,石伟伟,刘方.认知训练对缺血性脑卒中认知障碍预后的研究[J].河南科技大学学报:医学版,2019,37(2):157-160.

[266] 韩晔,刘敏,周盛年,等.计算机辅助认知康复训练治疗脑梗死后执行功能障碍的疗效观察[J].中华物理医学与康复杂志,2018,40(7):544-546.

[267] 韩玉亮,董杰,杨朔鹏.不同梗死部位与脑卒中认知障碍的关系及针刺治疗脑卒中认知障碍的临床研究[J].光明中医,2019,34(13):2044-2046.

[268] 何峰,何蓓蓓,王仲朋,等.经颅电、磁刺激的神经康复研究进展与应用展望[J].中国医疗器械杂志,2020,(44):513-517.

[269] 何雯,林桦,唐忆云,等.个体化作业疗法对老年脑卒中认知障碍的影响[J].中国康复理论与实践,2012,18(9):843-845.

[270] 何奕涛,郭毅.急性脑梗死后认知障碍与血同型半胱氨酸的相关性[J].广东医学,2015,36(11):1678-1681.

[271] 贺哲锋.高压氧联合盐酸多奈哌齐干预轻度血管性认知障碍的疗效观察[J].转化医学电子杂志,2015,2(7):45-46.

[272] 侯小兵,张允岭,刘明,等.针刺对脑白质疏松轻度认知障碍功能磁共振的影响[J].世界中西医结合杂志,2010,5(2):122-125.

[273] 胡昔权,窦祖林,万桂芳,等.脑卒中患者认知障碍的发生率及其影响因素的探讨[J].中华物理医学与康复杂志,2003,25(32):219-222.

[274] 胡智艳,李洪艳,王庆红.脑卒中认知障碍相关危险因素的研究[J].中国医药指南,2016,14(14):103.

[275] 黄海芬,游咏,易善清,等.不同部位脑卒中患者认知功能损害的特点分析[J].现代生物医学进展,2013,13(1):91-94.

[276] 黄慧,贾艳滨,沈拾亦.虚拟现实技术在认知康复中的研究进展[J].中国康复医学杂志,2020,35(2):244-247.

[277] 黄龙祥.针灸名著集成[M].北京:华夏出版社,1996.

[278] 黄龙祥.中医必读百部名著:针灸甲乙经[M].北京:华夏出版社,2008.

[279] 黄蔚喆,白建林,常际平,等.高压氧联合重复经颅磁刺激治疗血管性认知障碍的临床研究[J].中华物理医学与康复杂志,2018,40(05):340-344.

[280] 黄晓琳,燕铁斌.康复医学[M].5 版.北京:人民卫生出版社,2018.

[281] 黄子琼,张红梅,董春杏,等.不同严重度的认知障碍患者在共病方面的差异调查分析[J].实用预防医学,2013,20(08):965-966.

[282] 霍丽娟,郑志伟,李瑾,等.老年人的脑可塑性:来自认知训练的证据[J].心理科学进

展,2018,026(5):846-858.

[283] 嵇建刚,张莉,王冠,等.白藜芦醇对血管性痴呆大鼠学习、记忆能力的影响及机制研究[J].广西医科大学学报,2017,34(9):1266-1269.

[284] 贾建平,侯婷婷.阿尔茨海默病发病机制及治疗进展[J].中华医学杂志,2018,98(29):2351-2356.

[285] 贾建平,李丹,周爱红,等.阿尔茨海默病的流行病学研究[N].中国医学论坛报,2014-06-13.

[286] 贾建平,李妍.中国痴呆的现状和未来[J].中华神经科杂志,2020,53(2):81-84.

[287] 贾建平.认知训练中国专家共识[J].中国医学杂志,2019,99(72):400-404.

[288] 姜财,杨珊莉,黄佳,等.计算机辅助认知训练对脑卒中患者认知功能恢复的影响及其机制的 fMRI 研究[J].中国康复医学杂志,2015,30(9):911-914.

[289] 姜宏,许志秀,李珂,等.脑卒中认知障碍[J].国际脑血管病杂志,2009,17(8):609-613.

[290] 金娜,张丽.2 型糖尿病相关认知障碍发病机制的研究进展综述[J].世界最新医学信息文摘,2019,19(24):26-27.

[291] 靳贺超,于文涛,刘晓,等.补肾活血方对血管性痴呆大鼠脑海马细胞凋亡 ERK2,CREB 表达的影响[J].中国实验方剂学杂志,2018,24(12):129-135.

[292] 黎秀平,詹琳,李海燕,等.中成药天智颗粒对血管性痴呆大鼠脑内神经细胞增殖的影响[J].中国现代药物应用,2016,10(7):277-278.

[293] 李斌,朱延霞,王涛.缺血性脑卒中认知障碍的危险因素研究进展[J].中华临床医师杂志(电子版),2013,7(16):7544-7546.

[294] 李海龙,张宣,顾静,等.归芪聪志汤对血管性痴呆模型大鼠行为学和海马组织基因表达谱的影响[J].中药新药与临床药理,2017,28(6):746-752.

[295] 李慧君,李超,毕鹏翔,等.血管性认知障碍发病机制的研究进展[J].中国现代医生,2019,57(5):164-169.

[296] 李奎成.作业疗法[M].广州:广东科技出版社,2009.

[297] 李琨,裴卉,曹宇,等.参麻益智方对血管性痴呆模型大鼠海马形态及氧化应激的影响[J].北京中医药,2017,36(5):397-400.

[298] 李乐亮,李萍.H 型高血压与血管性痴呆[J].心血管病学进展,2014,35(5):589-592.

[299] 李胜利.言语治疗学[M].2 版.北京:华夏出版社,2016.

[300] 李伟,程艳红,于晓刚.针药结合对脑卒中轻度认知障碍的影响[J].中国针灸,2012,32(1):3-7.

[301] 李先锋,陈子龙,苏宇.脑卒中认知障碍概述[J].中国继续医学教育,2018,10(30):107-109.

[302] 李英,肖军,孙颖,等.老年高血压伴认知障碍患者的综合干预进展[J].实用医院临床杂志,2020,17(3):233-236.

[303] 李震中.血管性认知障碍诊治新进展[M].北京:科学技术文献出版社.2018.

[304] 李志伟,陈岩,杨谦.丹参酮治疗血管性认知障碍 60 例疗效观察[J].陕西医学杂志,

2013,42(3):351-353.

[305] 梁繁荣,王华.针灸学[M].北京:中国中医药出版社,2016.

[306] 梁津瑜,章军建.认知储备的测量与研究进展[J].中国临床神经科学,2017,25(3):337-341.

[307] 梁子红.脑卒中病变部位对预后影响的研究进展[J].内蒙古医学杂志,2012,44(5):568-571.

[308] 廖小平,文国强,陈涛,等.急性脑梗死患者认知障碍与病灶部位的相关性研究[J].卒中与神经疾病杂志,2007,24(1):71-72.

[309] 刘春红,梁华峰,冯丽娜,等.脑梗死后认知障碍的相关性分析[J].中国老年学杂志,2012,32(3):456-459.

[310] 刘斐雯,陶静,陈立典.脑卒中发病部位和性质与注意力障碍的关系[J].中国康复理论与实践,2016,22(004):443-447.

[311] 刘惠,马雅军,胡志灏,等.糖尿病与认知障碍关系的研究进展[J].实用心脑肺血管病杂志,2019,27(6):1-4.

[312] 刘惠茹,郝习君,吴安娜,等.老年脑梗死患者记忆功能及患病与记忆障碍的相关性[J].中国老年学杂志,2014(8):2222-2223.

[313] 刘靖,曲静,徐晓静,等.神经干细胞迁移的研究进展[J].中国细胞生物学学报,2012(3):7-17.

[314] 刘利红,梁爱萍,刘剑.急性脑梗死患者损伤部位与蒙特利尔认知功能评分的相关性研究[J].中国实用神经疾病杂志,2016,19(2):53-55.

[315] 刘明,刘杨,邓颖,等.蓝布正提取物对血管性痴呆大鼠学习记忆能力及海马 NT-3、BDNF 蛋白表达的影响[J].中国实验方剂学杂志,2017,23(17):154-158.

[316] 刘明,刘杨,徐姗姗,等.蓝布正提取物对血管性痴呆小鼠海马 NF-κB、IL-6 表达的影响[J].中药药理与临床,2017,33(3):108-111.

[317] 刘书芳,倪朝民.脑卒中认知障碍的研究进展[J].中国临床康复,2006,21(34):139-141.

[318] 刘思.太极拳练习对脑卒中患者执行功能影响的实验研究[D].上海:上海体育学院,2016.

[319] 刘涛,郭书庆,白石.八段锦对轻度认知障碍患者认知水平的影响[J].中国康复理论与实践,2018,24(7):854-859.

[320] 刘学俊,邹义壮,刘继庆,等.临床记忆量表多媒体测查方法与手工操作结果的比较[J].中国心理卫生杂志,2002,16(9):640-641.

[321] 刘雪景.补阳还五汤治疗血管性痴呆临床观察[J].北方药学,2017,14(2):97.

[322] 刘扬,陈伟红,李睿,等.高血压引起脑小血管病可致认知障碍[J].卒中与神经疾病杂志,2018,35(1):94-96.

[323] 刘扬,张文辉,郭鑫,等.H型高血压与脑卒中认知障碍[J].中国神经免疫学和神经病学杂志,2020,27(1):65-68.

［324］ 刘扬.H型高血压合并急性缺血性脑卒中患者危险因素及认知功能研究［D］.石家庄：
河北医科大学,2019.

［325］ 刘远文,方杰,姜荣荣,等.高频重复经颅磁刺激对脑卒中患者执行功能的影响［J］.中
华神经科杂志,2017,50(10)：745-750.

［326］ 隆昱洲,艾青龙.基底节病变时的认知障碍［J］.国际神经病学外科学杂志,2008,35
(3)：278-281.

［327］ 卢海丽.血管性认知障碍诊治重点［M］.北京：科学技术文献出版社.2018.

［328］ 陆冰,潘晓东,周林赟,等.老年高血压患者同型半胱氨酸水平与脑白质病变分级及认
知功能的相关性研究［J］.中华老年医学杂志,2019,3(77)：251-254.

［329］ 栾玉民,胡中.不同频率经颅磁刺激对正常和脑缺血大鼠海马记忆能力的影响［J］.中
国康复理论与实践,2011,17(1)：48-50.

［330］ 罗红,余茜.基于静息态fMRI技术观察高频重复经颅磁刺激对出血性脑卒中认知功
能的影响［J］.中华物理医学与康复杂志,2019,41(4)：279-282.

［331］ 罗玮.脑卒中认知障碍痰浊阻窍证的microRNA生物标志物研究［D］.武汉：湖北中医
药大学,2018.

［332］ 罗小泉,黄云,李龙雪,等.枳壳醇提脂溶性成分对脉络瘀滞合并缺血再灌注血管性痴
呆模型大鼠的影响［J］.江西中医药,2017,48(6)：58-60.

［333］ 罗志贤.高血压与老年人认知障碍的相关性［J］.分子影像学杂志,2015,38(3)：
293-295.

［334］ 吕林利,张琛,尹世敏,等.急性脑梗死患者认知障碍与梗死部位的相关研究［J］.卒中
与神经疾病,2017,34(1)：51-55.

［335］ 吕佩源.血管性认知障碍［M］.北京：人民卫生出版社.2018.

［336］ 马春林,张宣,刘佳楠,等.归芪聪志汤对VD模型大鼠海马神经元Claudin-1,TGF-β
表达的影响［J］.中国实验方剂学杂志,2018,24(6)：102-107.

［337］ 马立华,董万青,林桂珍.轻度认知障碍患者血脂水平的关系［J］.心脑血管病防治,
2005,(6)：28-29.

［338］ 马琳.脑卒中认知障碍诊治现状［J］.中华老年心脑血管病杂志,2020,4(7)：337-339.

［339］ 麦国钊.康复训练对脑梗死患者认知功能的恢复效果［J］.中国现代药物应用,2020,14
(9)：221-223.

［340］ 孟敏,杨翠翠,张丽,等.山茱萸环烯醚萜苷对血管性痴呆大鼠学习记忆能力及脑组织
病理变化的影响［J］.中国中医药信息杂志,2018,25(6)：56-60.

［341］ 明淑萍,刘玲,屈月清.糖尿病认知障碍发病机制的中西医研究进展［J］.时珍国医国
药,2018,29(1)：164-167.

［342］ 莫慧,吴明华,朱清,等.急性缺血性脑卒中患者认知损伤的危险因素分析［J］.国际脑
血管病杂志.2016,(9)：850-855.

［343］ 莫慧,吴明华.急性脑梗死患者认知障碍与MRI表现［J］.脑与神经疾病杂志,2017
(3)：20-23.

[344] 莫小云,吴林秀,刘春斌,等.2型糖尿病患者发生轻度认知障碍相关因素分析[J].内科,2019,14(04):392-396.

[345] 倪朝民.神经康复学[M].北京:人民卫生出版社,2008.

[346] 宁方波,张霞,李娟,等.缺血脑卒中血管性认知障碍患者相关因素分析[J].中华临床医师杂志(电子版),2015,9(6):932-936.

[347] 牛亚利,万春晓,王婧,等.认知障碍的导引功法治疗概况[J].西部中医药,2017,30(4):44-46.

[348] 《脑卒中认知障碍管理专家共识(2017)》防治要点[J].实用心脑肺血管病杂志,2017,25(6):37.

[349] 潘洁,徐运.血管性痴呆的病理生理学机制和药物治疗[J].国际脑血管病杂志,2010,18(8):603-606.

[350] 彭艳,白雪,杨思进,等.加味益气聪明汤对VD大鼠行为学变化及海马神经元突触结构的影响[J].陕西中医药大学学报,2017,40(4):105-109.

[351] 曲丹.补阳还五汤联合茴拉西坦治疗血管性痴呆的疗效观察[J].临床医药文献电子杂志,2019,6(46):137-140.

[352] 饶颖,何小俊.脑卒中血管性认知障碍影响因素的Meta分析[J].护理研究,2016,30(9):1047-1054.

[353] 商苏杭,屈秋民.高血压与认知障碍[J].中国现代神经疾病杂志,2015,15(8):615-622.

[354] 尚芙蓉,李杰.轻度认知障碍与血脂的关系[J].现代中西医结合杂志,2011,20(24):3112-3114.

[355] 申伟,金香兰,黎明全,等.基于因子分析探讨急性缺血性脑卒中认知障碍患者331例证候要素分布特点[J].中医杂志,2020,61(11):978-983.

[356] 申伟,金香兰.基于因子分析探讨急性缺血性脑卒中认知障碍患者331例证候要素分布特点[J].中医杂志,2020,61(11):978-982.

[357] 沈金鳌.杂病源流犀烛[M].北京:人民卫生出版社,2006.

[358] 宋琼,陈长香,韩静.急性心肌梗死患者家庭功能及社会支持与急性应激状态的相关性[J].中国心理卫生杂志,2016,30(9):651-653.

[359] 宋冉.血管性认知障碍与代谢综合征的研究进展[J].中国实用医药,2017,12(27):191-194.

[360] 宋振全,李军.脑卒中的功能评价[J].现代康复,2001,5(1上):130-131.

[361] 苏军红,商晓丽.舒血宁治疗脑梗死后认知障碍的临床疗效研究[J].贵阳中医学院学报,2014,36(3):63-64.

[362] 苏榴芳.PON-1、Hcy、Ua及血脂与非痴呆性血管认知障碍关系[D].桂林:广西医科大学,2015.

[363] 苏宇,齐菲,王嫚,等.不伴认知障碍的中年2型糖尿病患者脑白质微结构改变[J].影像诊断与介入放射学,2020,29(3):177-182.

[364] 孙红军.高血压脑出血引发缺血-再灌注损伤机制的再认识[J].国际神经病学神经外

科学杂志[J],2015,1:55-59.

[365] 孙丽娜,修双玲,王立,等.老年2型糖尿病合并代谢综合征患者认知障碍的危险因素分析[J].中国医药,2020,15(3):393-396.

[366] 孙邈,马云枝,沈晓明.复智胶囊对血管性痴呆大鼠海马线粒体凋亡通路的影响[J].影像研究与医学应用,2017,1(6):195-197.

[367] 覃莲,黄进瑜,廖宝共,等.缺血性脑卒中血管性认知功能损害的临床特征及影像学研究[J].中国现代医学杂志,2008,8(18):2398-2401.

[368] 唐凌雯,胡佳,黄惠英,等.天智颗粒联合多奈哌齐与养血清脑颗粒对血管性痴呆患者临床疗效及VEGF水平的影响[J].四川解剖学杂志,2018,26(4):16-18.

[369] 唐强,黄慧琳,朱路文,等.中医康复治疗脑卒中认知障碍的研究进展[J].世界中西医结合杂志,2020,15(5):199-202.

[370] 陶树利,张俊杰,冯金玉,等.老年轻度认知障碍者的血脂改变及对策[J].中国医药导刊,2010,12(8):1437-1438.

[371] 田旭川,陈超,应勇强.早期康复治疗对脑卒中患者认知障碍及神经功能的改善效果[J].当代医学,2017,23(2):12-15.

[372] 汪家琮.日常生活技能与环境改造[M].北京:华夏出版社,2005.

[373] 王崇,王建明,董瑞国,等.缺血性脑卒中患者血管性认知障碍的影响因素[J].中国老年学杂志,2014,15:4165-4168.

[374] 王刚,王彤.临床作业疗法学[M].北京:华夏出版社,2005.

[375] 王国瑞,汪机新安医籍丛刊:针灸类[M].合肥:安徽科学技术出版社,1992.

[376] 王和平,黄燕秋.老年缺血性脑卒中轻度血管认知障碍的影响因素[J].中国实用神经疾病杂志,2016,19(03):18-20.

[377] 王瑾吉,李难,徐明安,等.通督调神针刺法对血管性非痴呆型认知障碍患者事件相关电位P300的影响[J].辽宁中医药大学学报,2016,25(1):149-151.

[378] 王俊.中国脑卒中认知障碍防治研究专家共识[J].中国脑卒中杂志,2020,15(2):158-166.

[379] 王凯,吴毅,李敏,等.脑卒中患者发病部位和性质与血管性认知损害的相关性[J].中华物理医学与康复杂志,2008,30(11):760-763.

[380] 王丽香,李霄.早期认知康复训练对脑卒中患者神经功能恢复的效果评价[J].中国护理管理,2013,13(5):36-39.

[381] 王启征,王丽娟,张雄.脑缺血后神经可塑性的研究进展[J].中华老年心脑血管病杂志,2017,19(2):217-219.

[382] 王澍欣,庄珣,徐展琼,等.耳针配合体针治疗非痴呆型血管性认知障碍:随机对照研究[J].中国针灸,2016,6(18):571-576.

[383] 王小林,田力.糖尿病患者合并前循环血管狭窄后血管认知障碍发病率的相关研究[J].世界最新医学信息文摘,2019,19(33):134+136.

[384] 王新志,韩群英,郭学芳.卒中脑病诊疗全书[M].北京:中国医药科技出版社,2000.

[385] 王晏雯,蔡苗,徐珊瑚,等.脑卒中险评估与血管性认知障碍的相关性[J].中华行为医

学与脑科学杂志,2015,24(6):528-531.

[386] 王洋,许春伶,赵伟秦,等.双侧丘脑梗死二例临床特点分析[J].临床误诊误治,2011,4:28-30.

[387] 王益,陈绪才,朱迎春.皮质下非痴呆性血管性认知障碍危险因素研究[J].中华脑科疾病与康复杂志(电子版),2013,3(4):270-272.

[388] 王振松,张爱英,魏巍巍,等.3D-pCASL 对无认知障碍 2 型糖尿病患者全脑血流的初步研究[J].医学影像学杂志,2019,29(7):1081-1084.

[389] 王志红.非痴呆型血管性认知障碍临床观察及早期护理[J].吉林医学,2016,37(3):760-762.

[390] 魏丽娜,钟镝,陈洪苹,等.血管性认知障碍发病机制的研究进展[J].卒中与神经疾病杂志,2019,36(3):286-288.

[391] 吴昊,纪勇.青年脑卒中认知障碍的危险因素分析[J].中国脑卒中杂志,2018,13(11):1134-1138.

[392] 吴桓宇,蒋辉,姜亚军.细叶远志皂苷调控胆碱能神经环路改善血管性痴呆小鼠认知障碍的研究[J].临床和实验医学杂志,2018,17(16):1695-1699.

[393] 吴景芬,肖军,陈祥慧,等.脑卒中部位与认知障碍的相关分析[J].临床神经病学杂志,2009,22(4):241-243.

[394] 吴林秀,覃小双.2 型糖尿病相关认知障碍发生机制的研究进展[J].糖尿病新世界,2018,21(15):194-196.

[395] 吴淑娥.作业治疗技术[M].北京:人民卫生出版社,2010.

[396] 吴玉芬,卢昌均,顿玲露,等.通窍活血汤对血管性痴呆大鼠 cAMP 和 PKA 表达的调控作用[J].康复学报,2016,26(3):40-42.

[397] 武霞,王海峰.脑卒中认知障碍综合干预的研究[J].中西医结合心血管病电子杂志,2020,8(6):88,100.

[398] 夏威,张菱,虎子颖.西格列汀对老年 2 型糖尿病轻度认知障碍患者血糖漂移和认知功能的影响研究[J].中国全科医学,2018,21(31):3837-3840.

[399] 夏文伟,赵薛旭,李作汉,等.血管性痴呆的病理生理学和影像学研究进展[J].国际脑血管病杂志,2008,16(8):584-587.

[400] 项颖卿,刘燕玲,章国良.不同剂量珍龙醒脑灌胃对血管性痴呆大鼠学习记忆能力、空间探索能力的影响及其机制[J].山东医药,2018,58(3):45-47.

[401] 肖湘,梁斌.虚拟现实训练对脑卒中恢复期患者认知功能和 P300 的影响[J].中国康复医学杂志,2019,34(3):339-341.

[402] 谢秋蓉,吴成晖,梁正侠,等.八段锦锻炼对认知功能影响的文献综述[J].按摩与康复医学,2020,11(6):28-31.

[403] 谢婷嫄,吴红彦,张宣,等.归芪聪志汤对血管性痴呆模型大鼠大脑皮质线粒体功能的影响[J].甘肃中医药大学学报,2017,34(2):11-16.

[404] 谢燕,占克斌.糖尿病与认知障碍的相关研究[J].西南军医,2017,19(02):165-167.

[405] 熊跃,高丽丽.红景天苷对血管性痴呆大鼠空间记忆及海马区 COX-2,NF-κB 表达的

影响[J].中华中医药学刊,2017,35(2):402-404.

[406] 徐海蓉.醒脑丸对气虚血瘀血管性痴呆大鼠的治疗作用研究[J].中国药业,2014,23(20):45-47.

[407] 徐金献,陈长香.脑卒中执行功能障碍康复技术的研究进展[J].中国康复理论与实践,2013,19(01):50-52.

[408] 徐俊,王伊龙.血管性认知障碍研究的突破口:《脑卒中认知障碍专家共识》解读[J].中国实用内科杂志,2018,38(2):151-153.

[409] 徐俊.脑卒中认知障碍患者门诊管理规范[J].中国脑卒中杂志,2019,14(9):909-922.

[410] 徐丽丽,王云甫,王娜.缺血性脑卒中患者继发轻度认知障碍与脑组织病变部位的关系[J].实用医学杂志,2016,32(7):35-37.

[411] 徐雯,任江波,奚斌.老年高血压患者认知障碍严重程度与预后的相关性[J].海南医学,2020,31(1):23-26.

[412] 徐翔,邵勇,左钢,等.急性脑梗死后认知功能状况与梗死部位的相关性研究[J].老年医学与保健,2008,14(6):371-373.

[413] 许锦鸿.原发性高血压患者诊室收缩压变异性与轻度认知障碍相关性[J].慢性病学杂志,2019,20(10):1470-1473,1476.

[414] 薛嫱,宋丽清,田巍,等.高龄高血压患者血压变异性与认知功能损害[J].中华老年多器官疾病杂志,2018,17(6):407-411.

[415] 杨达,曾宪容.脑卒中大脑可塑性的研究进展[J].中国脑血管病杂志,2011,8(4):221-224.

[416] 杨静宜,徐峻华.运动处方[M].北京:高等教育出版社,2005.

[417] 杨梅,张波.针刺结合认知功能训练治疗脑卒中认知障碍47例疗效观察[J].云南中医中药杂志,2017,38(2):64-66.

[418] 杨倩,孙蓉.松果菊苷对血管性痴呆大鼠学习记忆及海马组织BDNF、TrkB表达的影响[J].中药新药与临床药理,2017,28(3):304-309.

[419] 杨青,吴毅.认知康复治疗脑卒中患者(非空间)注意功能障碍的研究进展[J].中华物理医学与康复杂志,2019,41(3):234-237.

[420] 姚鹏,陈勇,徐国海.雷公藤甲素对血管性痴呆大鼠认知功能的影响及对SIRT1/NF-κB信号通路的作用[J].中国中药杂志,2019,44(16):3423-3428.

[421] 佚名.血管性认知障碍诊治指南[J].中华神经科杂志,2011,44(2):142-147.

[422] 尹顺雄,闵连秋.高血压、高同型半胱氨酸血症与血管性认知障碍[J].中国脑卒中杂志,2014,9(6):516-521.

[423] 尤景春,许涛,欧阳多利,等.认知障碍与脑损害部位的相关研究[J].中华物理医学与康复,2003,25(4):223-225.

[424] 于兑生,恽晓平.运动疗法与作业疗法[M].北京:华夏出版社,2002.

[425] 于维东,范红杰.脑卒中精神功能评定[J].中国临床康复,2002,9:1252-1253.

[426] 于文涛,高维娟,方朝义,等.补肾活血方对血管性痴呆大鼠海马BDNF mRNA及受体TrkB mRNA表达的影响[J].中国中西医结合杂志,2017,37(8):985-989.

[427] 于哲一,张伟明.重复经颅磁刺激对脑卒中患者认知障碍的影响[J].康复学报,2019, 29(5):20-26.

[428] 余千春,汪凯,王华锋.散打运动员记忆损害的神经心理学研究[J].天津体育学院学报,2013,28(2):101-104.

[429] 袁凌燕,孙启良,姚鸿恩.脑卒中功能障碍评定法运动项信度及效度研究[J].现代康复,2000,4(1):83-84.

[430] 袁娅金,张桂仙,冉利,等.脑卒中神经可塑性相关信号通路的研究进展[J].中华老年心脑血管病杂志,2020,22(1):106-108.

[431] 张超丽,钟雪华,柯秋琴,等.认知功能训练配合康复护理对脑卒中认知障碍患者康复的疗效观察[J].广州医科大学学报,2018,46(3):112-114.

[432] 张芬,马洪颖,郭秀婷,等.叶酸联合维生素 B_(12)对高血压合并脑卒中伴轻度认知障碍患者相关指标的影响[J].中国药房,2015,26(33):4661-4663.

[433] 张国力.2 型糖尿病患者轻度认知障碍相关影响因素的研究[J].当代医学,2018,24(13):158-160.

[434] 张怀祥,段晓宇.脑梗死后认知障碍的病理学机制、相关危险因素及治疗[J].医学信息,2018,16:21-25.

[435] 张会明,李佳.血管性痴呆伴 H 型高血压患者血尿酸水平与认知障碍的相关性研究[J].中国老年保健医学,2019,17(5):25-28.

[436] 张缙.针灸大成校释[M].2 版.北京:人民卫生出版社,2009.

[437] 张兰,吴倩,畅凌,等.银杏叶提取物对老年轻度认知障碍患者的疗效及对血超敏 C 反应蛋白、白细胞介素 6 的影响[J].中国临床保健杂志,2015,18(2):167-169.

[438] 张丽,刘晓丹,薛炘,等.团体认知行为的作业训练对脑卒中认知障碍的效果[J].中国康复理论与实践,2019,25(9):1070-1074.

[439] 张丽娣,吴林秀.2 型糖尿病相关认知障碍危险因素及其发病机制的研究进展[J].广西医学,2019,41(20):2631-2634.

[440] 张璨方,李梦华,胡久略.补肾醒脑方对血管性痴呆大鼠脑组织中信号传导转接蛋白 MyD88 的影响[J].科学技术与工程,2017,17(12):143-146.

[441] 张娜,李东芳.左氨氯地平对血管性认知障碍伴高压病患者的影响及机制探讨[J].中西医结合心脑血管病杂志,2014,12(9):1093-1094.

[442] 张娜.左氨氯地平对血管性认知障碍的影响及机制探讨[D].太原:山西医科大学,2014.

[443] 张萍,王海云,苏博,等.老年高血压与轻度认知障碍研究进展[A].中国中西医结合学会第八届虚证与老年医学专业委员会.中国中西医结合学会第八届虚证与老年医学专业委员会、中国老年学和老年医学学会中西医结合分会、江苏省中医药学会老年医学专业委员会 2019 年学术年会论文集[C].中国中西医结合学会第八届虚证与老年医学专业委员会:中国中西医结合学会,2019:5.

[444] 张任,荣兵,李建,等.醒脑开窍针法对非痴呆性血管认知障碍的影响[J].中医杂志,2019,60(12):1046-1050.

[445] 张维娜.脑梗死患者社会支持及家庭功能对治疗依从性的影响[J].中国临床神经外科杂志,2017,22(10):722,723,726.

[446] 张新春,吕光耀,秦秀德.益气活血中药对大鼠缺血-再灌注脑组织中氨基酸含量的影响[J].中国医药导报,2009,6(22):30-32.

[447] 张新萍,任雪平,秦丽晨,等.急性脑卒中认知障碍的恢复时程与预后[J].泰山医学院学报,2006,27(3):233-235.

[448] 张新萍,王强,马玉莹,等.急性脑卒中偏瘫患者认知障碍的相关研究[J].中华物理医学与康复杂志,2004,26(12):747-749.

[449] 张亚南,徐天舒,张华军.针刺对脑卒中认知障碍相关机制研究进展[J].针灸临床杂志,2014,30(3):74-77.

[450] 章军建,王涛.混合性认知损害——一个临床新概念[J].中华医学杂志,2016,96(45):3634-3636.

[451] 赵俊泉,吕秀英.脑卒中认知障碍的影响因素分析[J].中国老年学杂志,2009,29(7):877-879.

[452] 赵蕾,吴晓光,杜娈英,等.山楂叶总黄酮对血管性痴呆大鼠海马谷氨酸和 NMDA 受体表达的影响[J].广东医学,2014,35(3):353-356.

[453] 赵芷昕.脑白质病变后认知障碍与血脂水平的相关性研究及其中医证型分布[D].南京:南京中医药大学,2020.

[454] 郑健,赵莘瑜,李凤鹏.血管性痴呆患者颅脑影像学改变与认知障碍的关系探讨[J].第三军医大学学报,2004,26(15):1391-1394.

[455] 郑玉惠.八段锦运动对脑卒中认知障碍患者认知功能影响的随机对照研究[D].福州:福建中医药大学,2018.

[456] 中国康复临床实践指南·脑卒中制定工作组.中医康复临床实践指南·脑卒中[J].康复学报,2019,29(6):7.

[457] 周爱红.血管性认知障碍防治[J].中国实用内科杂志,2016,36(11):942-946.

[458] 周海林.肥胖、血脂与中老年人轻度认知障碍的关联研究[D].广州:广州医学院,2010.

[459] 周建伟.腧穴证治学[M].成都:四川科学技术出版社,2016.

[460] 周鹏,魏晋文,孙畅,等.经颅直流电刺激调控大脑认知功能的研究进展[J].中国生物医学工程学报,2018,37(2):208-214.

[461] 周卫东.认知神经病学[M].1 版.北京:军事医学科学出版社,2013.

[462] 周香莲,周媛媛,王丽娜,等.老年性轻度认知障碍患者运动干预策略的研究进展[J].中国全科医学,2018,21(12):1408-1412.

[463] 周燕,王晓明.2 型糖尿病患者认知障碍的神经影像学研究进展[J].磁共振成像,2018,9(5):386-390.

[464] 周勇,孙伟.血管性轻度认知障碍的相关危险因素研究进展[J].脑卒中与神经疾病,2017,24(5):478-480.

[465] 周仲瑛.中医内科学[M].北京:中国中医药出版社,2007.

[466] 朱燕珍,何才姑,黄玉梅,等.复方丹参滴丸对血管性痴呆大鼠海马突触的影响[J].福

建中医药,2016,47(3):20-21.

[467] 朱永磊,黄川,邢甲进."从督论治"针刺法治疗脑卒中认知障碍 40 例[J].安徽中医药大学学报,2014,33(2):50-52.

[468] 庄金阳,丁力,贾杰.镜像疗法作为脑损伤后单侧忽略辅助疗法的研究进展[J].中国康复医学杂志,2019,34(11):1388-1391.

[469] 邹兆鹏,范锦闵,赵博,等.脑缺血后突触可塑性研究进展[J].广东医学,2018,39(23):3573-3577.

临床医学. 2016,1(3):20-21.

[167] 宋本起,黄明,张甲进."从营论治"在椭圆治疗中大面积有 10 例[J]. 安徽中医药大学学报. 2011,33(2):20-22.

[168] 张志刚,王力,等等. 微伤疗法在后单面椭疗塔肌形改善完进展[J]. 中国康复医学杂志. 2013,31(1):1388-1391.

[169] 邓兆麟,苗丽丽,长梅,等. 脂膜血肠内微可变延考进展[J]. 东医学. 2015,36(28):3252-3257.